Dr. Michaela Döll

Antiaging mit Antioxidantien

Dr. Michaela Döll

Antiaging mit Antioxidantien

Die Powerstoffe für Fitness und Vitalität

HERBiG

Wissenschaft ist ständig im Fluss. Gerade im Bereich der »Nährstoffmedizin« werden ständig neue Erkenntnisse hinzugewonnen. Die vorliegenden Informationen beruhen auf gründlicher Recherche der Autorin. Ziel des Buches ist es, die modernen Erkenntnisse der Ernährungsmedizin aufzuzeigen, wobei die Betreuung durch einen Therapeuten hiermit nicht ersetzt werden soll.

Für die Angaben zu den aufgeführten Zufuhrempfehlungen und Produkten kann weder seitens der Autorin noch seitens des Verlages eine Gewähr übernommen werden. Der Leser sollte in jedem Fall seinen Therapeuten um Rat fragen und die angegebenen Dosierungen auf seinen speziellen Bedarfsfall hin prüfen lassen.

Dr. rer. nat. Michaela Döll im Internet:
www.fitness-gesundheit-antiaging.de

Besuchen Sie uns im Internet unter
www.herbig-verlag.de

Foto S. 105: Granatapfel – mit freundlicher Genehmigung der Fa. PEKANA, Kisslegg und Foto S. 96: Grapefruit – mit freundlicher Genehmigung der Fa. sanitas, Steinheim

Umschlaggestaltung: Wolfgang Heinzel
Lektorat: Gabriele Berding
Satz und Herstellung: VerlagsService Dr. Helmut Neuberger & Karl Schaumann GmbH, Heimstetten
Gesetzt aus der 12/16 Punkt OptimaBQ
Druck und Binder: Offizin Andersen Nexö, Leipzig
Printed in Germany
ISBN 3-7766-2500-7
ab 1.1.2007: ISBN 978-3-7766-2500-4

Inhalt

Vorwort

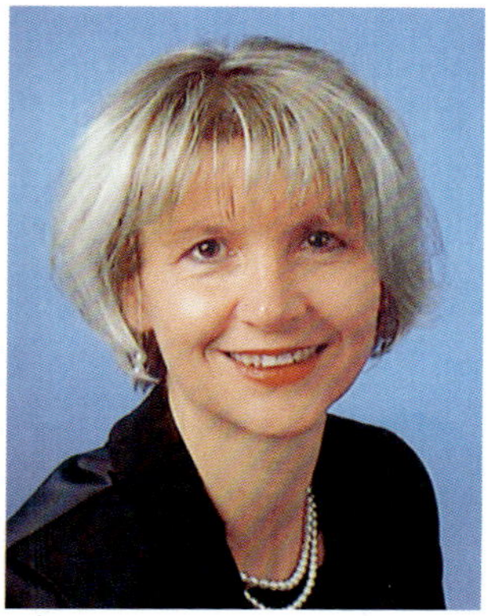

Das Thema »Antiaging« boomt – noch nie haben wir uns gegen das Älterwerden bzw. das »Altsein« so sehr gewehrt wie in der heutigen Zeit. Dabei wird uns von den Altersforschern eine immer größere Lebenserwartung vorhergesagt und die Chancen auf ein langes Leben stehen gut. Während die allgemeine Lebenserwartung um die Jahrhundertwende etwa 40 bis 45 Jahre betrug, liegt diese mittlerweile bei etwa 75 bis 78 Jahren. Man schätzt, dass sich der Anteil der über 65-Jährigen – bis hin zu den Hochbetagten – in den nächsten Jahrzehnten verdoppeln wird. Der medizinische Fortschritt und bessere hygienische Verhältnisse haben diese Entwicklung möglich gemacht. Das bedeutet allerdings auch, dass unser Körper mit all seinen Organen möglichst lange funktionstüchtig bleiben muss.

Deutschland tappt in die Altersfalle: deutlich mehr ältere Menschen und weniger Kinder, Jugendliche und jüngere Menschen

Wie sieht nun die Realität aus? Mit zunehmendem Alter steigt – statistisch gesehen – die Gefahr für gesundheitliche Beeinträchtigungen und Erkrankungen. 96% der 70-jährigen Deutschen, also praktisch jeder, haben mindestens eine Erkrankung. Jeder Dritte muss mit fünf oder noch mehr Leiden klarkommen. Bereits heute haben wir über zwei Millionen Pflegebedürftige – mit einer drastischen Zunahme der Fälle wird in Zukunft gerechnet werden müssen. Etwa zwei Drittel der Betroffenen wird zu Hause gepflegt, wobei die Töchter und Schwiegertöchter die größte Pflegelast tragen!

Ältere Menschen nehmen die höchsten Ausgaben in unserem Gesundheitswesen in Anspruch – ein Zeichen dafür, dass es mit der körperlichen Fitness älterer Menschen nicht zum Besten bestellt sein kann. Dabei ist Altern keine Krankheit und man geht davon aus, dass sich durch die Eindämmung der vorherrschenden Volksleiden Herzinfarkt, Schlaganfall und Krebs die durchschnittliche Lebenserwartung um schätzungsweise weitere 15 Jahre erhöhen ließe. Die Todesursache Nr. 1 wäre dann die »Altersschwäche«! Eine weitere verblüffende Erkenntnis lehrt uns, dass das chronologische Alter und das biologische Alter (körperliche und geistige Fitness) um mehr als 20 Jahre voneinander abweichen können. Durch die richtige Lebensweise kann die biologische Uhr, nach Schätzungen der Mediziner, um bis zu 10 Jahre zurückgedreht werden!

Gute Aussichten: An der »Altersschwäche« stirbt nur 1% der deutschen Bevölkerung – 99% an den Folgen von (meist langwierigen) Erkrankungen

Was also fangen wir an mit den gewonnenen Jahren? Wollen Sie zu den kranken, betreuungsbedürftigen Alten oder zu den fitten älteren Menschen zählen, die ihr Leben noch zu genießen verstehen? Ist es nicht eher erstrebenswert, die Gesundheitsspanne der Lebensspanne anzupassen und sich – möglichst frühzeitig – um einen Lebensstil zu bemühen, der uns auch im Alter ein Leben bei guter Lebensqualität beschert? Sie haben die Wahl!

Dr. Michaela Döll

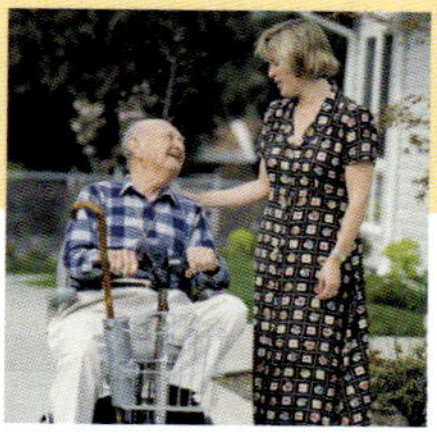

1. Alt sein – krank sein in Deutschland

Die Krankheiten sind häufig »Lifestyle«-bedingt

Die allgemein zu beobachtende Fehlernährung, Bewegungsmangel und das Rauchen bescheren uns jährlich immense Kosten (etwa 60 Milliarden Euro/Jahr). Damit nimmt der falsche Lebensstil volkswirtschaftlich relevante Dimensionen an. Auch im Hinblick auf die immer knapper werdenden finanziellen Ressourcen sollte hier unbedingt ein Sinneswandel vollzogen werden und krankheitsvorbeugende Maßnahmen – auch seitens der Krankenkassen – honoriert werden. So ließe sich beispielsweise durch eine Verringerung des Fett- und Zuckerkonsums und mehr Bewegung in vielen Fällen die Zuckerkrankheit vermeiden. Auch Herz-Kreislauf-Erkrankungen, Krebs und Karies werden mit Bewegungsmangel und einer falschen Kost in Verbindung gebracht.

Auch das deutsche Gesundheitswesen hat seine Lücken

Alarmierend sind allerdings auch die Zahlen, die unseren medizinischen Leistungskatalog betreffen. Zwar liegen wir im internationalen Vergleich bei den Geldausgaben im Gesundheitswesen auf Platz 3 der »Pro-Kopf-Aufwendungen«, unmittelbar nach den USA und der Schweiz, allerdings scheint dies nicht unbedingt ein Zeichen für eine besonders gute medizinische Betreuung zu sein!
Ein vor kurzem veröffentlichtes Gutachten des Gesund-

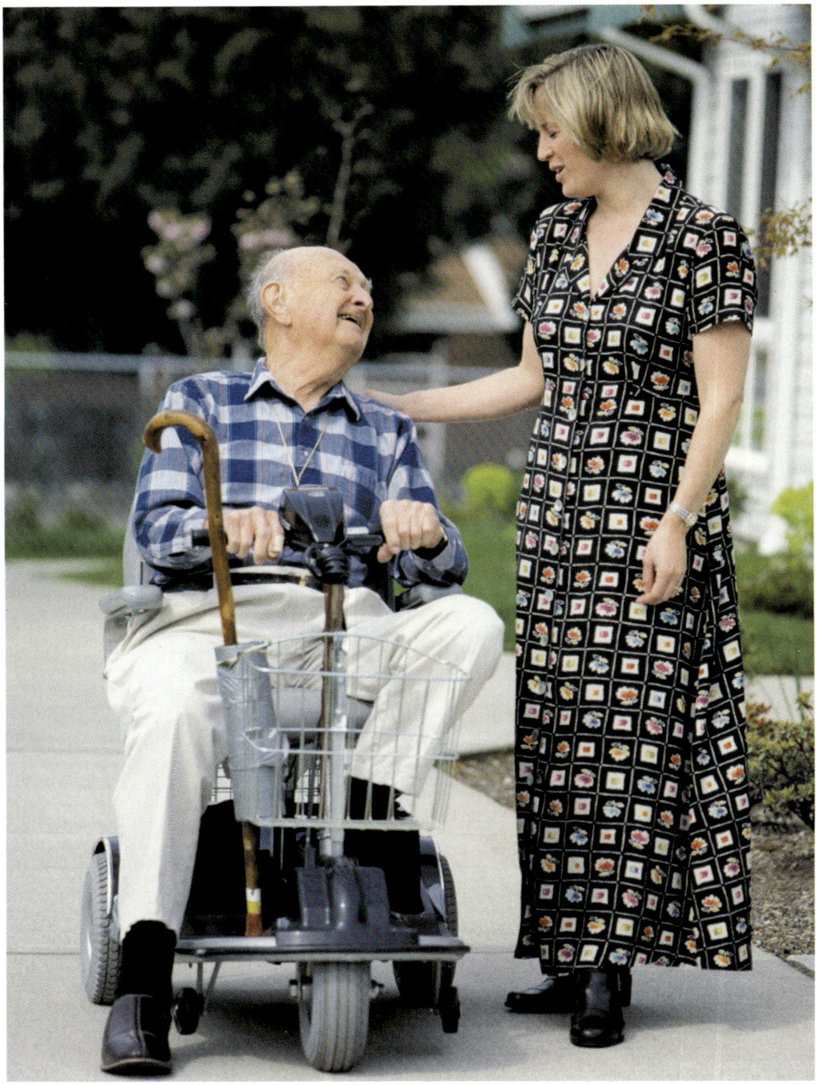

Alt und krank oder alt und fit – Sie haben die Wahl.

heitsministeriums zu »Defiziten der medizinischen Versorgung in Deutschland« bringt weitere interessante Erkenntnisse an den Tag: So erhalten offensichtlich nur 50% aller Patienten in Krankenhäusern und Arztpraxen die richtigen Medikamente. Möglicherweise ist es im Hinblick auf diese Fehlentscheidungen von Vorteil, ja sogar lebensrettend,

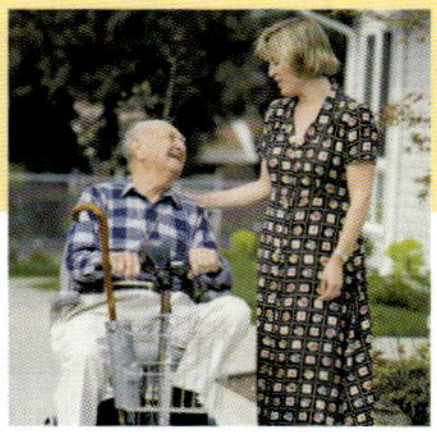

dass die verordneten Arzneimittel von den Kranken nur zur Hälfte eingenommen werden, denn in Deutschland sterben jährlich 25 000 Menschen an den Folgen von falsch verordneten Präparaten oder deren Nebenwirkungen!

Die Liste der Versäumnisse ist allerdings noch länger: So wird in dem Bericht des Gesundheitsministeriums beklagt, dass über 70% der Bluthochdruckpatienten nicht bzw. unzureichend behandelt werden und bei Diabetikern unzählige Folgeerkrankungen (27 000 Herzinfarkte, 44 000 Schlaganfälle, 6000 Erblindungen, 28 000 Amputationen) – u.a. auch durch eine gesunde Lebensführung – vermieden werden könnten.

In Deutschland sterben jährlich etwa 25 000 Menschen an den Folgen von Medikamenten!

Im Bereich der Krebserkrankungen wird in dieser Erhebung kritisiert, dass die Überlebenswahrscheinlichkeit in den USA bei der Hälfte aller untersuchten Krebsarten deutlich höher ist als hier in Deutschland. So entspricht beispielsweise nur jede vierte Brustkrebsoperation den von der EU-Kommission empfohlenen Standards.

Ernährung hält jung und gesund oder macht alt und krank!

Ernährungsabhängige Erkrankungen machen einen großen Anteil der anfallenden Kosten im Gesundheitswesen aus. Da sind beispielsweise die Gefäßerkrankungen und ihre fatalen Folgen (Herzinfarkt, Schlaganfall) zu nennen, welche auch gleichzeitig die Todesursache Nr. 1 darstellen: Mehr als die Hälfte der Bevölkerung stirbt an den Folgen dieser Erkrankungen. Als Risikofaktoren für die Entstehung der Herz-Kreislauf-Erkrankungen gelten Bluthochdruck, erhöhte Blutfettwerte, Übergewicht, Rauchen und eine bestehende Zuckerkrankheit.

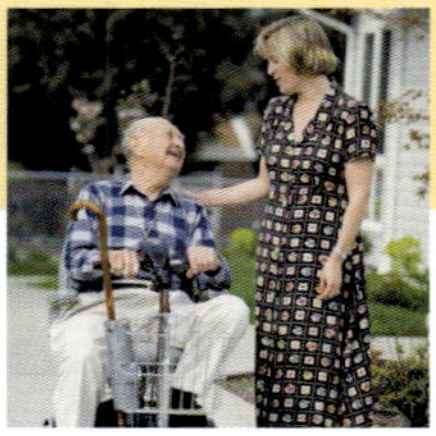

Glauben Sie nicht, dass tödliche Erkrankungen wie Herzinfarkt, Schlaganfall oder Krebs ein unabwendbares Schicksal darstellen: Wir entscheiden durch die Auswahl unserer Nahrungsmittel selbst in ganz entscheidendem Maß mit, ob uns diese »Schicksalsschläge« treffen oder nicht

Wir können allerdings auch mit unserer Ernährungsweise ganz entscheidend das Alter unserer Gefäße mitbestimmen. Dazu müssen wir besonders auf die Zufuhr von Vitalstoffen (Vitamine, Mineralstoffe, Pflanzeninhaltsstoffe) und die Aufnahme der »richtigen« Fette achten. Nun sind gerade ältere Menschen häufig von einem Mangel an diesen gefäßschützenden Mikronährstoffen (z. B. Vitamine E und C, B-Vitamine) betroffen.
Krebserkrankungen und die dadurch bedingten Todesfälle stehen an zweiter Stelle der Todesursachenstatistik. Berücksichtigt man, dass Krebs zu 70 bis 90% durch so genannte äußere Faktoren (Ernährung, Lebensstil, Umwelt) hervorgerufen werden, dann ergeben sich hier wohl auch Ansätze zur Vermeidung der Erkrankung. Man geht davon aus, dass alleine die Ernährung für etwa die Hälfte aller Krebsfälle verantwortlich gemacht werden kann.
Nach den Angaben des Weltkrebsberichtes wird die Anzahl der Krebsneuerkrankungen in den kommenden Jahrzehnten rasant ansteigen. Die Weltgesundheitsorganisation (WHO) geht in ihrem aktuellen Bericht davon aus, dass sich die Anzahl der Krebserkrankungen bis zum Jahr 2020 um 50% auf weltweit 15 Millionen betroffene Menschen erhöhen wird. Hierbei ist anzumerken, dass die Wahrscheinlichkeit, an Krebs zu erkranken in den Industrieländern etwa doppelt so hoch ist wie in den Entwicklungsländern. Nach Meinung der WHO ließe sich etwa ein Drittel der prognostizierten Neuerkrankungen durch einen gesunden Lebensstil (weniger hochkalorische und fettreiche Kost, Rauchverzicht, mehr Bewegung) vermeiden.
Zu einem großen ernährungsabhängigen medizinischen Problem hat sich in den vergangenen Jahrzehnten die Gewichtszunahme in der Bevölkerung entwickelt. Fast jeder zweite Deutsche ist übergewichtig und jeder Fünfte leidet

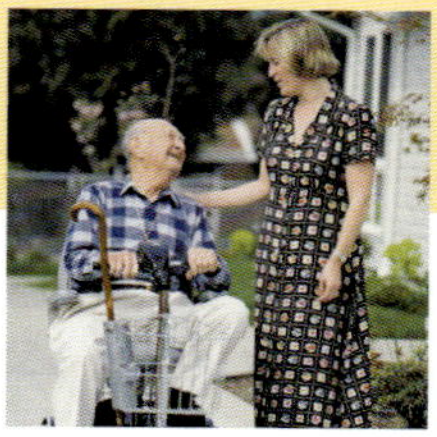

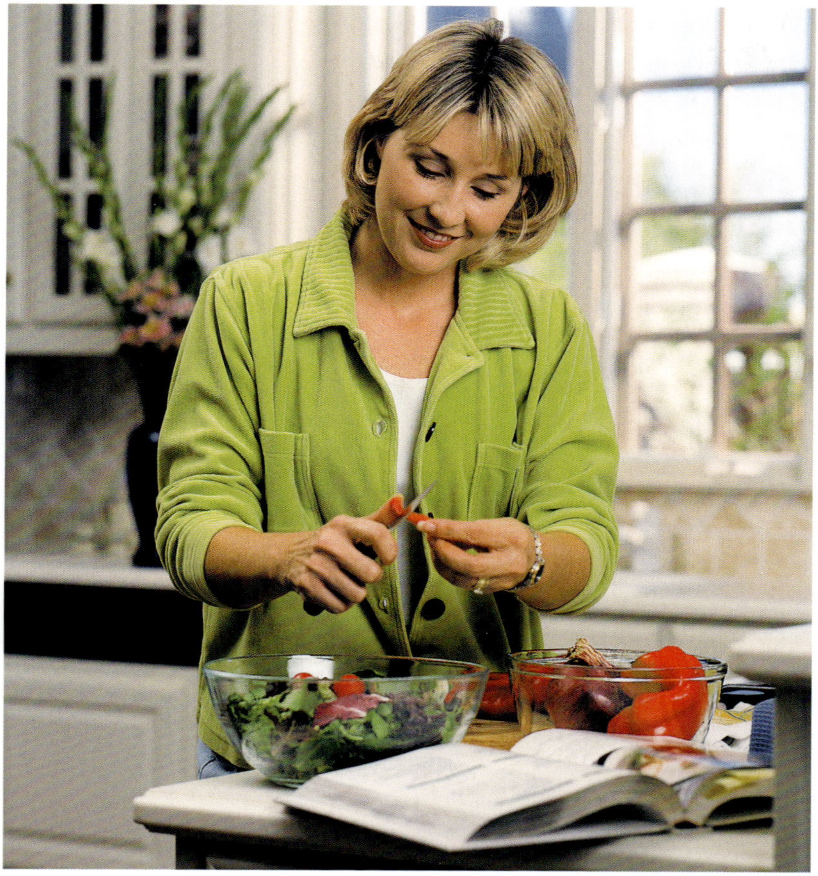

Investieren Sie mehr Zeit in Ihre Ernährung – es lohnt sich.

gar unter Fettsucht. Auch bei den Kindern ist eine deutliche Zunahme der Übergewichtigen festzustellen. Dabei ist »dick sein« weit mehr als nur ein Schönheitsproblem. Wer zu viele Pfunde auf die Waage bringt, erhöht sein Risiko für Herzinfarkt, Schlaganfall, Bluthochdruck, Zuckerkrankheit, Gicht, Gelenkerkrankungen und bestimmte Krebsarten (z. B. Gebärmutter-, Brustkrebs).

Auch Darmerkrankungen wie beispielsweise chronische Verstopfung oder Darmkrebs stehen auf der Liste der ernährungsbedingten Erkrankungen. Hier spielt u. a. auch die mangelnde Ballaststoffzufuhr eine wichtige Rolle.

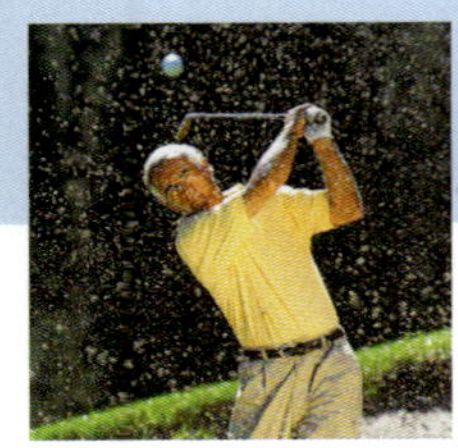

2. Antiaging – eine sehr persönliche Angelegenheit

Wussten Sie, dass

- *die Leistungsfähigkeit unseres Körpers bereits nach dem 35. Lebensjahr um etwa 5% jährlich zurückgeht?*
- *die Anwendung der Hormonersatztherapie für Frauen nach den Wechseljahren offensichtlich doch nicht vor Herz-Kreislauf-Erkrankungen schützt und dagegen das Risiko für Brustkrebs erhöht?*
- *die Benutzung von Zahnseide lebensverlängernd wirken kann?*
- *Lebensstilfaktoren von größerem Einfluss auf Ihre Lebensdauer sind als Ihre Erbanlagen?*
- *Optimisten nachgewiesenermaßen länger leben?*

Was uns »alt« macht

Die »Verjüngungspille« wird es nie geben – dazu ist der Alterungsprozess ein zu komplexer Vorgang, der durch die Lebensstilfaktoren in vielfältiger Weise beeinflusst werden kann

Die Altersforschung befasst sich nicht nur mit der Aufklärung des natürlichen Alterungsprozesses von Körper und Geist, sondern auch damit, wie dieser Prozess zu verlangsamen bzw. zu stoppen ist. Für die Begünstigung der voranschreitenden Alterungsvorgänge gibt es eine Reihe von Einflussgrößen, die wir zum Teil selbst bestimmen können. So spielt beispielsweise sicherlich die Veranlagung eine Rolle – altgewordene Eltern und Großeltern sind hier richtungsweisend. Allerdings ist das Altern auch entscheidend von der Lebensweise des Einzelnen abhängig. Forschungsdaten haben ergeben, dass die erbliche Veranlagung für

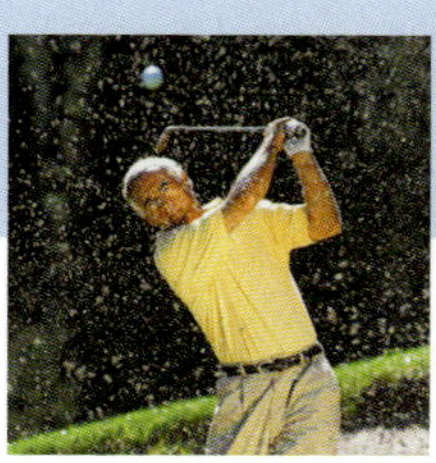

weniger als 30% aller Alterungserscheinungen verantwortlich gemacht werden kann.
Neuere Untersuchungen weisen darauf hin, dass der Einfluss der Lebensführung (Ernährung, Umwelt, Schlaf, Bewegung) sogar so groß ist, dass er »gute« Erbanlagen durch einen schlechten Lebensstil zunichte machen und »schlechte« Erbanlagen überlisten kann. Machen Sie den unten stehenden »Successful aging check« und Sie werden sehen, welche Faktoren Ihre Lebenserwartung anheben oder verkürzen können!
Auch das im Alter nachlassende Immunsystem dürfte eine Rolle für die allgemeine Verschlechterung der körperlichen Verfassung älterer Menschen spielen. Das Abwehrsystem wird mit den Jahren nachlässig, kommt seiner Kontrollfunktion nicht mehr optimal nach und lässt Fehler, die bei der Neubildung und Vermehrung der Körperzellen auftreten können, leichter durchgehen. Damit wird der Körper mit zunehmendem Alter anfälliger für Infekte, aber auch für ernste Erkrankungen wie beispielsweise Krebs.

Freie Radikale lassen den Körper altern

Die in den vergangenen Jahren und Jahrzehnten wohl brisanteste Alterungstheorie zielt auf die Schädigung des Körpers durch freie Radikale ab. Diese aggressiven kleinen Teilchen werden in unserem Körper bei einer Reihe von Vorgängen gebildet und können auch durch Umweltfaktoren vermehrt freigesetzt werden. Die schädlichen freien Radikale lassen uns mit zunehmendem Alter »ranzig« werden und fördern eine Vielzahl von Erkrankungen.
In den weiteren Kapiteln erfahren Sie, wie Sie sich vor diesen aggressiven Winzlingen schützen können und damit zahlreichen Krankheiten, wie beispielsweise Herz-Kreislauf-Erkrankungen oder typischen Alterserkrankungen wie der Alzheimer'schen und der Parkinson'schen Erkrankung vorbeugen können. Erfahren Sie alles Wissenswerte über gesundes

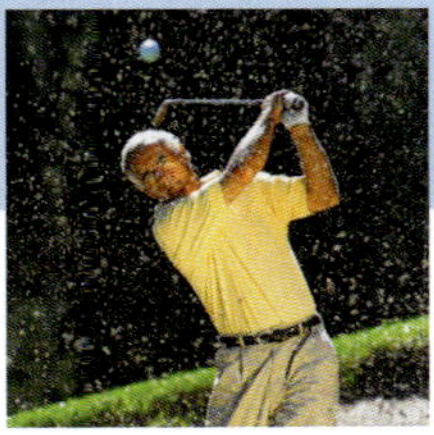

Altern, Stärkung des Abwehrsystems und die Erhaltung Ihrer körperlichen und geistigen Fitness – und das ohne die Anwendung umstrittener »Antiaging-Hormone«. Doch zuvor sollten Sie Ihren Lebensstil »checken« und schauen, wie gut Ihre (bisherigen) Chancen auf ein langes Leben stehen.

Wie stehen Ihre persönlichen Chancen für ein gesundes, langes Leben?

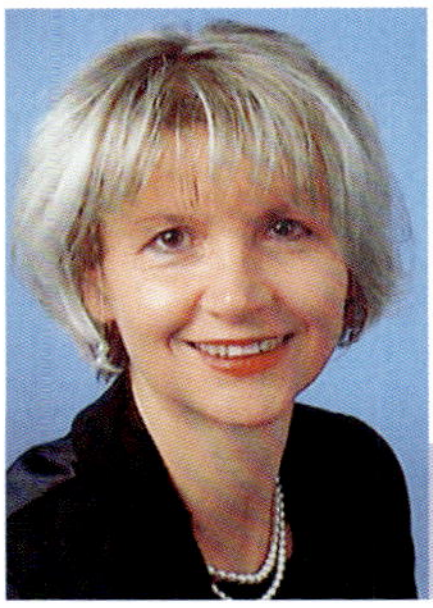

Wir können unsere Gesundheit und unsere Lebensspanne durch unseren Lebensstil in vielfacher Weise selbst mitbestimmen – wir müssen nur immer wieder die richtigen Entscheidungen für uns treffen.

Überprüfen Sie Ihren Lebensstil – Veränderungen können viel bewirken.

Sie sind so alt wie Ihre Gefäße!

Fangen wir mit dem Gefäßsystem an: Wie alt oder wie jung wir sind, hängt ganz wesentlich von der Elastizität unserer Gefäße ab. Leider nimmt diese durch Ernährungsfehler und Bewegungsmangel mit zunehmendem Alter ab – die Gefäßwände werden starr und es bilden sich Ablagerungen, die den Blutfluss in diesem wichtigen Versorgungssystem unseres Körpers behindern. Bluthochdruck, erhöhte Blutfettwerte und die Zuckerkrankheit sind hierbei von Nachteil und sollten daher überwacht – und bei Bedarf – auch behandelt werden.

Alt und krank – oder alt und gesund – Sie haben es in der Hand!

Allerdings sind in den letzten Jahren neue Risikofaktoren (wie z. B. »Freie Radikale« oder »Homocystein«) für Herz-Kreislauf-Erkrankungen hinzu gekommen. Mehr dazu erfahren Sie im Kapitel 16 in diesem Buch.

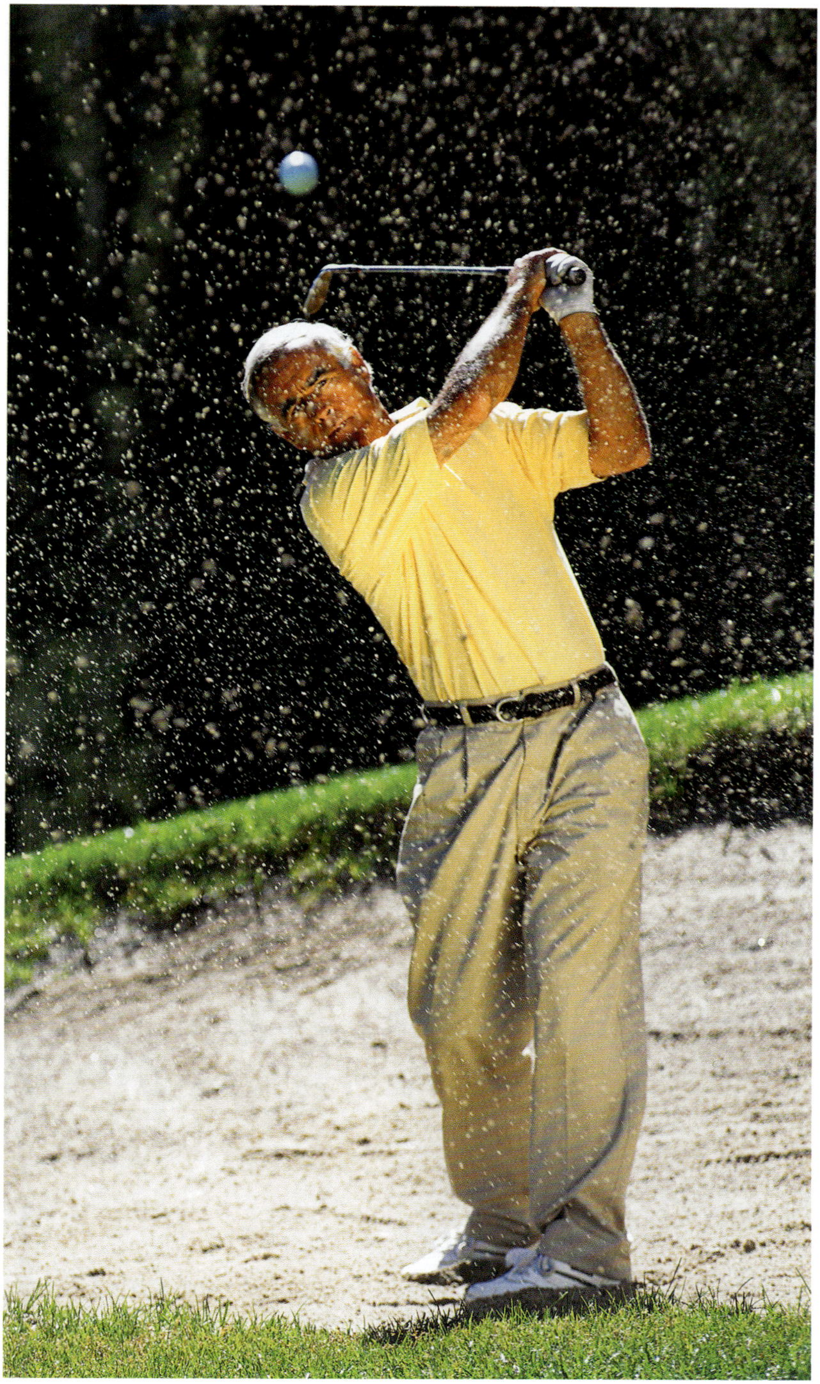

Altern bei guter Lebensqualität – das sollte das Ziel sein.

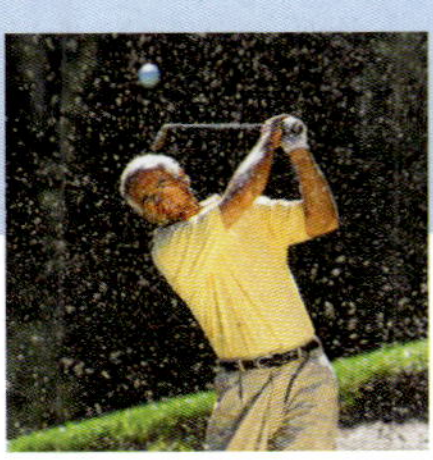

Hormone – nein danke!

Vielfach werden Frauen nach den Wechseljahren Hormone zur Senkung des Herz-, Kreislauf- und Osteoporose-Risikos verordnet. Leider hat ein neues Ergebnis (2002) einer groß angelegten Untersuchung (»Women's Health Initiative« = WHI-Studie) mit etwa 16000 Frauen zu einer erschreckend anderen Information geführt: über 40% mehr Schlaganfälle, 30% mehr Herzinfarkte, doppelt so viele Gefäßverschlüsse (Thrombosen) und 25% mehr Brustkrebs in der Gruppe der Frauen, die Hormone einnahmen, im Vergleich zu der Gruppe, die stattdessen eine Zuckerpille (Placebo) bekam! Die Studie, die eigentlich über acht Jahre laufen sollte, musste nach einem Zwischenergebnis nach fünf Jahren vorzeitig abgebrochen werden, um die hier teilnehmenden Frauen nicht weiter gesundheitlich zu gefährden. Zwar ließ sich unter der Hormongabe die Anzahl der Knochenbrüche vermindern – dieser gesundheitliche Vorteil wiegt aber, nach der offiziellen Beurteilung der Untersuchung, die Risiken nicht auf. Inzwischen wird von einer Langzeittherapie mit den Estrogen-Gestagen-Kombinationen abgeraten!

Die Hormon-Ersatztherapie ist nicht »der Weisheit letzter Schluss« – sie kann sogar gefährlich sein

Allerneueste Auswertungen dieser Untersuchung haben ergeben, dass die Hormon-Ersatztherapie auch in Bezug auf das Alzheimer-Risiko nicht unproblematisch ist. Während man lange Zeit vermutet hatte, dass die Hormonkombination vor Gehirnleistungsstörungen schützt, musste man nun feststellen, dass sich unter der Einnahme das Auftreten der Alzheimer'schen Erkrankung sogar verdoppelt hatte.

Die Hormone verdoppeln das Alzheimer-Risiko

Wie steht es mit Ihrer Ernährung?

Die mit dem Alter immer häufiger auftretenden Zivilisationserkrankungen (z.B. Herz-Kreislauf-Erkrankungen und Krebs) sind zu mindestens 60 bis 80% ernährungsbedingt!

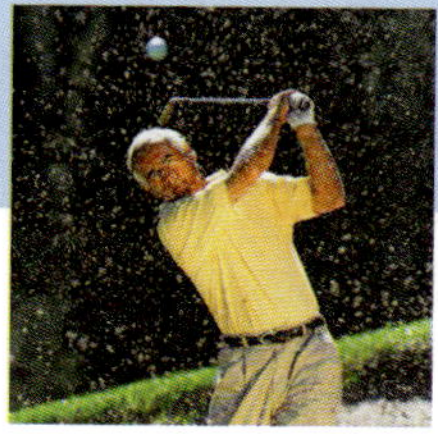

Obst und Gemüse, welches möglichst »bunt« (d.h. möglichst viele verschiedene Sorten in verschiedenen Farben) mindestens fünf Mal am Tag (»five a day«) verzehrt werden sollte, stärkt das Abwehrsystem, hemmt Entzündungen, schützt uns vor den genannten Krankheiten und wirkt damit lebensverlängernd. Erfahren Sie in Kapitel 7 und 8, warum und wie die »Pflanzenpower« unsere Gesundheit günstig beeinflussen und uns vor Krebs, Herzinfarkt, Schlaganfall, Augenerkrankungen und vielen weiteren Erkrankungen schützen kann.

Falsche Kost kostet: Ernährungsbedingte Erkrankungen verlangen unserem Gesundheitsbudget jährlich mehr als 50 Milliarden Euro ab

Auch die in Fisch vorkommenden Fettsäuren halten die Gefäße elastisch, bekämpfen dort Fettablagerungen und wirken Herz-Kreislauf-Erkrankungen entgegen. Erfahren Sie in Kapitel 16 dieses Buches mehr über die richtige »Fischauswahl« und lesen Sie, was diese Fettsäuren noch alles leisten!

Übrigens: Menschen, die hin und wieder Fleisch essen, leben länger als diejenigen, die völlig auf Fleisch verzichten. Das hat eine Studie des Krebsforschungszentrums in Heidelberg nun ergeben.

Auch eine Möglichkeit, das Leben zu verlängern: »Dinner cancelling« – lassen Sie zweimal pro Woche das Abendessen ausfallen

Wussten Sie, dass Vitamin C lebensverlängernd wirkt? Das bestätigte einmal mehr eine neuere Untersuchung (2001) mit etwa 19500 Personen, deren Vitamin C-Aufnahme über vier Jahre lang beobachtet wurde. Es zeigte sich, dass diejenigen mit der besseren Vitamin C-Versorgung seltener an Herzinfarkten, Schlaganfällen und Krebs (Lungen-, Darm- und Prostatakrebs) erkrankten als ihre »Vitamin C-armen« Zeitgenossen. Insgesamt war die Sterblichkeitsrate bei den Personen mit den höchsten Vitamin C-Werten im Blut nur halb so hoch wie bei den Studienteilnehmern mit den geringsten Vitamin C-Blutwerten. Erfahren Sie in Kapitel 5 mehr zu den vielfältigen schützenden und verjüngenden Funktionen des Vitamin C und zu den allerneuesten

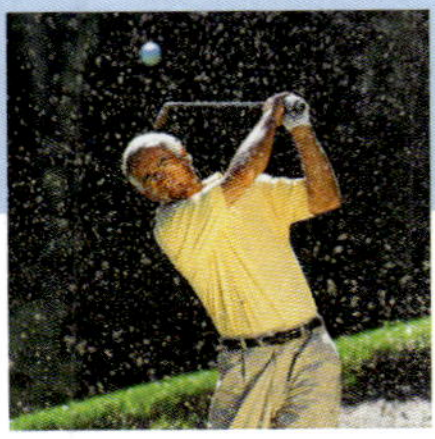

Erkenntnissen aus der medizinischen und kosmetischen Forschung.

Nicht nur Armut, auch Wohlstand macht krank! Die WHO geht davon aus, dass die Deutschen im Durchschnitt fünf Jahre länger gesund bleiben könnten, wenn sie weniger rauchen, sich besser ernähren und sich mehr bewegen würden

Sind Sie körperlich und geistig »beweglich« oder gehören Sie zu den »Couchpotatoes«?

Bewegung ist ein ganz wichtiger »lebensverlängernder« Faktor. Moderate Sportarten (z. B. Walking, Gymnastik, Radfahren, Schwimmen) trainieren unsere Muskeln und unser Kreislaufsystem und helfen dem Knochenschwund (Osteoporose) vorzubeugen. Zudem wirkt regelmäßige sportliche Aktivität dem Übergewicht entgegen. Allerdings gibt es beim Sport einiges zu beachten – Sport ist nur unter der ausreichenden Zufuhr bestimmter Vitalstoffe (z. B. Vitamine) gesund! Informieren Sie sich hierzu ausführlich in Kapitel 3 und 4.

Wer sich geistig betätigt, lebt länger! Nicht nur unsere Muskeln, sondern auch unsere »grauen Zellen« sollten regelmäßig trainiert werden. Psychologen und Altersforscher fanden heraus, dass Menschen, die an politischen und gesellschaftlichen Ereignissen interessiert sind, länger geistig »auf der Höhe« sind und älter werden als diejenigen, die keinen Anteil an diesen Themen nehmen und sich geistig nicht mehr fordern.

Umweltgifte belasten unseren Körper

Die Umwelt lässt uns richtig »alt« aussehen

Die Umweltbelastung hat in den vergangenen Jahrzehnten nachweislich zugenommen. Wir kommen zunehmend mit diesen Fremdstoffen (z. B. über Luft, Haushaltsreiniger, Kleider-, Wohngifte, Nahrung) in Kontakt. Diese schädigen unser Abwehrsystem und gefährden unsere Gesundheit in vielerlei Hinsicht.

Weit verbreitete »Zeitzeugen« der zunehmenden Belastung des Immunsystems durch äußere Einflüsse sind

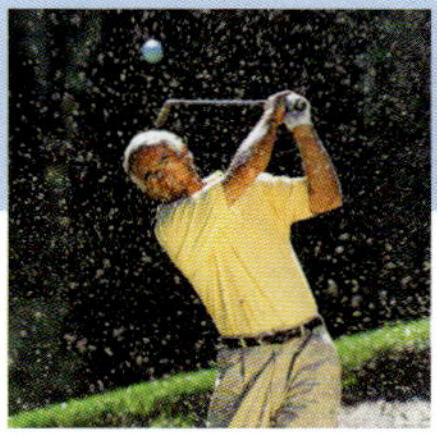

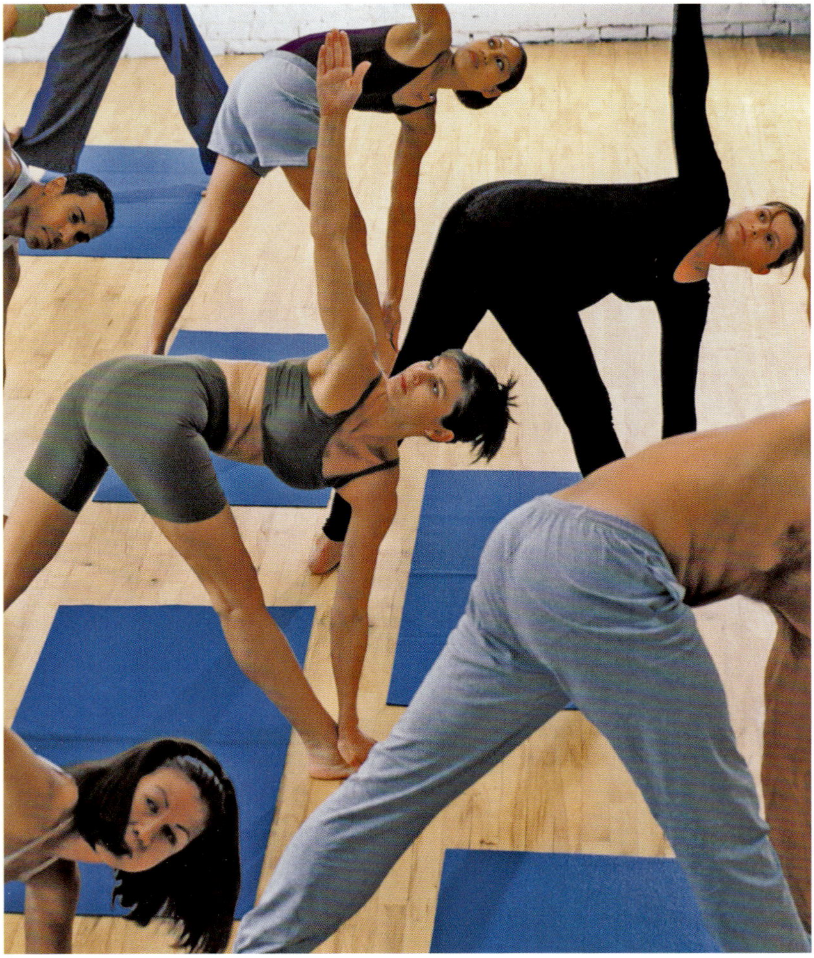

Körperliche Bewegung lohnt sich – dafür müssen Sie aber nicht unbedingt ins Fitnessstudio.

die Allergien. Mittlerweile leidet etwa jeder fünfte Erwachsene und jedes dritte Kind an einer der verschiedenen Allergieformen (z. B. Heuschnupfen, Nahrungsmittel-, Nickelallergie). Auch Autoimmunerkrankungen wie beispielsweise die »Multiple Sklerose« werden möglicherweise durch Schwermetallgifte (z. B. Cadmium, Blei) begünstigt. Umweltgifte (z. B. Pestizide, Schwermetalle) sind weiterhin auch für Fruchtbarkeitsstörungen junger Paare in der Diskussion. In Deutschland ist inzwischen schätzungsweise

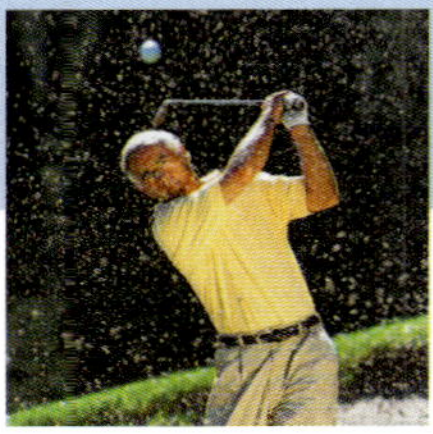

jedes dritte bis vierte Paar ungewollt kinderlos. Aber auch Krebserkrankungen werden mit der zunehmenden Giftbelastung in Verbindung gebracht. So hat man beispielsweise bei Brustkrebspatientinnen, im Vergleich zu gesunden Frauen, vermehrt Pestizide nachgewiesen.

Stress, ausgedehnte Sonnenbäder, Rauchen und Alkohol rauben uns zahlreiche Lebensjahre

Stress und Genussgifte lassen den Körper vorzeitig altern

Stress belastet unseren Körper und macht uns vorzeitig alt – ebenso wie ausgedehnte Sonnenbäder und Solariumbesuche unseren Körper »ranzig« werden und vorzeitig altern lassen. Lesen Sie im Kapitel 16, warum die Sonne uns »alt aussehen« lässt und warum nicht nur der »äußere« Schutz mit Sonnenschutzmitteln, sondern auch der »innere« Sonnenschutz wichtig ist und was Sie hierfür tun sollten.
Rauchen, Alkohol und unzureichender Schlaf wirken sich negativ auf unser Immunsystem und unsere Gesundheit aus. Die Genussmittel belasten die entgiftenden Organe und rauben dem Körper wichtige Vitalstoffe (z. B. Vitamin C). Im Schlaf erholt sich das Immunsystem und es werden körpereigene Botenstoffe und Hormone (z. B. Wachstumshormon) gebildet. Daher ist der erholsame Schlaf eine wichtige »Antiaging-Maßnahme«.

Saubere, weiße Zähne – weit mehr als nur Kosmetik!

Die Zahnhygiene spielt eine weit größere Rolle für unsere Lebenserwartung, als dies noch vor wenigen Jahren angenommen wurde. Karies und Parodontose begrenzen unser Leben! Untersuchungen haben gezeigt, dass Menschen mit Zahnfleischentzündungen und Parodontose eine um über 40% höhere Sterblichkeitsrate haben als Personen ohne diese Probleme. Die Bakterien, die am Zahnkaries und an Zahnfleischentzündungen beteiligt sind, werden verdäch-

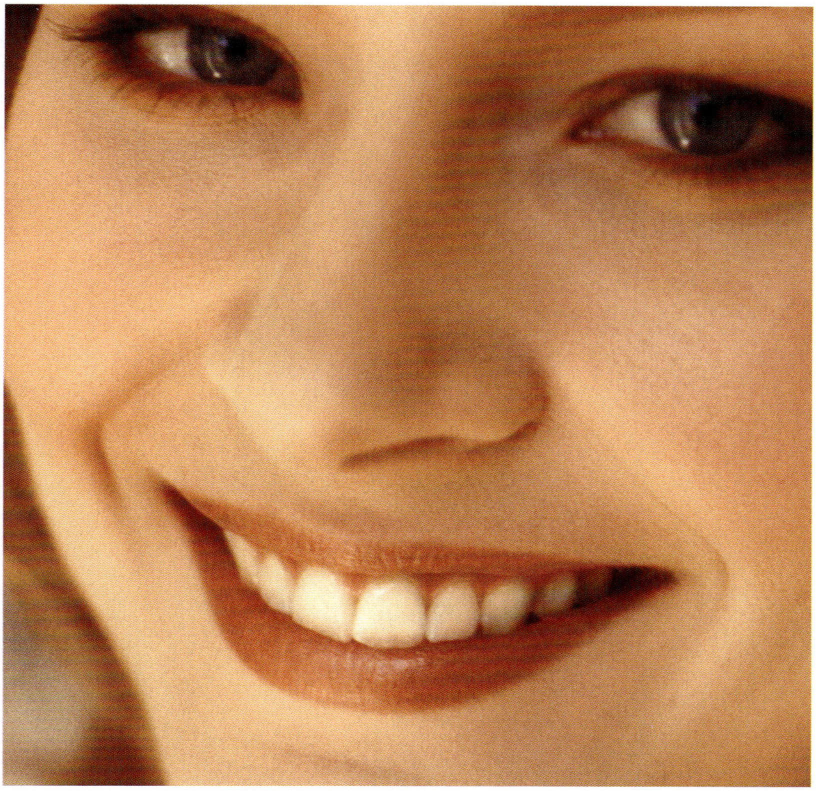

Gesunde Zähne senken das Krankheitsrisiko.

tigt, Herzinfarkte und Gehirnschläge zu begünstigen. Eine regelmäßige Mundhygiene und die Anwendung von Zahnseide hilft diesen Bakterien den Garaus zu machen und wirkt damit lebensverlängernd.

Die gute Nachricht: Sex und ein geselliges Leben halten jung!

Sex bringt Ihr Immunsystem in Schwung und stärkt die Abwehrkräfte. Britische Forschungsergebnisse lassen vermuten, dass häufiger Sex (ein- bis zweimal/Woche) lebensverlängernd wirkt. Selbstverständlich sollte der Verkehr, im Hinblick auf AIDS, bei wechselnden Partnern nur »geschützt« erfolgen.

Sex regt die Produktion von Abwehrstoffen an

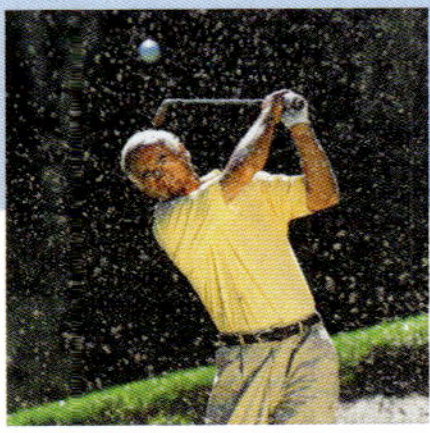

Zu den lebensverlängernden Einflussgrößen zählt zweifellos ein ausgeprägtes »soziales Netzwerk«, welches sich aus Familie, Verwandten, Freunden und Bekannten zusammensetzen kann. Wer sozial eingebunden ist, hat größere Chancen, alt zu werden als »Eigenbrötler«, die auf Gedankenaustausch und geselliges Zusammensein verzichten!

Lachen ist gesund – der Körper wird »entstresst« und mit Glückshormonen überflutet

Studie belegt: Optimisten leben länger!

Auch die grundlegende Einstellung zum Leben und Altwerden spielt eine erhebliche Rolle. Beim Lachen werden bis zu 80 Muskeln bewegt, der Körper von Glückshormonen überhäuft, das Immunsystem und die Selbstheilungskräfte angeregt. Eine Minute Lachen wird mit etwa 45 Minuten Entspannungstraining gleichgesetzt. Nur leider ist uns offensichtlich das Lachen vergangen: Erwachsene lachen – im Gegensatz zu Kindern, die pro Tag bis zu 400-mal kichern – im Durchschnitt nur noch etwa 15 Mal am Tag.

Ebenso wirkt sich eine aktive Lebensgestaltung positiv aus. Eine Untersuchung der Mayo-Klinik in Rochester, USA kam zu folgendem Ergebnis: Ältere Menschen, die eine positive Einstellung zum Leben hatten, waren auch tatsächlich lange körperlich und geistig rege, erkrankten seltener und lebten länger als ihre pessimistischen Artgenossen. Möglicherweise praktizieren »Schwarzseher« generell einen eher ungesunden Lebensstil, da eine gesundheitsfördernde Lebensweise »ja doch nichts bringt«.

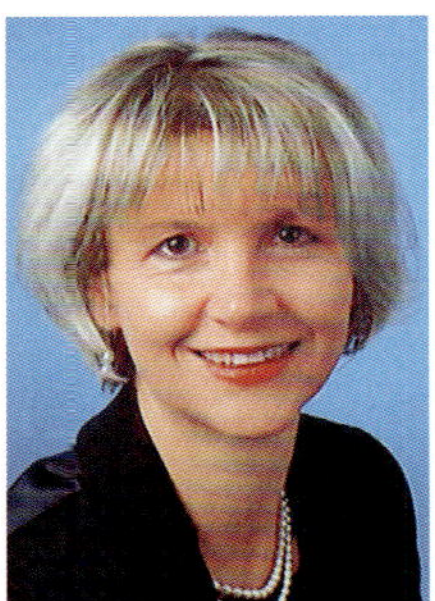

Testen Sie Ihre Lebensstilfaktoren und ihre Aussichten auf ein gesundes Altern

Der »Successful aging check«

Machen Sie den »Successful aging check« – testen Sie Ihre persönlichen Chancen für ein »gesundes Altwerden«:
(Zutreffendes bitte ankreuzen.)

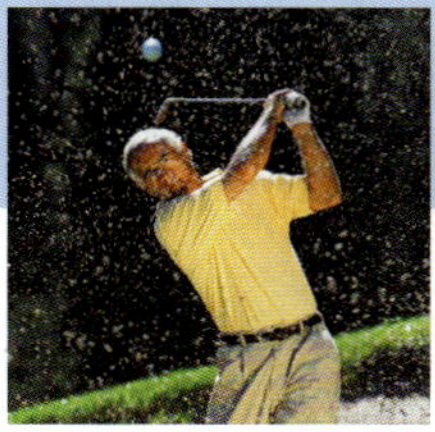

Stichwort: »Alter der Vorfahren«

Sind Ihre Eltern (möglichst beide) älter als 80 Jahre geworden? ☐ ja ☐ nein

Sind Ihre Großeltern (möglichst beide) älter als 80 Jahre geworden? ☐ ja ☐ nein

Stichwort: »Bestehende Grunderkrankungen und Arzneimittel«

Gehen Sie regelmäßig (mindestens ein- bis zweimal/Jahr) zum ärztlichen Check-up? ☐ ja ☐ nein

Haben Sie einen normalen Blutdruck? ☐ ja ☐ nein

Sind Ihre Blutfettwerte im Normbereich? ☐ ja ☐ nein

Sind Ihre Blutzuckerwerte in Ordnung? (Diabetes mellitus?) ☐ ja ☐ nein

Haben Sie regelmäßig (am besten täglich) Stuhlgang? ☐ ja ☐ nein

Verzichten Sie auf die Einnahme von Hormonen? ☐ ja ☐ nein

Stichwort: »Ernährung und Vitalstoffzufuhr«

Essen Sie täglich mehrere Portionen (mindestens fünf) Obst und Gemüse? ☐ ja ☐ nein

Nehmen Sie regelmäßig Vitamin C oder Vitamin C-haltige Präparate ein? ☐ ja ☐ nein

Essen Sie mindestens zweimal pro Woche Fisch? ☐ ja ☐ nein

Bauen Sie täglich hochwertige (kaltgepresste) Öle in Ihren Speiseplan mit ein? ☐ ja ☐ nein

Achten Sie auf versteckte Fette (z. B. in Wurst, Käse, Soßen etc.) und verzichten Sie auf diese? ☐ ja ☐ nein

Verzichten Sie auf »Süßes« (Kuchen, Süßigkeiten etc.) bzw. essen Sie nur selten mit Zucker gesüßte Lebensmittel? ☐ ja ☐ nein

Vermeiden Sie es, häufiger gepökelte oder geräucherte Lebensmittel (z. B. Wurst) zu verzehren? ☐ ja ☐ nein

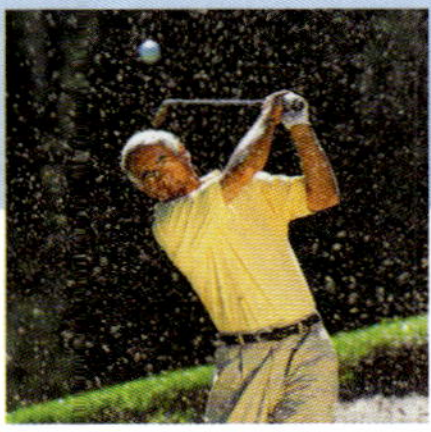

Bevorzugen Sie eine ballaststoffreiche (vollwertige) Kost?	☐ ja	☐ nein
Trinken Sie ausreichend (mindestens 1,5 Liter Flüssigkeit pro Tag – Kaffee zählt nicht!)?	☐ ja	☐ nein

Stichwort: »Übergewicht«

Sind Sie normalgewichtig (BMI*)?	☐ ja	☐ nein

Stichwort: »Bewegung«

Üben Sie eine Tätigkeit aus, die es erlaubt, sich oft zu bewegen?	☐ ja	☐ nein
Treiben Sie regelmäßig (mindestens dreimal/Woche für jeweils mindestens 30 Minuten) Sport oder gehen Sie regelmäßig (am besten täglich) spazieren?	☐ ja	☐ nein

Stichwort: »Geistig aktiv«

Üben Sie eine berufliche Tätigkeit aus, die Sie geistig fordert?	☐ ja	☐ nein
Interessieren Sie sich für politische und/oder gesellschaftliche Belange?	☐ ja	☐ nein
Machen Sie regelmäßig Kreuzworträtsel oder »Gehirnjogging«?	☐ ja	☐ nein

Stichwort: »Umweltbelastung«

Ist Ihr persönlicher Arbeitsplatz weit gehend frei von »Technik« (z. B. Computer, Drucker, Fotokopierer)?	☐ ja	☐ nein
Tragen Sie bei Reinigungsarbeiten (z. B. im Haus) Handschuhe?	☐ ja	☐ nein
Waschen Sie neu gekaufte Kleidung mindestens ein- bis zweimal, bevor Sie diese tragen?	☐ ja	☐ nein

---

* BMI = Body-Mass-Index = Körpergewicht (kg) : Körpergröße x Körpergröße (m^2); Frauen: BMI 19–24 normal; Männer 20–25 normal

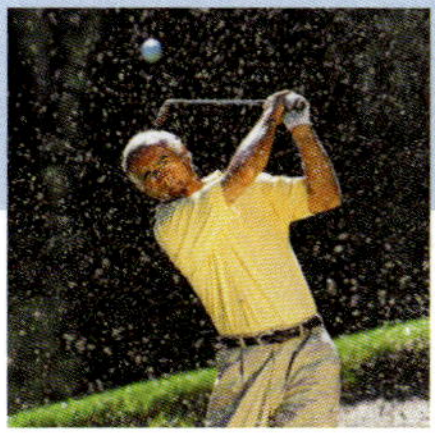

Bevorzugen Sie Lebensmittel aus kontrolliert biologischem Anbau?	☐ ja	☐ nein

Stichwort: »Immuntraining«

Gehen Sie regelmäßig in die Sauna?	☐ ja	☐ nein
Duschen Sie täglich kalt-warm im Wechsel?	☐ ja	☐ nein

Stichwort: »Mundhygiene«

Putzen Sie sich mehrmals täglich die Zähne?	☐ ja	☐ nein
Verwenden Sie regelmäßig (am besten täglich) Zahnseide?	☐ ja	☐ nein

Stichwort: »Schlaf«

Schlafen Sie ausreichend (ca. sechs bis acht Stunden)?	☐ ja	☐ nein
Haben Sie einen ungestörten Schlaf? (Einschlaf-, Durchschlafstörungen?)	☐ ja	☐ nein
Finden Ihre Arbeitszeiten am Tag statt? (Schichtarbeit?)	☐ ja	☐ nein

Stichwort: »Stress«

Ist Ihr Arbeitsleben überwiegend »stressfrei«?	☐ ja	☐ nein
Haben Sie ein gesichertes Einkommen?	☐ ja	☐ nein
Ist Ihr Privatleben (Partner, Familie) ausgeglichen?	☐ ja	☐ nein

Stichwort: »UV-Strahlung«

Vermeiden Sie ausgedehnte, mehrstündige Sonnenbäder?	☐ ja	☐ nein
Verzichten Sie auf Solariumanwendung?	☐ ja	☐ nein
Halten Sie sich wenig oder gar nicht im Hochgebirge auf?	☐ ja	☐ nein

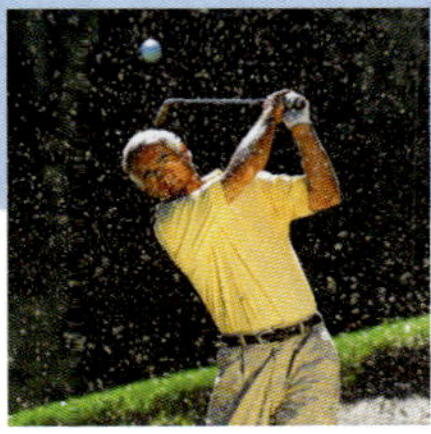

Stichwort: »Genussmittel«

Sind Sie Nichtraucher?	☐ ja	☐ nein
Sind auch in Ihrem persönlichen Umfeld (Arbeitsplatz, Familie) alle Nichtraucher?	☐ ja	☐ nein
Verzichten Sie auf harte »drinks« (z. B. Gin, Whisky)?	☐ ja	☐ nein
Trinken Sie hin und wieder mal ein Glas Rotwein?	☐ ja	☐ nein

Stichwort: »Sexualleben«

Leben Sie in einer festen Partnerschaft?	☐ ja	☐ nein
Haben Sie mehrmals pro Monat Sex?	☐ ja	☐ nein

Stichwort: »Soziales Netzwerk«

Leben Sie in einer festen Partnerschaft oder Familie?	☐ ja	☐ nein
Haben Sie Freunde, mit denen Sie etwas unternehmen können?	☐ ja	☐ nein
Sind Sie »sozial« eingebunden (ehrenamtliche Tätigkeit, Vereine etc.)?	☐ ja	☐ nein

Stichwort: »Positiv Denken«

Haben Sie ein (mehrere) Hobby(s)?	☐ ja	☐ nein
Sind Sie ein positiv denkender Mensch?	☐ ja	☐ nein
Lachen Sie gerne und oft?	☐ ja	☐ nein

Auswertung:

Haben Sie 40 bis 50 Fragen mit »Ja« beantwortet?
Glückwunsch! Machen Sie weiter so! Sie lassen viele »lebensverkürzende« Risiken aus und Ihre Chancen zum gesunden und langen Leben sind hervorragend!

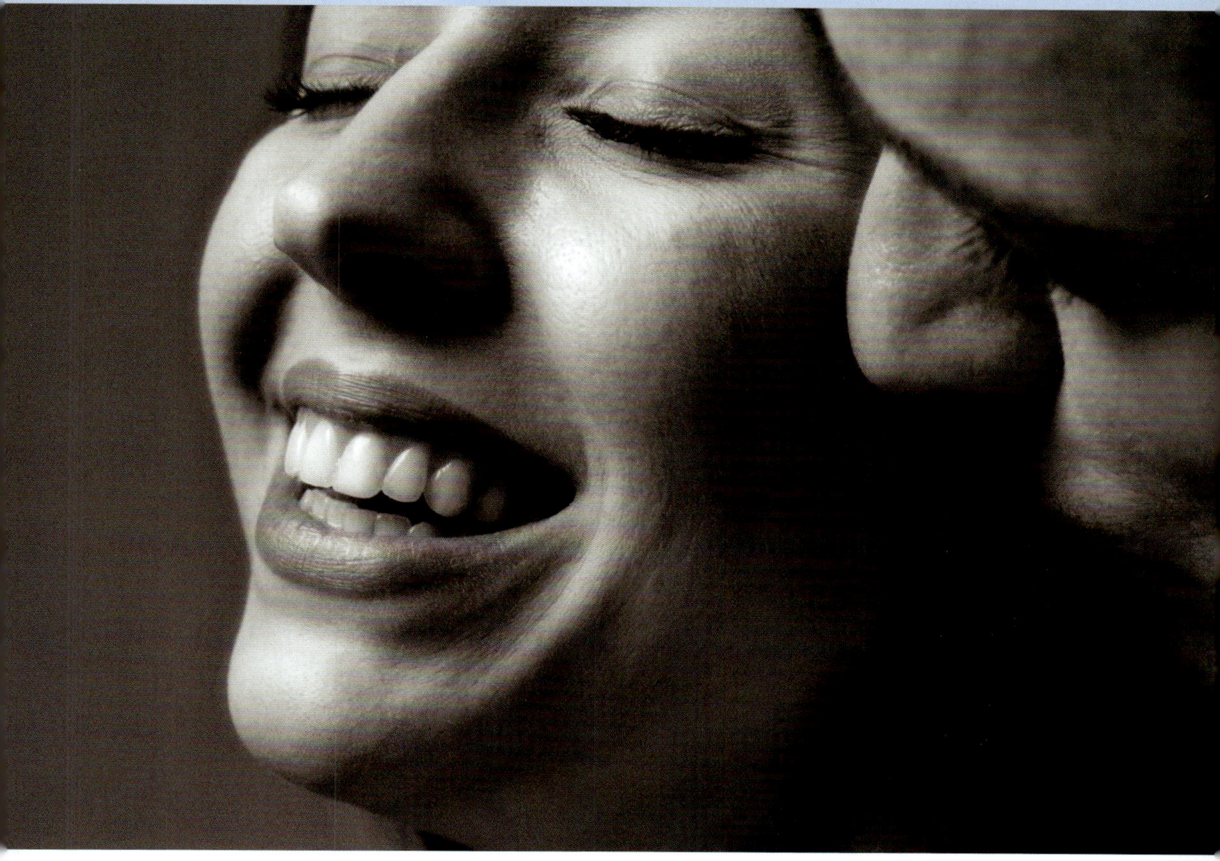

Haben Sie 30 bis 40 Fragen mit »Ja« beantwortet?
Sie entscheiden sich in vielen Fällen für eine gesunde Lebensweise und versuchen negative Faktoren auszuschließen. Allerdings gibt es noch einiges, was Sie an Ihrem bisherigen Lebensstil verbessern könnten. Nehmen Sie diese Fragen als Anregung und überdenken Sie nochmals Ihre »Nein«-Antworten. Sicherlich sind diese in dem einen oder anderen Fall durch geeignete Maßnahmen in ein »Ja« umwandelbar.

Sex wirkt lebensverlängernd.

Haben Sie 20 bis 30 Fragen mit »Ja« beantwortet?
Sie berücksichtigen einige wichtige »lebensverlängernde« Einflussgrößen, was Sie unbedingt beibehalten sollten!

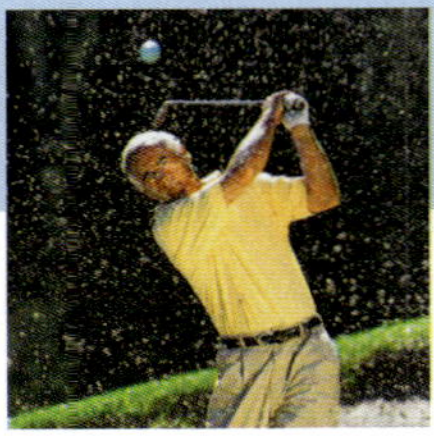

Andererseits gibt es in Ihrem Fall noch einen deutlichen »Verbesserungsbedarf«. Überlegen Sie, welche »lebensverkürzende« Risiken Sie in Ihrem persönlichen Umfeld noch reduzieren oder gar ausschließen können und versuchen Sie die »Nein«-Antworten in »Ja«-Antworten umzuwandeln.

Haben Sie weniger als 20 Fragen mit »Ja« beantwortet?
Ihre Chancen auf ein langes, gesundes Leben stehen momentan nicht sehr gut – was nicht heißen soll, dass dies so bleiben muss! Werden Sie wachsam!! Oder sind Sie etwa nicht an einem langen, gesunden Leben interessiert? Wo können Sie Ihren bisherigen Lebensstil positiv verändern? Vielleicht bei der Ernährung? Bewegen Sie sich vielleicht zu wenig? Sind Sie gestresst und haben wenig Ausgleich? Trinken Sie vielleicht zu viel Alkohol oder zählen Sie zu den »Rauchern«? Es gibt vieles, was Sie im Sinne einer gesundheitsfördernden Lebensführung verändern können! Warten Sie nicht länger – fangen Sie heute damit an, Ihre »Nein«-Antworten in »Ja«-Antworten umzuwandeln!

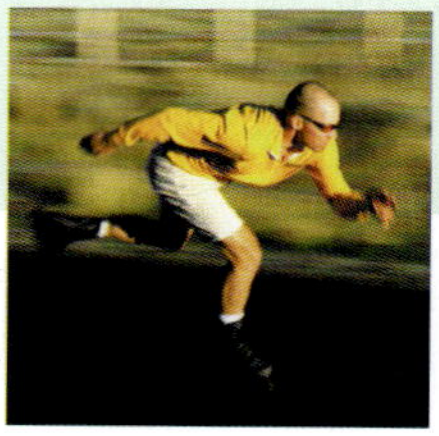

3. Altern und Krankheit – hier sind freie Radikale im Spiel

Wussten Sie, dass

- *Herz-Kreislauf-Erkrankungen, Krebs, Rheuma, Alzheimer und der graue Star eine gemeinsame Mitursache haben?*
- *Sauerstoff auch gefährliche Seiten hat?*
- *braune Altersflecken der Haut ein Zeichen für den »oxidativen Stress« sein können?*
- *Vielflieger gefährlich leben?*
- *Sport auch nachteilige Effekte haben kann?*

Freie Radikale – Altmacher und wahre Feinde unserer Gesundheit

Freie Radikale stellen für unsere Gesundheit eine ernstzunehmende Bedrohung dar. Es gibt fast keine Krankheit, bei der sie nicht ihre »Finger« im Spiel haben

Unsere Organe bestehen aus vielen kleinen Einheiten: den Zellen, die ähnlich einer Chemiefabrik ständig wichtige Stoffe umsetzen und produzieren, mittels derer alle Lebensvorgänge aufrechterhalten werden. Unser Körper ist aus etwa 70 Billionen dieser Zellen aufgebaut, die sich ständig erneuern. Die Funktionstüchtigkeit der Zelle und die geordnete Zellerneuerung entscheidet letztlich über Gesundheit oder Krankheit.

In den vergangenen Jahrzehnten haben sie mehr und mehr von sich reden gemacht und unsere Erkenntnisse zur Entstehung zahlreicher Erkrankungen in einem völlig neuen Licht erscheinen lassen: Die Rede ist von den freien Radikalen. Das sind äußerst aggressive, reaktionswütige, winzi-

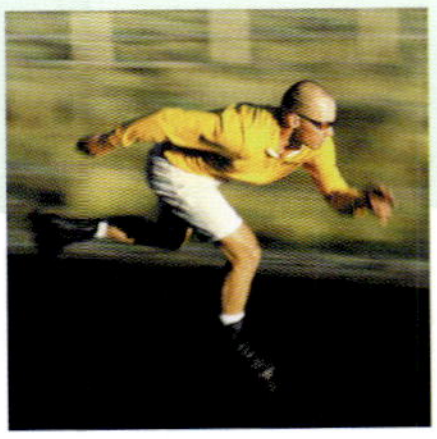

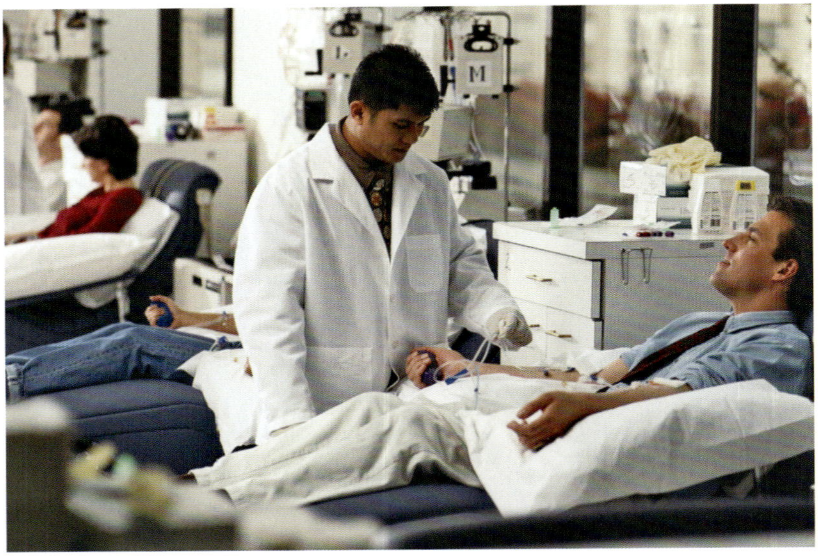

Freie Radikale machen krank.

ge Teilchen, die in unserem Körper bei vielen Vorgängen ständig neu gebildet werden. Sie sind dadurch charakterisiert, dass sie ihren Bindungspartner durch Stoffwechselprozesse oder äußere Einflüsse (z.B. UV-Licht) verloren haben und nun – vergleichbar einem gerade verlassenen Single unserer Gesellschaft – sich auf die Suche nach einem neuen Bindungspartner begeben. Jedoch wird leider, im Fall der freien Radikale, die Partnersuche »wild«, »unwillkürlich« und »wahllos« und »rasant« betrieben: Auf der Suche nach »Paarung« werden von den gierigen kleinen Teilchen – innerhalb von Bruchteilen einer Sekunde – wichtige Bestandteile der Zelle (z.B. den Fetten oder Eiweißen) angegriffen (»oxidiert«) und diesen einfach ein »Bindungsbaustein« entrissen. Klar, dass nun dieser »bestohlene« Zellbestandteil selbst wieder unzufrieden ist und sich nun, als neu gebildetes freies Radikal, seinerseits wieder an einen weiteren Zellbaustein »heranmacht«, um nun diesem einen »Bindungsbaustein« zu entreißen. So wird letztlich eine Kettenreaktion ausgelöst, die für jede Körperzelle fatale Folgen

Freie Radikale sind äußerst aggressiv

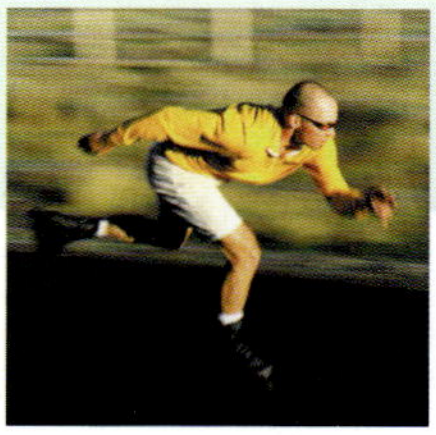

Tabelle 1: Erkrankungen (Auswahl), die mit den freien Radikalen in Verbindung gebracht werden
Alzheimer'sche Erkrankung
Atemwegerkrankungen (z. B. Asthma, Bronchitis)
Atherosklerose
Augenerkrankungen (z. B. grauer Star)
Chronisch-entzündliche Darmerkrankungen
Durchblutungsstörungen
Hauterkrankungen
Krebs
Multiple Sklerose
Parkinson'sche Erkrankung
Rheumatische Erkrankungen

haben kann. Die Zellen sind durch die brutalen Angreifer in ihrer Funktion stark beeinträchtigt und sterben vorzeitig ab oder können entarten und damit Krebs (mit) auslösen. So werden nicht nur Krebserkrankungen, sondern eine Reihe weiterer Krankheiten (Tabelle 1) auf die aggressiven und schädlichen freien Radikale mit zurückgeführt. Nach den bislang vorliegenden Daten stehen vermutlich mehr als 50 Erkrankungen mit den freien Radikalen in Verbindung.

Die Körperzellen werden durch freie Radikale massiv geschädigt

Mit zunehmendem Alter »rosten« wir wie ungeschütztes Metall. Schuld daran sind die freien Radikale, die unsere Körperbausteine auf verschiedene Art und Weise schädigen und nicht nur unsere Haut als äußere Hülle, sondern auch unser gesamtes »Innenleben« alt machen!

Freie Radikale lassen uns »ranzig« werden und sorgen dafür, dass wir im Alter vor uns hin »rosten«

Die angriffslustigen Teilchen stürzen sich vorzugsweise auf Fette, die äußerst empfindlich auf die Räuber reagieren: Sie werden durch freie Radikale leicht oxidiert und gehen dabei in den »ranzigen« Zustand über. Dabei sind Fette für unseren Stoffwechsel sehr wichtig – sie schützen uns vor Stößen und Verletzungen, liefern Energie, sind Ausgangs-

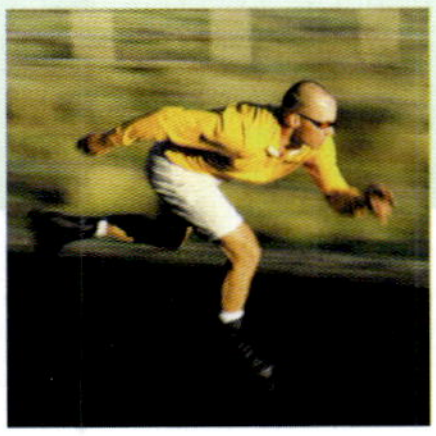

stoffe für wichtige Gewebshormone und signalgebende Botenstoffe und sorgen dafür, dass die fettlöslichen Vitamine über die Darmschleimhaut in das Blut aufgenommen werden. Werden die Körperfette durch die freien Radikale zerstört, so können sie diese wichtigen Funktionen im Körper nicht mehr wahrnehmen.

Diese Vorgänge spielen eine Rolle bei vorzeitigen Alterungserscheinungen, die sich beispielsweise in einer nachlassenden Gedächtnisleistung äußern können. Unsere Nerven sind in Fett eingebettet, auch das Gehirn ist sehr »fetthaltig«, folglich durch die Radikale gefährdet.

Auch das Gehirn ist durch die freien Radikale gefährdet

Dieses ergiebige Kampffeld genügt den gierigen freien Radikalen noch immer nicht – sie wollen auch an die Kommandozentrale der Körperzellen, den Zellkern, heran. Dieser enthält die empfindliche Erbinformation, die normalerweise durch die Kernhülle geschützt und gut im Inneren der Zelle verpackt ist. Freie Radikale attackieren zuerst die Kernhülle, dringen dann in den Zellkern ein und machen sich dann an unseren Genen zu schaffen: Etwa 10 000 Angriffe durch freie Radikale muss jede unserer Zellen täglich abwehren. Kein Wunder, dass Krebserkrankungen, die mit einer veränderten Erbinformation in den Zellen beginnen, mit diesen Übeltätern in Zusammenhang gebracht werden!

Freie Radikale schädigen auch Haut und Haar

Allerdings stellen die Fette nicht die einzigen Ziele der kleinen Teilchen dar. Letztere stürzen sich genau so gern auf die Proteine (Eiweiße). Diese sind beispielsweise als Enzyme und Hormone in unserem Körper aktiv und regeln zahlreiche Stoffwechselprozesse. Außerdem sind sie als Gerüststoffe am Aufbau unseres Körpers mitbeteiligt: Bindegewe-

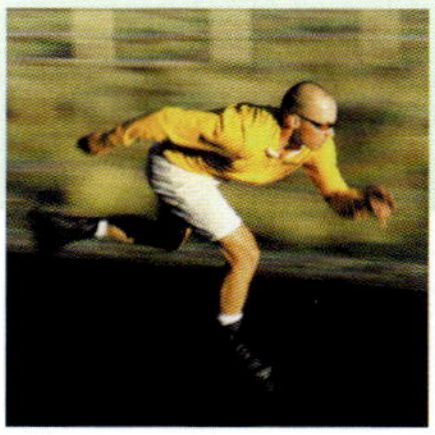

be, Sehnen, Knorpel, Haut, Haare und Nägel werden von Proteinen zusammengehalten! Ebenso sind Proteine für den Transport des roten Blutfarbstoffs und die Speicherung von Spurenelementen wie beispielsweise Eisen oder Kupfer wichtig. Schließlich gehören zu dieser Stoffklasse auch Immunboten – und Abwehrstoffe, die für die Gesunderhaltung des Körpers unerlässlich sind. Werden die Proteinbausteine durch freie Radikale »oxidiert« und damit geschädigt, dann leidet der gesamte Stoffwechsel, aber auch die körpereigene Abwehr.

Falten, schlechtes Hautbild und kraftloses Haar – freie Radikale sind die Übeltäter

»Oxidativer Stress« – ein Feuerwerk mit vielen Ursachen und fataler Wirkung

Da freie Radikale Körperbausteine wie Fette und Eiweiße oxidieren und damit schädigen, spricht man bei einer übermäßigen Belastung mit den aggressiven Winzlingen auch vom so genannten »oxidativen Stress«. Ist der Körper diesem oxidativen Stress ausgesetzt, so kann das für unsere Gesundheit, wie oben bereits beschrieben, weit reichende Folgen haben und zahlreiche Krankheiten mitbegünstigen.

Rein äußerlich ist es kaum möglich, dem Menschen eine Belastung mit freien Radikalen anzusehen. Allerdings gibt es doch ein untrügliches Anzeichen: Die Folgen der zellzerstörerischen Teilchen zeigen sich beispielsweise auch im Auftreten von »Altersflecken«. Diese braunen Flecken, die häufig auf dem Handrücken, an den Armen oder im Gesicht sichtbar werden, sind Ablagerungen geschädigter Fett- und Eiweißbausteine: durch die freien Radikale verursachter Oxidationsmüll, der in der Haut abgelagert wird.

Auch »Altersflecken« durch freie Radikale verursacht

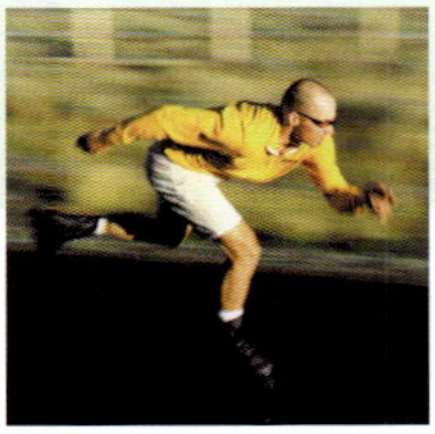

Aber wo kommen denn nun diese Teilchen her? Welche Faktoren sind hier von Einfluss und wer ist von den freien Radikalen besonders betroffen?

Der Sauerstoff ist »janusköpfig« – er hat gute und schlechte Seiten. Einerseits ist er für die Aufrechterhaltung der Körperfunktionen absolut notwendig, andererseits beschert er uns die gesundheitsschädlichen freien Radikale

Hier muss zunächst einmal die Freisetzung dieser Angreifer im Körper selbst genannt werden. Damit unser Körper funktionstüchtig und leistungsfähig ist, sind wir auf Energiegewinnung durch die »Verbrennung« von Nährstoffen (z. B. Zucker, Fett) mithilfe von Sauerstoff angewiesen. Diesen entnehmen wir der Atemluft und setzen ihn letztendlich zu Wasser um, wobei die benötigte Energie frei wird. Der Sauerstoff wird bei diesem Vorgang allerdings nicht vollständig in Wasser überführt, 3–10% des umgesetzten Sauerstoffs werden in freie Radikale umgewandelt. Was bedeutet dies? Der Mensch veratmet im Verlauf eines siebzigjährigen Lebens ca. 17 Tonnen Sauerstoff, wobei auf diesem Weg eine Tonne (!) freie Radikale im Körper produziert werden.

Bei der Ausübung von Sport erhöht der Körper seinen Sauerstoffumsatz: Dieser kann bis zum 20fachen des Ruhewertes ansteigen. Damit ist der Sport treibende Mensch verstärkt den dabei anfallenden freien Radikalen ausgesetzt, die vor allem in den Muskelzellen freigesetzt werden und dort das Muskelgewebe und Bindegewebssubstanzen angreifen und eine verringerte Ausdauer und Leistungseinbußen zur Folge haben können.

Leiden Sie häufiger unter Erkältungen, Racheninfekten oder Blasenentzündungen? Freie Radikale schwächen das Abwehrsystem

Auch unser Immunsystem macht sich die aggressive »Killerfunktion« der freien Radikale im Kampf gegen eindringende Bakterien und Viren zunutze: Die Fresszellen des Abwehrsystems nehmen Fremdkeime in sich auf und zerstören diese durch die Freisetzung der tödlichen Radikalspezies in ihrem Zellinneren. Dies ist im Hinblick auf die Infektabwehr zwar eine sinnvolle Maßnahme, jedoch ist die Aggressivität der Radikale für die Immunzellen selbst

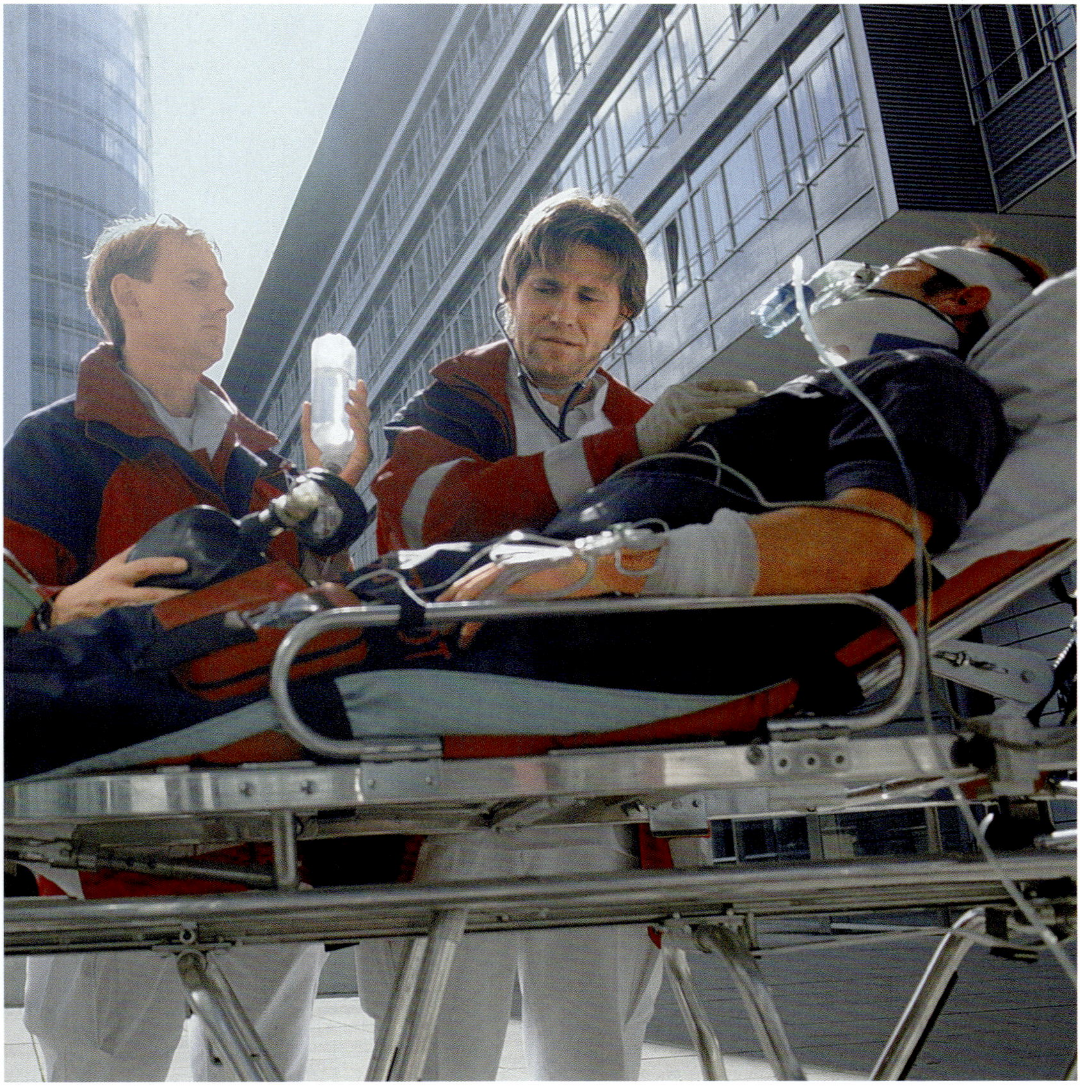

nicht ungefährlich. Freie Radikale helfen bei der Immunabwehr, gefährden jedoch durch ihre Unfähigkeit, zwischen »gut« und »böse« zu unterscheiden, gleichzeitig die Zellen des Abwehrsystems.

Schließlich werden die Angreifer auch bei bestehenden Erkrankungen (z. B. rheumatische Erkrankungen, chronisch-

Herzinfarkt und Schlaganfall – freie Radikale sind mitbeteiligt.

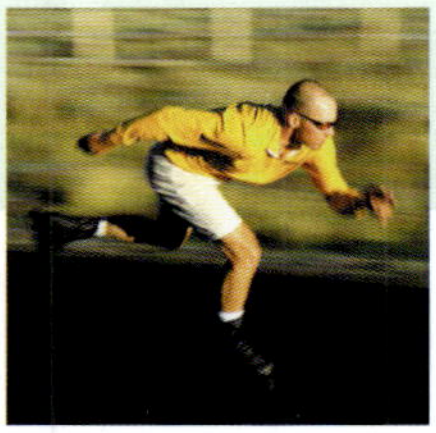

entzündliche Darmerkrankungen, entzündliche Atemwegserkrankungen, Asthma) vermehrt im Körper gebildet und können das Fortschreiten dieser Erkrankung auch fördern.

Der Kraftfahrzeugbestand hat sich in den letzten 20 Jahren verdoppelt – und damit auch die gesundheitsgefährdenden Abgase

Die Welt, in der wir leben: freie Radikale durch Umweltgifte

Freie Radikale werden jedoch nicht nur im Körper selbst, sondern auch durch äußere Einflüsse freigesetzt. Die Umweltbelastung hat in den vergangenen Jahrzehnten nachweislich zugenommen. Weltweit sind etwa acht Millionen Chemikalien registriert, von denen wir täglich mit 60 000 bis 80 000 Stoffen in Kontakt kommen. Umweltschadstoffe wie beispielsweise Auspuffabgase, Lösungsmittel, Ozon, Smog, Pestizide und Schwermetalle belasten nicht nur die Welt, in der wir leben, sondern auch unseren Körper. Solche Schadstoffe gelangen durch Hautkontakt oder über die Atemwegsorgane in die körpereigenen Gewebe. Lebensmittelzusatzstoffe und Agrarchemikalien nehmen wir durch die Nahrung auf. Im Durchschnitt sind es drei bis vier Kilogramm Chemikalien pro Person und pro Jahr, die durch die Nahrungsmittelzufuhr in unserem Organismus verstoffwechselt werden. Bei der Umsetzung all dieser Fremdstoffe entstehen die reaktionswütigen kleinen Angreifer in unseren Zellen.
Auch die Sonne hat mittlerweile ihre »Schattenseiten«: Immer häufiger wird von Hautärzten vor einer übermäßigen UV-Exposition gewarnt. Die UV-Strahlung selbst und Ozon, welches unter Mitbeteiligung des Sonnenlichtes entsteht, sorgen im Körper für hohe Bildungsraten an freien Radikalen. Wer mehrere Stunden in der Sonne schmort, muss mit einem Anstieg von bis zu 100% rechnen. Wirken

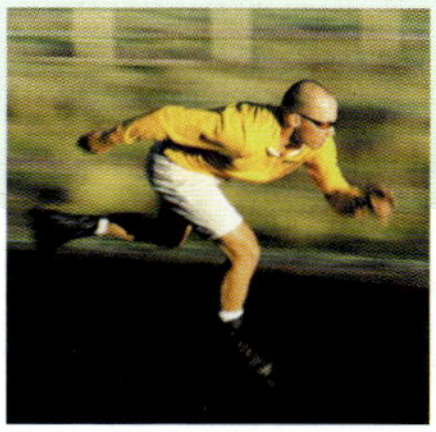

UV-Licht und Ozon zusammen auf den Körper ein, so verstärken sich die Schadeffekte und auch die Freisetzung der schädlichen Teilchen zusätzlich.

Freie Radikale – auch eine Frage des Lebensstils

Wer von uns kann heutzutage sein Leben noch völlig stressfrei gestalten? Hektik und Stress charakterisieren häufig nicht nur am Arbeitsplatz, sondern zunehmend auch im privaten Bereich den Alltag. Diese Situationen fordern vom Körper besondere Leistungen. Es wird mehr Energie benötigt und der Stoffwechsel läuft auf Hochtouren. Doch während unsere Vorfahren auf drohende Gefahren und dem damit verbundenen Stress mit »Angriff« oder »Flucht« reagierten, sitzen wir unseren Stress, im wahrsten Sinn des Wortes, häufig aus. Die mit der Verteidigung oder Fluchtreaktion verbundene körperliche Bewegung unterbleibt. Trotzdem laufen unter Stress, wie bei unseren Vorfahren auch, die gleichen biochemischen Vorgänge ab: Um den erhöhten Energiebedarf zu decken, wird mehr Zucker verbrannt, die Herz- und Muskeltätigkeit nimmt zu und es werden vermehrt Stresshormone freigesetzt. Bei all diesen Anpassungsreaktionen an die Stresssituation werden im Körper auch vermehrt freie Radikale gebildet. Damit stellt ein konfliktreiches, hektisches Leben ein Risikofaktor für den »oxidativen Stress« dar.

Wer raucht und Alkohol trinkt, hat mehr davon: noch mehr schädliche freie Radikale, die Krankheiten wie z. B. Krebs begünstigen

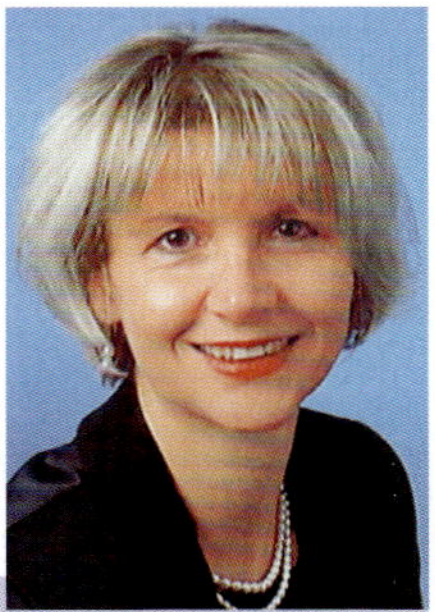

Umweltgifte, Genussmittel, Medikamente – wir sind häufig mit freien Radikalen überfrachtet.

Wer bei der Stressbewältigung zur Zigarette oder zum Alkohol greift, erhöht zusätzlich die Radikalproduktion:

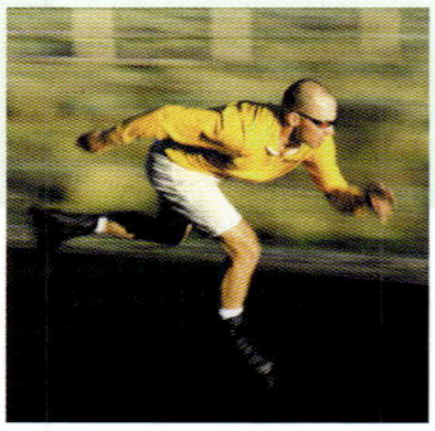

Auch bestimmte Medikamente erhöhen die Belastung mit freien Radikalen

Bereits ein einziger Zigarettenzug befördert ca. 100 Billionen (!) freie Radikale in die Lunge. Ein weiteres Radikal bildendes Gift ist der Alkohol: Bereits ein moderater Alkoholkonsum von 30 g Alkohol/Tag (dies entspricht in etwa ein bis zwei Glas Wein) erhöht die Radikalbelastung um 25%.
Nicht zu unterschätzen ist auch die im Körper stattfindende, durch die kosmische Strahlung bedingte Radikalfreisetzung beim Flugverkehr: Während eines Fluges von Frankfurt nach Los Angeles ist man einem Radikalpotenzial ausgesetzt, welches dem Konsum von ca. 200 Zigaretten entspricht.
Auch bestimmte Medikamente setzen diese aggressiven Winzlinge vermehrt frei. So erhöhen beispielsweise bestimmte Antibiotika, Schmerzmittel, Hormone und Arzneimittel, die bei der Krebstherapie angewandt werden, die Belastung mit freien Radikalen.
Ebenso zählt die Röntgenstrahlung zu den Radikal erhöhenden Faktoren. Wer häufiger geröntgt wird oder sich gar einer Strahlentherapie unterziehen muss, ist hier besonders betroffen. In vielen Fällen wird sich weder die Medikamenteneinnahme noch die Strahlenanwendung vermeiden lassen, allerdings können Sie etwas gegen die freien Radikale unternehmen und sich vor deren schädlichem Angriff schützen.

Persönlicher Check-up für die Belastung mit freien Radikalen

Wie sieht Ihr Risiko für den »oxidativen Stress« aus? Sind Sie mit freien Radikalen belastet? Hier ist Ihr persönlicher Check-up.
(Zutreffendes bitte ankreuzen.)

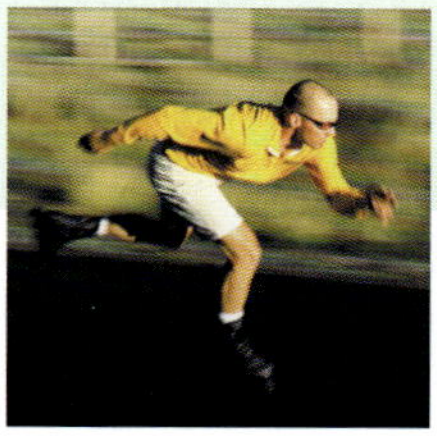

Stichwort: »Grunderkrankungen«

Leiden Sie häufiger unter Atemwegserkrankungen?	☐ ja	☐ nein
Leiden Sie unter Rheuma?	☐ ja	☐ nein
Haben Sie eine chronisch-entzündliche Darmerkrankung?	☐ ja	☐ nein
Liegt bei Ihnen Bronchialasthma vor?	☐ ja	☐ nein
Leiden Sie unter Durchblutungsstörungen?	☐ ja	☐ nein
Haben Sie eine Herzerkrankung (z. B. Angina Pectoris, Herzinfarkt)?	☐ ja	☐ nein
Sind Sie zuckerkrank (Diabetes mellitus Typ 1, 2)?	☐ ja	☐ nein
Nehmen Sie Medikamente ein?	☐ ja	☐ nein
Wurden Sie kürzlich geröntgt?	☐ ja	☐ nein

Stichwort: »Lebensstil«

Sind Sie Raucher?	☐ ja	☐ nein
Sind Sie dem »Passivrauchen« ausgesetzt?	☐ ja	☐ nein
Trinken Sie regelmäßig Alkohol?	☐ ja	☐ nein
Treiben Sie regelmäßig Sport?	☐ ja	☐ nein

Stichwort: »Umwelt«

Leben Sie in einer Großstadt?	☐ ja	☐ nein
Leiden Sie unter Stress?	☐ ja	☐ nein
Liegt bei Ihnen eine Amalgambelastung vor?	☐ ja	☐ nein
Sind Sie am Arbeitsplatz Schadstoffen ausgesetzt?	☐ ja	☐ nein
Gehören Sie der Gruppe der »Vielflieger« an?	☐ ja	☐ nein
Waren Sie in den vergangenen Wochen viel in der Sonne (Urlaub, Sport, Beruf)?	☐ ja	☐ nein
Gehen Sie regelmäßig in ein Solarium?	☐ ja	☐ nein

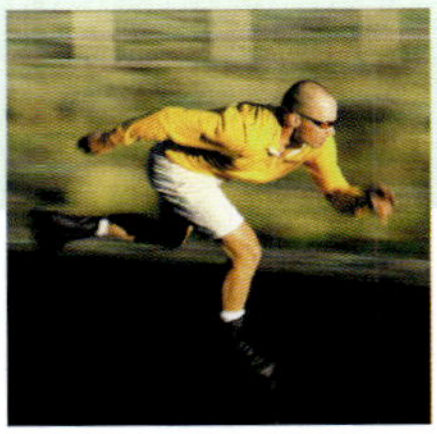

Auswertung:

Haben Sie 15 bis 20 der Fragen mit »Nein« beantwortet?
Das sieht gut aus – Sie sind anscheinend Einflüssen, welche die Entstehung der aggressiven Teilchen begünstigen können, in nur geringem Maß ausgesetzt. Beachten Sie bitte auch künftig die Radikal freisetzenden Faktoren und vermeiden Sie diese so weit wie möglich.

Haben Sie 10 bis 15 der Fragen mit »Nein« beantwortet?
Sie sind mit einigen der die freien Radikale begünstigenden Faktoren konfrontiert und damit vermutlich einem erhöhten »oxidativen Stress« ausgesetzt. Falls Sie an Erkrankungen leiden, die mit einer erhöhten Belastung an freien Radikalen einhergehen, ist es in jedem Fall wichtig, dass diese ausreichend therapiert werden. Aber auch in diesem Fall sind Sie den schädlichen Teilchen nicht hoffnungslos ausgeliefert, sondern können sich durch geeignete Maßnahmen (»Radikalfänger«) schützen. Hierzu erfahren Sie mehr im nächsten Kapitel. Überlegen Sie, welche der »Ja«-Antworten Sie in »Nein«-Antworten umwandeln können: Vielleicht könnten Sie auf das Rauchen verzichten, den Alkoholkonsum einschränken oder sich weniger in der prallen Sonne aufhalten?

Haben Sie weniger als 10 Fragen mit »Nein« beantwortet?
Sie sind wahrscheinlich stark mit freien Radikalen belastet und haben einen hohen »oxidativen Stress«. Vermutlich sind in Ihrem Fall einige der Radikal begünstigenden Faktoren nicht beeinflussbar. Auch hier gilt der Hinweis auf Schutzstoffe vor den radikalbedingten Schäden, die im nächsten Kapitel angesprochen werden. Allerdings sollten Sie Lebensstilfaktoren, die zu einer vermehrten Freisetzung der aggressiven Winzlinge führen, überdenken und diese, falls möglich, ausschalten.

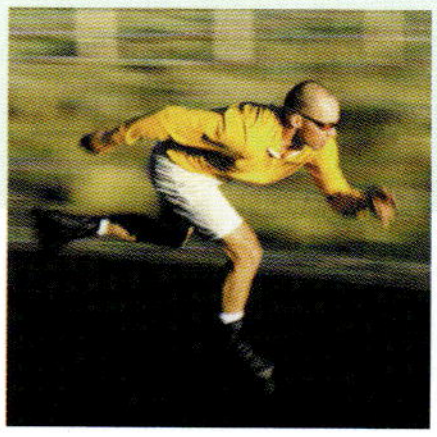

Free Radical Theory of Aging – alt durch zu viel Sauerstoff

Der Treibstoff Sauerstoff ist unverzichtbar für uns. Nur mithilfe des Sauerstoffs können wir die Energie für Bewegung, geistige Leistung, Nahrungsaufnahme, Verdauung, Ausscheidung, Entgiftung und weitere Stoffwechselprozesse gewinnen.

Oxidativer Stress macht alt

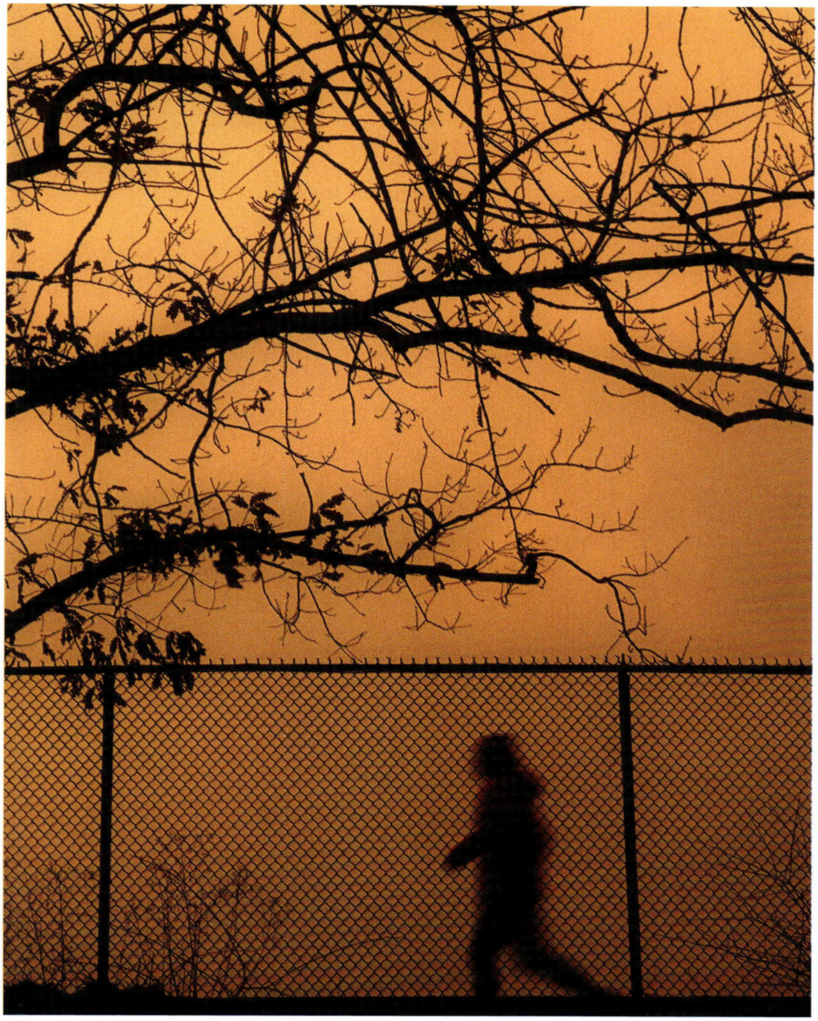

Der Sauerstoff, den wir täglich einatmen, hat gute und schlechte Seiten.

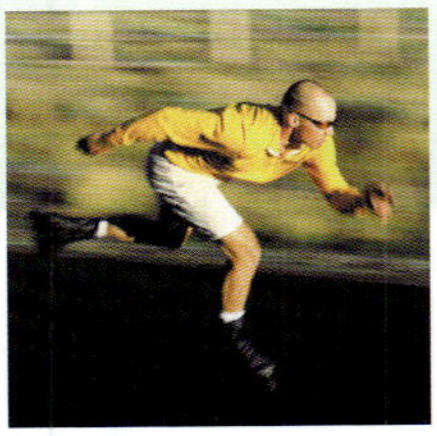

Allerdings geht die Zufuhr von Sauerstoff, wie wir bereits erfahren haben, mit einer vermehrten Freisetzung an freien Radikalen im Körper einher. Ebenso wissen wir nun, wie schädlich die aggressiven kleinen Teilchen für unsere Zellen sind und wie sie deren vorzeitiges Ableben begünstigen. Man könnte nun davon ausgehen, dass die durch den Sauerstoff gebildeten Winzlinge für die Alterungsprozesse selbst, aber auch für die im Alter vermehrt auftretenden Erkrankungen (z. B. Herzinfarkt, Schlaganfall, Krebs) mitverantwortlich sind.

Diese Vorstellung wurde von Dr. Denham Harman, einem Wissenschaftler, der an der Universität in Berkeley, Kalifornien lehrte, bereits 1954 geäußert. Er stellte fest, dass freie Radikale Zellen altern lassen.

Sauerstoff begrenzt unser Leben: Lebewesen, die weniger Sauerstoff konsumieren, werden älter!

Vergleicht man den Stoffwechsel verschiedener Säugetiere miteinander, zu denen letztendlich ja auch der Mensch zählt, und beachtet deren Lebenserwartung, so ergibt sich ein interessantes Bild: Mäuse sind flinke Tiere, die permanent in Bewegung sind und demzufolge auch einen hohen Energiebedarf haben. Diesen decken sie, wie die Menschen auch, indem sie vermehrt Sauerstoff einatmen, um daraus den notwendigen Treibstoff für alle Körperfunktionen herzustellen. Sie verbrauchen im Schnitt etwa 2,5 ml Sauerstoff pro Gramm Körpergewicht und pro Stunde. Diese kleinen, aktiven Wesen werden im Durchschnitt allerdings nur etwa zwei Jahre alt.

Schauen wir uns dagegen die Affen oder die Menschen an, so stellen wir fest, dass der Sauerstoffverbrauch mit etwa 0,8 bzw. 0,3 ml Sauerstoff pro Gramm Körpergewicht und pro Stunde doch deutlich niedriger liegt. Affen und Menschen werden im Durchschnitt aber deutlich älter als die wuseligen kleinen Säugetiere.

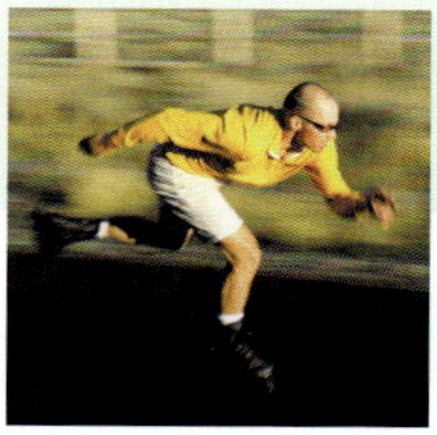

Haben Sie schon einmal ein Krokodil joggen sehen?

Was entnehmen wir diesen spektakulären Erkenntnissen? Sollten wir uns nun, um den Sauerstoffverbrauch und damit die Belastung mit den aggressiven freien Radikalen einzuschränken, möglichst ruhig verhalten? Stellt vielleicht sogar der in der heutigen Zeit allgemein verbreitete Bewegungsmangel eine Lösung für dieses Problem dar? Diese Fragen muss man mit einem klaren »Nein« beantworten.

Bewegung ist grundsätzlich eine gute Sache

Bewegung und sportliche Aktivitäten sind zweifelsohne grundsätzlich eine gute Sache: Das Herz-Kreislauf-System wird trainiert, Knochenschwund (Osteoporose), Übergewicht und Fettstoffwechselstörungen vorgebeugt und die Gelenke in Schuss gehalten. Allerdings muss man hier nun doch eine etwas differenziertere Betrachtung vornehmen: Wer regelmäßig Ausdauersportarten betreibt und sich hierbei völlig »auspowert«, der tut seinem Körper nichts Gutes: Die hierbei im großen Ausmaß gebildeten freien Radikale schädigen die Muskulatur (auch den Herzmuskel), die Gelenke und das Abwehrsystem. Außerdem greifen die Winzlinge die Kraftwerke der Zellen, die Mitochondrien, an. Dort läuft die Energiegewinnung auf Grund des Schadens nur noch mit »halber Kraft«. Die Folge dieses Angriffs: eine verminderte Leistungsfähigkeit und schnellere Ermüdung. Die Verletzungsgefahr steigt und die Regenerationsphasen werden immer länger.

Laufhysterie: Hechelnde, atemlose Menschen mit hochrotem Kopf in Wald und Flur – das soll gesund sein?

Wer also meint, er müsse sich der allgemein verbreiteten »Laufhysterie« unterwerfen, um fit zu bleiben, der sollte sich klar machen, dass beispielsweise Krokodile etwa 60 bis 80 Jahre alt werden können, ohne jemals in ihrem Leben

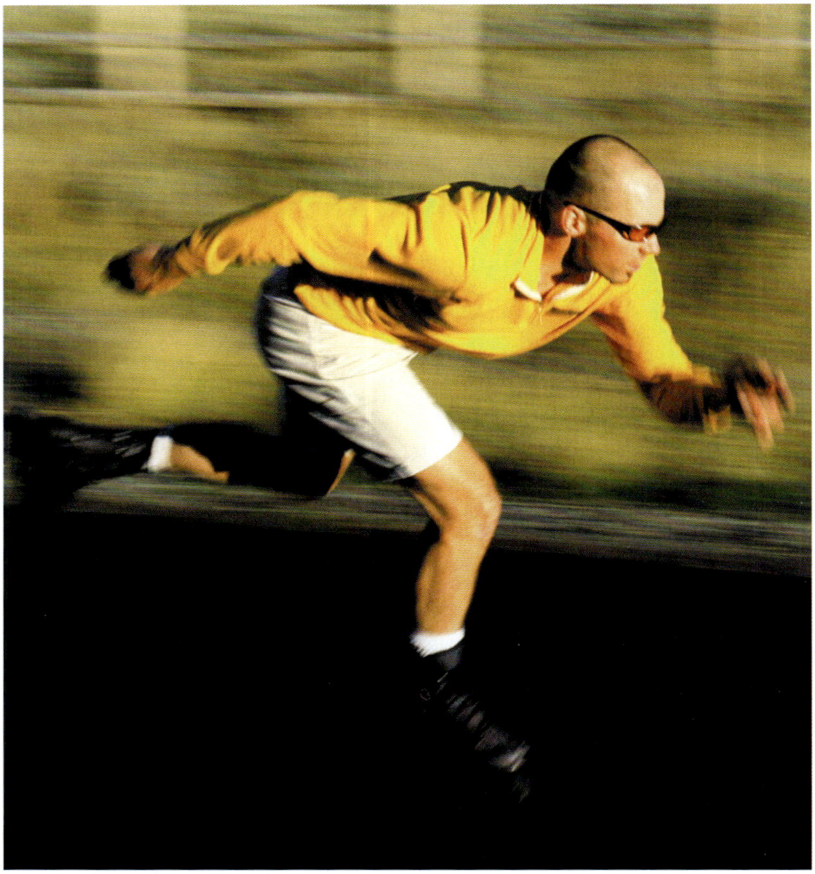

Moderate Ausdauersportarten sind gesünder als Sportarten, die den Körper völlig auspowern.

gejoggt zu sein oder gar an einem Marathonlauf teilgenommen zu haben!

Sport ist gesund, aber nur, wenn sich der Körper nicht jedes Mal völlig verausgaben muss. Bewegen Sie sich regelmäßig, aber bevorzugen Sie die gemächlicheren Sportarten (z. B. Walking, Wandern, Schwimmen, Radfahren), dann werden Sie auch nicht von freien Radikalen »überflutet«.

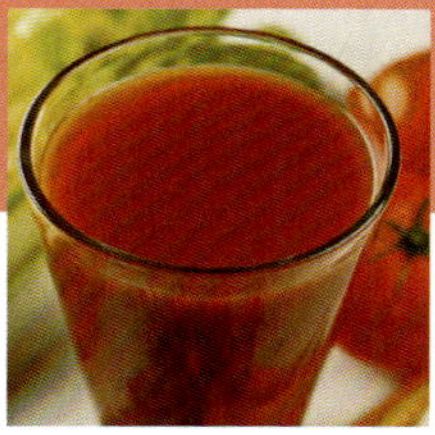

4. Gesund mit Radikalfängern – Rostschutz aus der Natur

Wussten Sie, dass

- *ein aufgeschnittener Apfel durch freie Radikale braun wird?*
- *im Körper ständige Kämpfe zwischen freien Radikalen und den Schutztruppen (Radikalfängern) toben?*
- *wir schon alleine auf Grund der Umweltsituation einen erhöhten Bedarf an »Rostschutzmittel« haben?*
- *Vitamin C alleine nicht sehr wirksam ist?*
- *Vegetarier mit manchen wichtigen Antioxidantien unterversorgt sind?*

Wir können uns nicht in ein Glashaus setzen oder uns für »bessere Zeiten« konservieren lassen. Wir leben jetzt und unser Körper muss mit den gegebenen Umweltbedingungen (und den damit verbundenen freien Radikalen) zurechtkommen!

Zellschutz ist in der heutigen Zeit wichtiger denn je

Durch einen gesunden Lebensstil, der den Verzicht auf Rauchen und einen mäßigen Alkoholgenuss mit einschließt, können wir die Überfrachtung mit freien Radikalen herabsetzen. Sicherlich ist auch der maßvolle Umgang mit der Sonnenstrahlung bzw. dem Solarium eine empfehlenswerte Maßnahme. Alltagsbedingten Konflikten und dem berufsbedingten Stress können wir nur bedingt entfliehen – und müssen die hierbei gebildeten freien Radikale in Kauf nehmen. Auch bereits bestehende Krankheiten, wie z. B. entzündliche Gelenkerkrankungen oder bestehende Herz-Kreislauf-Erkrankungen, können wir nicht unmittelbar ändern. Vielfach ist die Anwendung von Arzneimitteln oder eine Röntgenaufnahme unverzichtbar. Ebenso haben wir

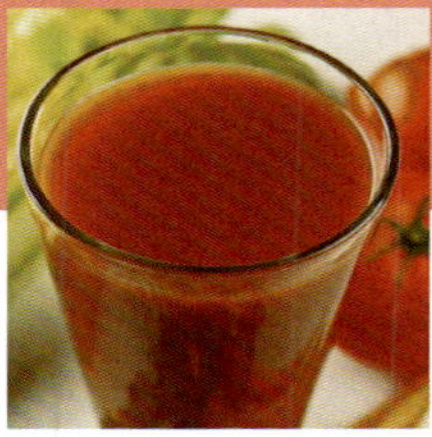

wenig Einfluss auf die Qualität der Luft, die wir einatmen, oder die Schadstoffbelastung der Nahrungsmittel, die wir verzehren. Damit sind wir zwangsweise den durch diese Faktoren entstehenden freien Radikalen ausgesetzt.

Die gute Nachricht: Wir sind den aggressiven Teilchen nicht wehrlos ausgeliefert: Radikalfänger setzen die Winzlinge schachmatt

Antioxidantien bändigen freie Radikale

Hier kommen die »Radikalfänger« oder »Antioxidantien« ins Spiel, die in der Lage sind, freie Radikale auf ihrem räuberischen Streifzug nach einem neuen Bindungspartner zu stoppen. Diese Gegenwehr fängt die freien Radikale ab, macht sie unschädlich und schützt damit den Körper vor den zerstörerischen Folgen durch diese Winzlinge.

Tabelle 2: Wichtige Radikalfänger und ihr Vorkommen in der Natur

Antioxidans	Nahrungsmittel
Vitamin C	Obst, Gemüse
Vitamin E	Pflanzliche Öle, Nüsse
Carotinoide	Obst, Gemüse
Bioflavonoide	Früchte, grüner Tee
Coenzym Q_{10}	Fisch, Nüsse, Weizenkeime
alpha-Liponsäure	Fleisch, Innereien
Zink	Meerestiere, Fisch, Fleisch
Selen	Fleisch, Getreide

Doch wer sind diese Kämpfer und woher kommt diese Schutztruppe? Zu den wichtigsten Radikalfängern zählen die Vitamine C und E, die verschiedenen Carotinoide, die Spurenelemente Zink und Selen und z. B. die in Früchten vorkommenden Bioflavonoide. Auch die vitaminähnlichen

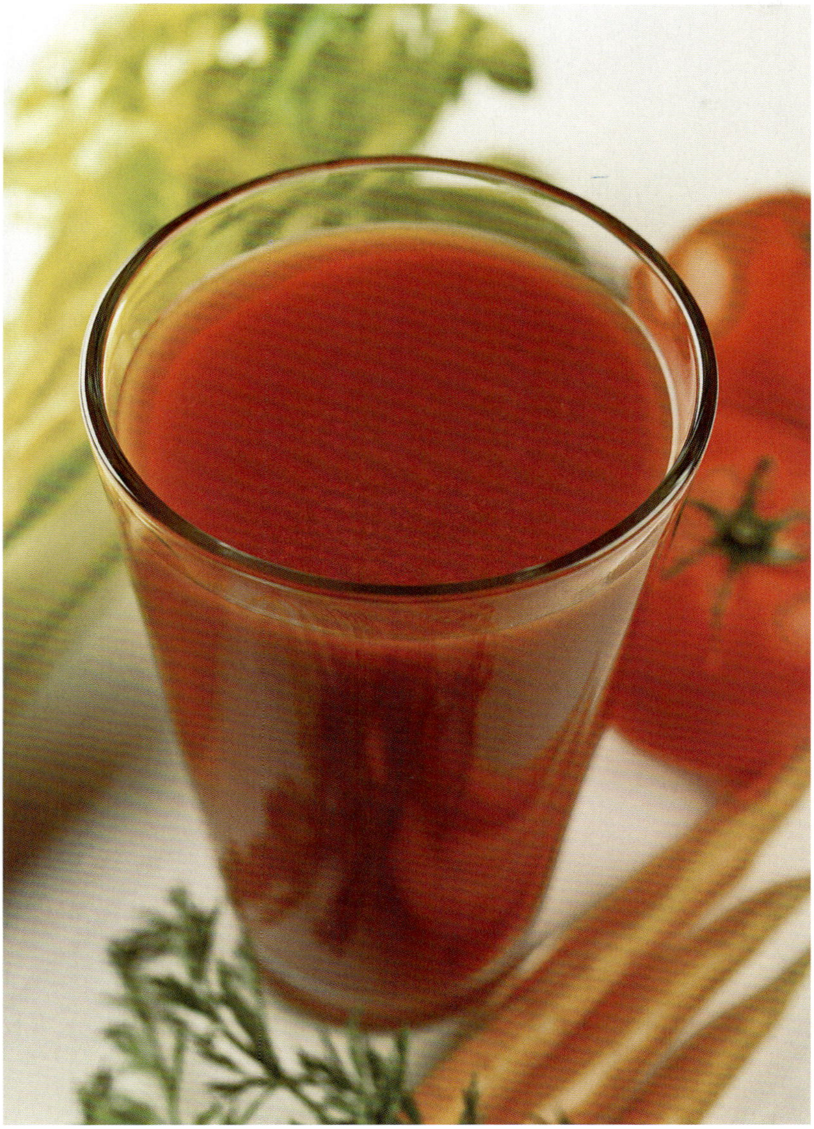

Tomatensaft enthält ebenfalls Radikalfänger.

Stoffe Coenzym Q_{10} und alpha-Liponsäure gehören diesen »bodyguards« an.
Haben Sie schon einmal bewusst wahrgenommen, was passiert, wenn man einen Apfel aufschneidet? Das zuvor schöne, weiße Fruchtfleisch verfärbt sich sofort und wird

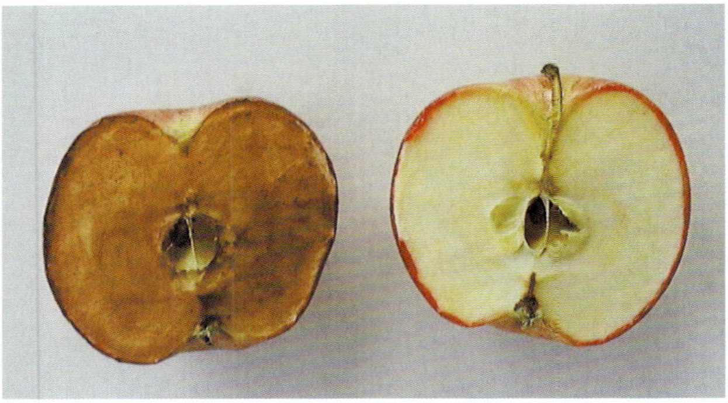

Das passiert, wenn man einen Apfel aufschneidet: Das Fruchtfleisch verfärbt sich sofort

zunehmend braun – ein sichtbares Zeichen für die Zerstörung und Oxidation der pflanzlichen Zellen durch den Luftsauerstoff. Geben wir nun auf ein geschnittenes Apfelstück unmittelbar nach der Zerteilung etwas Zitronensaft, so bleibt das Fruchtfleisch weiß. In diesem Fall schützen die im Zitronensaft enthaltenen Radikalfänger (z. B. Vitamin C, Bioflavonoide) die Zellen vor der Oxidation durch den Sauerstoff – die durch den Sauerstoff gebildeten freien Radikale können der Frucht nun nichts mehr anhaben.

Gemeinsam noch stärker – Antioxidantien arbeiten am besten im Team

Sicher ist Ihnen die folgende Empfehlung bekannt: Vitamin C stärkt die Abwehrkraft und sollte bei Erkältungen oder grippalen Infekten vermehrt zugeführt werden. Schließlich gibt es ja Vitamin C z. B. in Pulverform in der Apotheke und kann so beliebig dosiert werden. Das ist ein wohl gemeinter Ratschlag, der an sich befolgt werden kann. Wenn Sie jedoch noch mehr für Ihre Gesundheit tun wollen, dann nehmen Sie das Vitamin C *gemeinsam* mit anderen Antioxidantien (z. B. Vitamin C, Selen, Coenzym Q_{10} u. a.) ein und »powern« damit viel effizienter Ihr Immunsystem. Warum?

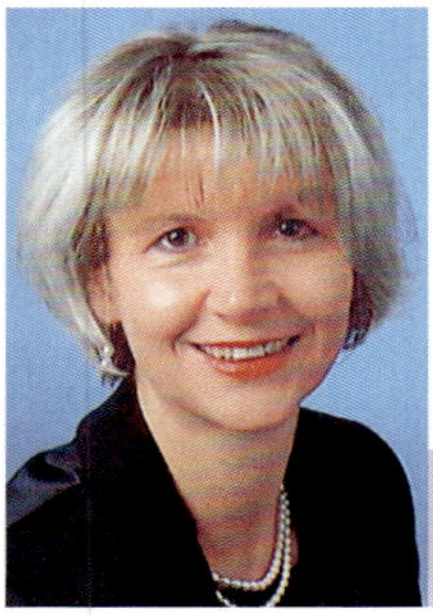

Ob rot, gelb oder grün – pflanzliche Kost enthält viele Radikalfänger.

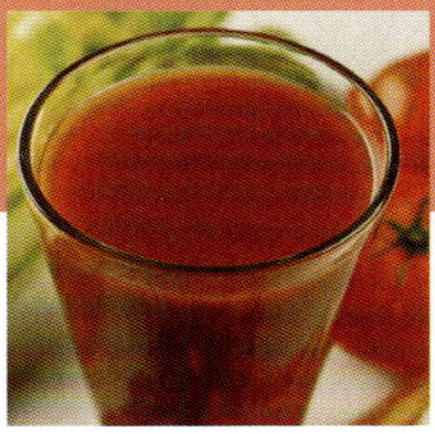

Die Antioxidantien nehmen beim Kampf gegen freie Radikale Schaden an ihrer Struktur. Damit sind sie erst einmal »kampfuntüchtig« und können die Jagd nach den aggressiven Winzlingen nicht weiterverfolgen. Konnte beispielsweise Vitamin E einen Sieg für sich verbuchen und freie Radikale inaktivieren, so ist es selbst »regenerierungsbedürftig«. Hier ist Vitamin C gefragt, denn dieses Vitamin stützt und recycelt Vitamin E. Dabei leidet allerdings wiederum das Vitamin C und verliert einen Teil seines »Kampfgeistes«. Ohne Selen oder alpha-Liponsäure ist es nicht mehr funktionstüchtig und muss auf die »Ersatzbank«. Ist allerdings beispielsweise die alpha-Liponsäure zur Stelle, so wird das Vitamin C wieder regeneriert und findet zu seiner alten Angriffslust zurück.

Die Zufuhr eines einzelnen Radikalfängers ist nach dem heutigen Kenntnisstand nicht empfehlenswert. Besser sind kombinierte Gaben möglichst vieler Antioxidanien

Nur die kombinierte Zufuhr schützt »rundherum«

Antioxidantien arbeiten am besten im dynamischen Zusammenspiel. Treten sie gemeinsam die Abwehrschlacht gegen freie Radikale an, erfahren sie eine Potenzierung ihrer Kräfte: Die Gesamtwirkung ist größer als die Summe der Einzelwirkungen. Durch das gegenseitige Recycling werden die Radikalfänger nahezu unschlagbar. Allerdings spricht noch ein weiterer Grund dafür, dass solche Radikalfänger möglichst kombiniert zugeführt bzw. angewendet werden sollen: In unseren Körperzellen gibt es wässrige und nichtwässrige (»fettige«) Bereiche und bekanntlich gibt es Stoffe, die sich entweder nur in Wasser oder nur in Fett lösen. Das trifft auch auf die Radikal fangenden Stoffe zu: Während sich beispielsweise Vitamin C gut im wässrigen Bereich lösen kann, sind Vitamin E, Coenzym

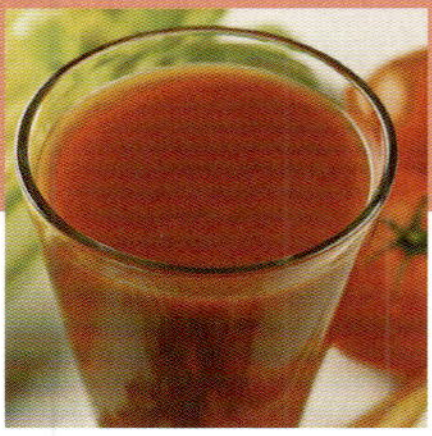

Q_{10} und die Carotinoide nur in den fetthaltigen Bereichen der Körperzellen zu finden. Um alle Bereiche in der Zelle vor den schädlichen freien Radikalen zu schützen, sind daher sowohl wasserlösliche als auch fettlösliche Antioxidantien notwendig.

Power aus Früchten: Bioflavonoide sind das Tüpfelchen auf dem »i«: Sie »mischen« alle anderen Radikalfänger zusätzlich »auf« und verstärken deren Wirkung um ein Vielfaches

Ein fantastischer Verwandlungskünstler ist die alpha-Liponsäure. Dieser Radikalfänger ist der einzige, der sowohl in den wässrigen als auch in den fetthaltigen Teil der Zelle »kriechen« kann. Daher kann die alpha-Liponsäure wasserlösliche »bodyguards« wie Vitamin C *und* fettlösliche Mitglieder der Kampftruppe und schließlich sogar sich selbst regenerieren. Auf Grund dieser Einzigartigkeit und seiner stark ausgeprägten Radikalfängereigenschaften wird die alpha-Liponsäure auch als »Superantioxidans« bezeichnet.

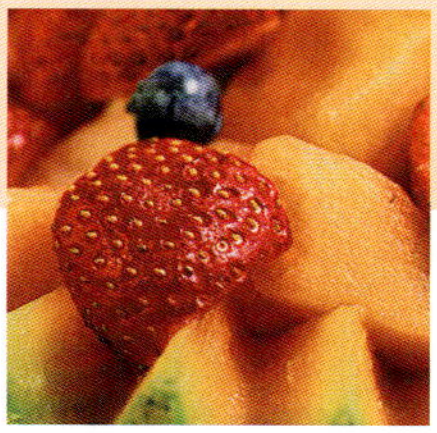

5. Vitamin C – »alter Hase« mit neuen Gesichtern

Wussten Sie, dass

- *Vegetarier den drohenden Eisenmangel mit einer zusätzlichen Portion an Vitamin C ausgleichen können?*
- *ein Mangel an Vitamin C Falten begünstigt?*
- *Diäten zur Verbesserung des Fettstoffwechsels nur in Kombination mit Vitamin C sinnvoll sind?*

Skorbut – die klassische Vitamin C-Mangelkrankheit

Bis der Schiffsarzt James Lind endlich seine revolutionären Beobachtungen machte, hatten die alten Seefahrer im 18. Jahrhundert nichts zu lachen: Sie litten unter einem ausgeprägten, typischen Vitamin C-Mangel-Syndrom: Das Zahnfleisch blutete, die Zähne fielen aus, Wunden heilten schlecht ab, die Muskeln schmerzten und eine bleierne Müdigkeit machte sich auf den Schiffen breit. Dann stellte der Arzt fest, dass sich die Symptome durch den Verzehr von frischem Obst besserten, und die Notwendigkeit der Vitamin C-Zufuhr war erkannt worden!

Eine revolutionäre Entdeckung: die Notwendigkeit der Vitamin C-Zufuhr

Der ungarische Chemiker Albert Szent Györgyi, der als erster Vitamin C aus den menschlichen Nebennieren isolierte, nannte diese Substanz »Ascorbinsäure«, was sich aus »Acidum« (lat. Säure) und »ascorbicum« (lat. gegen Skorbut wirksam) herleiten lässt.

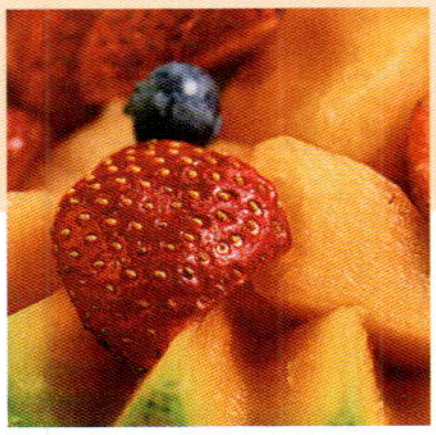

Warum Ratten im größten Schmutz wunderbar leben können

Unter den Radikalfängern ist das Vitamin C sicherlich der bekannteste Wirkstoff. Es ist das Vitamin, welches zur Stärkung der Abwehrkräfte empfohlen wird. Allerdings ist die »heiße Zitrone« in diesem Fall nicht besonders nachahmenswert, da das Vitamin C hier durch den heißen Wasser- bzw. Teeaufguss zerstört wird.

Ratten zählen zu den Säugetieren, die uns einiges voraushaben. Sie können in Kanälen mit schmutzbefrachteten Abwässern und zahlreichen gesundheitsschädlichen Keimen wunderbar leben und sich vermehren, ohne unbedingt Krankheiten zu entwickeln. Die Ursache hierfür ist vermutlich darin zu sehen, dass Ratten – im Gegensatz zu uns Menschen – in der Lage sind, selbst Vitamin C herzustellen. Damit kann die Ratte ihr Abwehrsystem »powern« und sich vor krank machenden Bakterien und Viren, die natürlicherweise mit Schmutz und Abfall vergesellschaftet sind, schützen!

Ratten können selbst Vitamin C bilden

Wir Menschen haben im Verlauf der stammesgeschichtlichen Entwicklung leider das Enzym, welches zur Herstellung von Vitamin C erforderlich ist, verloren. Somit sind wir auf eine Zufuhr »von außen« dringend angewiesen.

Gutes Aussehen: Vitamin C hält die Haut straff und macht schlank!

Vitamin C ist für die Struktur und Erneuerung des Bindegewebes notwendig. Die empfindlichen Kollagenfasern werden nur in Anwesenheit von Vitamin C richtig zusammengesetzt und erhalten erst dadurch ihre netzartige Struktur.

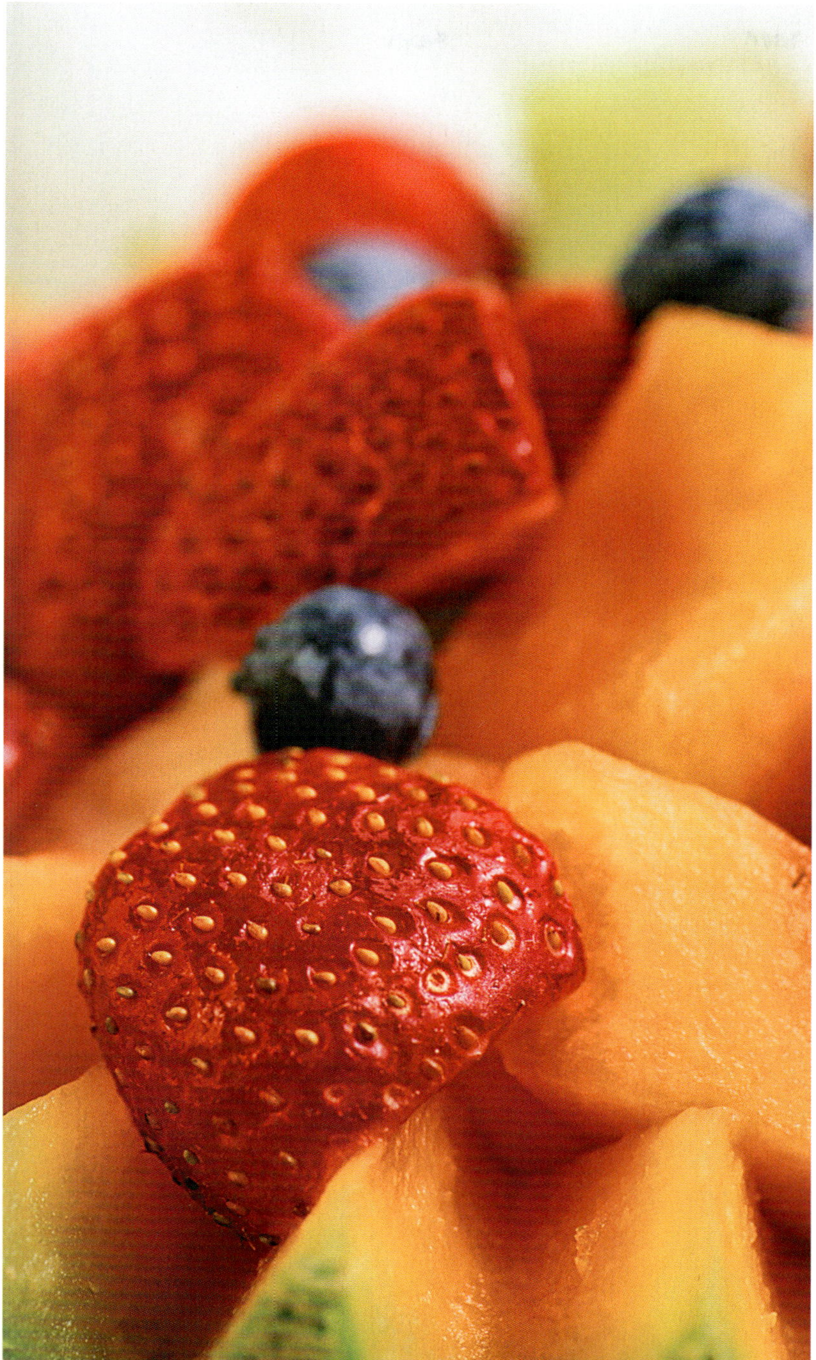

Beerenfrüchte enthalten viel Vitamin C.

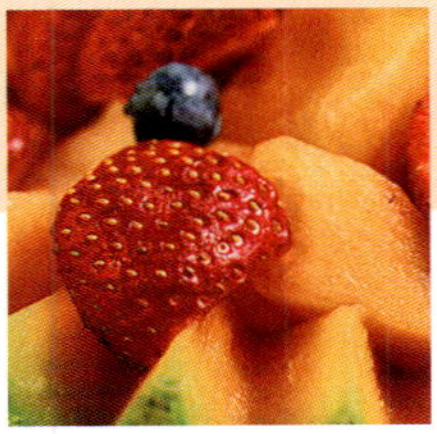

Raucher sehen deswegen häufig »alt« aus, weil die durch den Tabakkonsum gebildeten freien Radikale dem Körper wertvolles Vitamin C (Radikalfänger!) rauben und das Bindegewebe schwächen

Sonne und Luftschadstoffe schädigen durch freie Radikale die Haut und sind für die vorzeitige Hautalterung und Faltenbildung verantwortlich. Vitamin C macht die freien Radikale unschädlich und sorgt für eine straffe Haut und festes Bindegewebe (Tabelle 3).

Tabelle 3: Wichtige Aufgaben von Vitamin C	
Antioxidans:	Schutz vor freien Radikalen
Immunsystem:	Aktivierung der Abwehrzellen
Kollagenproduktion:	Bindegewebe in Haut, Muskeln, Knochen, Zahnfleisch und Gefäßen
Cholesterinabbau:	Umwandlung in Gallensäuren
Fettverbrennung:	Synthese von Carnitin
Nervenbotenstoffe:	Schlaf, Psyche
Hormone:	Stress- und Schilddrüsenhormone
Eisenverwertung:	Verbesserung der Aufnahme
Krebsschutz:	Hemmung der Bildung Krebs erregender Nitrosamine

Machen Sie häufiger Diäten, weil Sie Probleme mit Übergewicht und Fettpölsterchen haben? Hier ist unbedingt an Vitamin C zu denken: Der Abbau von Cholesterin kann nur in Anwesenheit von Vitamin C stattfinden. Wer also Fett loswerden möchte, der sollte seinem Körper diese Starthilfe zukommen lassen!

Kennen Sie »L-Carnitin«? Dieser Wunderstoff »fährt« die Fette zur Verbrennung in die »Kraftwerke« der Zellen. Der Körper kann dieses »Taxiunternehmen« nur mithilfe von Vitamin C (und B-Vitaminen) zur Verfügung stellen. Erst wenn der Körper ausreichend mit diesen Vitalstoffen versorgt ist, kann die Fettverbrennung auf Hochtouren laufen.

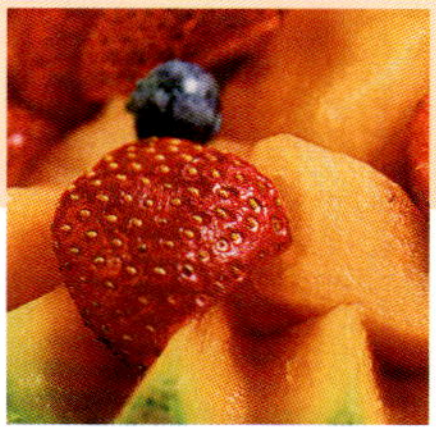

Übellaunig und gestresst – hier fehlt Vitamin C!

Vitamin C sorgt für gute Laune

Nervenbotenstoffe regeln unsere Gemütslage und sorgen für Freude und Ausgeglichenheit. Vitamin C ist an der Freisetzung wichtiger Nervenbotenstoffe beteiligt. Serotonin ist eine solche Substanz, die für einen erholsamen, gesunden Schlaf sorgt und unsere Laune beeinflusst. Fehlt dieser Stoff in unserem Gehirn, so können sich Schlafstörungen und Depressionen einstellen.

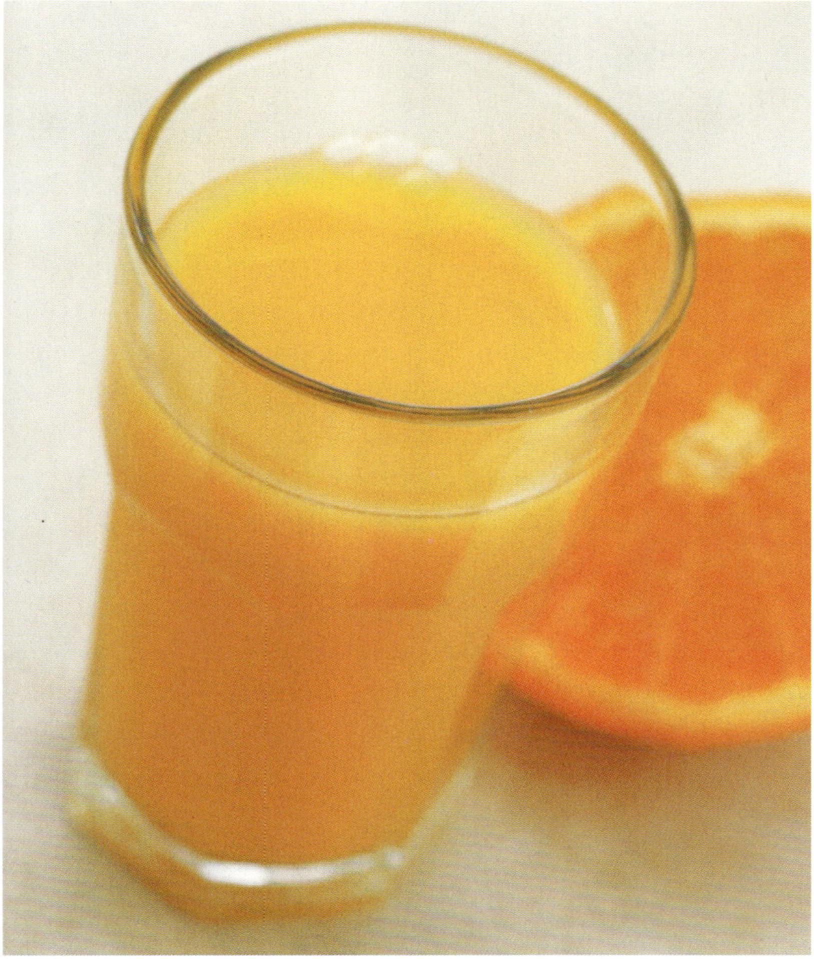

Vitamin C – gesund und in dieser Form besonders köstlich

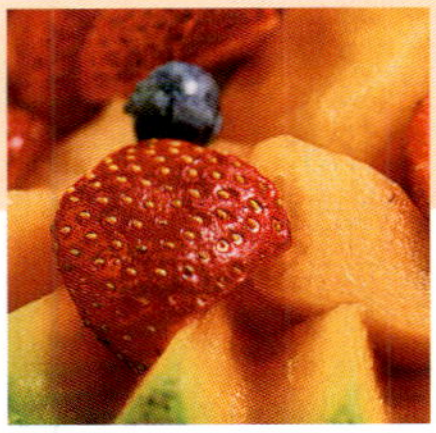

Auch die Produktion der Schilddrüsenhormone, die u.a. ebenfalls einen Einfluss auf die Psyche haben, kann ohne Vitamin C nicht ablaufen.
Stress kostet uns Unmengen an Vitamin C, denn bei der Bereitstellung der Stresshormone (z.B. Adrenalin) wird dieses Vitamin regelrecht »verbraten«. Aus Tierversuchen hat man abgeleitet, dass der Mensch in einem einstündigen Stresszustand etwa 500 mg (also ein halbes Gramm!) Vitamin C verbraucht.

Eisenmangel: Blässe und Antriebslosigkeit – nicht mit Vitamin C!

Eisentabletten können den oxidativen Stress fördern. Versuchen Sie es bei einem Mangel an diesem Spurenelement erst einmal mit Vitamin C!

Laut dem jüngsten Ernährungsbericht der Deutschen Gesellschaft für Ernährung (DGE) sind vor allem Mädchen und Frauen häufig von einem Eisenmangel betroffen. Während der Menstruation geht mit dem ausgeschiedenen Blut Eisen verloren. Ein Eisenmangel kann sich durch raue, spröde, blasse Haut oder beispielsweise durch Müdigkeit, Konzentrationsstörungen und Nervosität äußern. Wichtig ist ein normaler Eisenspiegel vor allem auch bei Schwangeren und stillenden Müttern, da mit einem Eisendefizit das Risiko für Frühgeburten und/oder ein niedriges Geburtsgewicht des Neugeborenen steigt. Ebenso ist Eisen für die normale geistige und körperliche Entwicklung des Babys unerlässlich.
Vor allem Vegetarier sind nicht selten von einer unzureichenden Eisenzufuhr betroffen. Das in pflanzlichen Nahrungsmitteln enthaltene Eisen wird vom Körper schlechter verwertet als das in tierischen Produkten enthaltene Spurenelement.
Vorsicht! Bei einem nachgewiesenen Eisenmangel sollte auch das Transporteiweiß, welches Eisen bindet und im Kör-

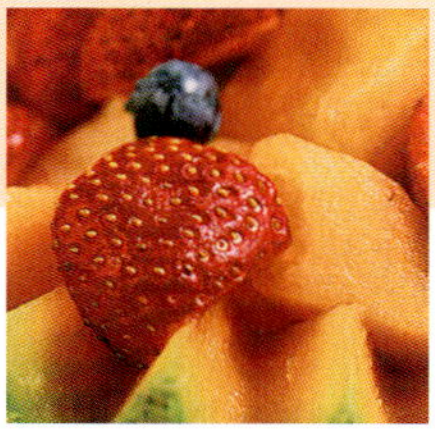

per zu den Geweben transportiert – im Hinblick auf seine Bindungskapazität – bestimmt werden. Werden ohne Rücksicht auf diese Bindungskapazität Eisentabletten eingenommen, kann dieses gefährlich sein: Freies, nicht an das Eiweiß gebundenes Eisen erhöht die Belastung an freien Radikalen. Besser wäre es, im Fall eines niedrigen Eisenwertes zunächst für eine regelmäßig gute Vitamin C-Zufuhr zu sorgen. Denn Vitamin C erhöht die Aufnahme des mit der Nahrung zugeführten Eisens. Vor allem Vegetarier können durch Vitamin C-Gaben profitieren, da durch das Vitamin eine bessere Verwertbarkeit des pflanzlichen Eisens erfolgt. Möglicherweise gelingt es alleine durch die Zufuhr von Vitamin C, den Eisenspiegel anzuheben und wieder zu normalisieren.

Essen Sie täglich frisches Obst und Gemüse.

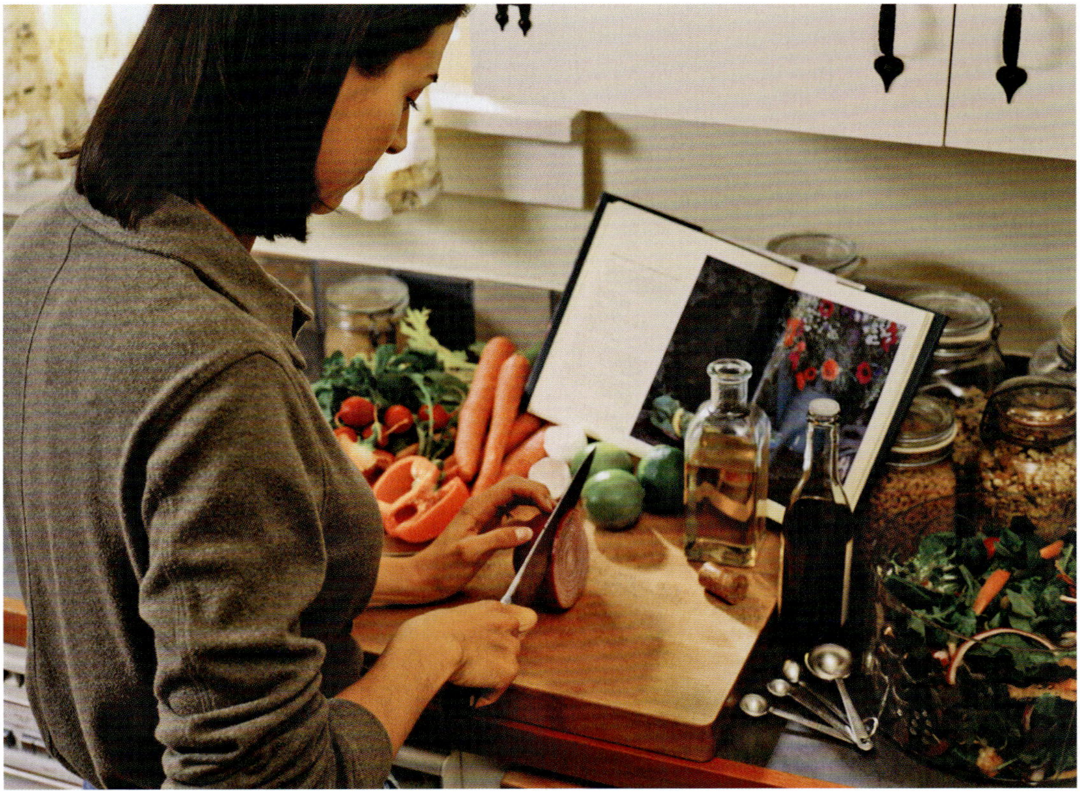

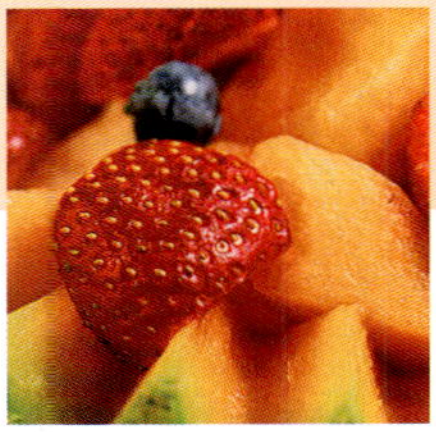

Krebs durch Toast Hawaii?

Beim Anblick einer Wursttheke beim Metzger und in Supermärkten sind wir es gewöhnt, schöne roséfarbene oder rötliche Fleisch- und Wurstwaren vor uns zu haben. Damit die Produkte diese Farbe aufweisen können, werden zur Herstellung Pökelsalze wie z. B. Nitrate oder Nitrite verwendet. Offiziell werden diese Salze zur Konservierung, zum Schutz vor gesundheitsschädlichen Bakterien zugesetzt. Tatsächlich ist es aber eher so, dass der Verbraucher die ohne Pökelsalz nur grau aussehende Wurst wohl kaum kaufen würde.

Nitrosaminbombe »Toast Hawaii«: Vermeiden Sie den direkten Kontakt von Schinken und Käse und legen Sie die Ananasscheibe zwischen beide Bestandteile oder verzichten Sie einfach ganz auf diese Spezialität!

Wird nun das pökelsalzhaltige Fleisch oder die Wurst erhitzt, kann es zu einer Reaktion mit den ebenfalls im Fleisch vorkommenden Eiweißen kommen: Es entstehen die so genannten Nitrosamine. Diese gelten als Krebs erregend und stehen im Verdacht, Magenkrebs zu erzeugen. Diese giftigen Substanzen können sich aber auch bilden, wenn gepökelte Produkte mit eiweißreichen Lebensmitteln zusammen erhitzt werden. Toast Hawaii (Schinken, Käse) oder Pizza Salami (Wurst, Käse) sollte man daher nicht allzu oft verzehren.

Im sauren Milieu des Magens können solche Nitrosamine aber auch beim Verzehr nitratreicher Salat- und Gemüsesorten (z. B. Winterkopfsalat, Rettich, Rukola, Grünkohl) gebildet werden.

Vitamin C hat die Eigenschaft, die Bildung der Krebs erregenden Nitrosamine zu unterbinden! Damit kann Vitamin C der Entstehung von Magenkrebs vorbeugen. Verschiedene Untersuchungen weisen auf einen Zusammenhang zwischen der Vitamin C-Zufuhr und der Häufigkeit diverser Krebserkrankungen hin.

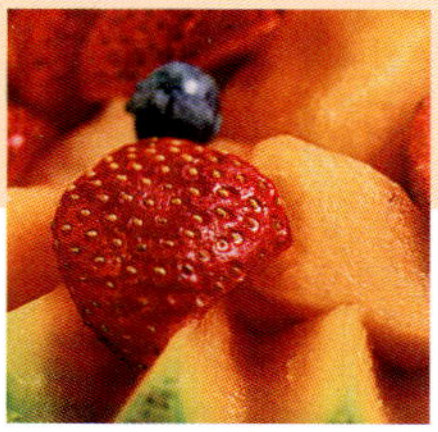

Zitrusfrüchte enthalten – relativ gesehen – nicht viel Vitamin C

Wer sich Vitamin C-reich ernähren möchte, der soll viel Orangen, Zitronen und Grapefruits verzehren – so eine althergebrachte Binsenweisheit. Tatsächlich ist es aber so, dass diese Früchte vergleichsweise wenig Vitamin C enthalten (Tabelle 4).

Rosenkohl, Weißkraut und Brokkoli weisen beispielsweise, auf die gleiche Menge bezogen, mehr als doppelt so viel Vitamin C auf wie die Zitrusfrüchte. Auch Paprika und Fenchel sind bessere Vitamin C-Lieferanten als die sauren Kollegen.

Beeren und Kohl sind sehr Vitamin C-reich

Bei den Früchten stehen Sanddornbeeren, Hagebutten, Johannis- und Erdbeeren weit vor den Zitrusfrüchten. Wer seine Vitamin C-Versorgung verbessern möchte, sollte möglichst viel Kohl verzehren und sich in der beerenreichen Jahreszeit auf die leckeren, bunten Früchtchen stürzen.

Tabelle 4: Vorkommen von Vitamin C in einigen Nahrungsmitteln

Nahrungsmittel	Menge (mg/100 g)
Acerola	1700
Sanddornsaft	265
Schwarze Johannisbeeren	190
Paprika	140
Brokkoli	110
Kiwi	100
Rosenkohl	95
Erdbeeren	65
Orangen	50
Zitronensaft	50

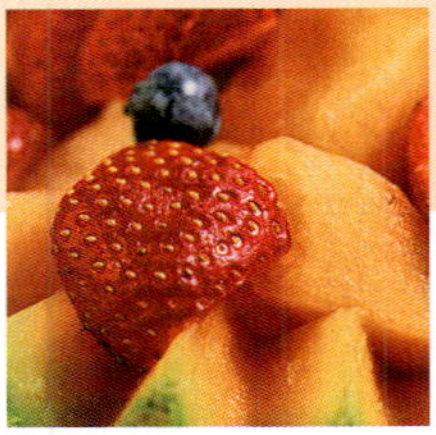

Lagern Sie Äpfel oder Kartoffeln über Winter im Keller? Dabei kann der Vitamin C-Gehalt der ehemals Vitamin C-reichen Früchte gegen null gehen!

Die Pflanzenkost sollte möglichst unerhitzt verzehrt werden, da durch die Wärme bis zu 80% des Vitamin C verloren gehen können. Auch lange Lagerzeiten (z. B. Kartoffel, Äpfel) machen dem Vitamin C den Garaus – in diesen Fällen kann der Vitamin C-Gehalt nur noch in Spuren vorhanden sein.

Keine typischen Anzeichen? Ein Vitamin C-Mangel wird oft übersehen

Die alten Seefahrerzeiten sind vorbei – und kein Mensch in unserer zivilisierten Welt leidet mehr unter Skorbut, der typischen Vitamin C-Mangelerkrankung. Aber heißt das gleichzeitig, dass es keine Mangelzustände mehr gibt?
Nein, im Gegenteil. Gerade unser heutiger Lebensstil führt – obwohl wir Obst und Gemüse verzehren – häufig zu einer unzureichenden Versorgung mit Vitamin C. Dieser ist zwar in der Regel nicht durch die typischen Anzeichen erkennbar, sollte aber trotzdem ernst genommen werden. Denn schließlich übt das Vitamin ja eine Reihe schützender Effekte aus – allen voran in seiner Wirkung als Antioxidans.

Obst und Gemüse? Der krankheitsbedingte bzw. arzneimittelbedingte Verlust an Vitamin C ist über Vitamin C-reiche Kost kaum auszugleichen. In diesen Fällen sollte zusätzlich Vitamin C durch ein Präparat zugeführt werden

Falls Sie häufiger unter Infekten leiden, oft abgespannt und müde sind, über Karies und/oder möglicherweise schlecht heilende Wunden klagen müssen, dann können Sie von einem Mangel betroffen sein. Der Vitamin C-Vorrat ist in diesen Fällen zwar noch nicht unbedingt völlig aufgezehrt, aber bereits so gering, dass der Stoffwechsel und die körpereigene Abwehr bereits beeinträchtigt sind – ohne dass wir das ansonsten groß merken würden.

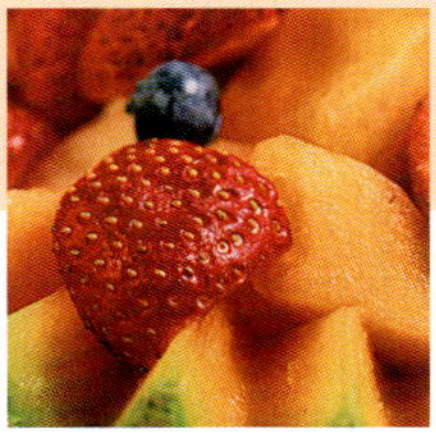

Erkrankungen und Arzneimittel machen den Körper »Vitamin C-arm«

Es gibt eine Vielzahl von Ursachen für einen Mangel an Vitamin C. Allen voran muss das Rauchen genannt werden. Die Radikalschleuder »Zigarette« entzieht dem Körper den kostbaren Schutzstoff in großem Umfang.
Auch wer häufig unter Anspannung und Stress steht, ist mangelgefährdet. Schließlich sind oft auch diverse Krankheiten und Medikamente mit von der Partie, wenn es um den Abbau dieses wichtigen Vitalstoffes geht (Tabelle 5). Nicht zuletzt deswegen wird das Schmerzmittel »Acetylsalicylsäure« oft in Kombination mit Vitamin C angeboten, um den arzneimittelbedingten Verlust auszugleichen. Außerdem verbessert das Vitamin die Verträglichkeit des schmerzstillenden Wirkstoffs.

Tabelle 5: Erkrankungen und Medikamente, die den Körper an Vitamin C verarmen lassen	
Krankheiten:	Diabetes mellitus
	Magen-Darm-Erkrankungen
	Nierenerkrankungen
	Krebs
	Entzündliche Gelenkerkrankungen
	Erkältungen
	Grippale Infekte
	Schilddrüsenüberfunktion
Medikamente:	Antibabypille
	Cortison
	Schmerzmittel
	Blutverdünnungsmittel
	Harntreibende Mittel

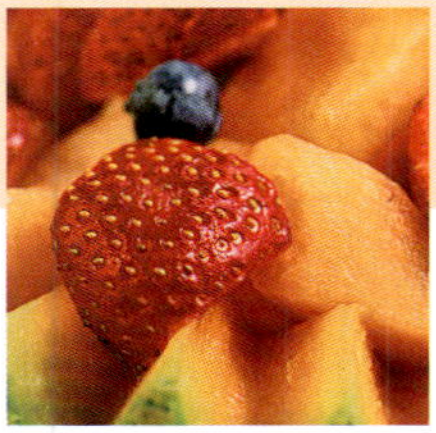

Die Deutsche Gesellschaft empfiehlt die Zufuhr von 100 mg Vitamin C/Tag. Das ist allerdings nur eine »Standardempfehlung«. Wer zu den unten stehenden Risikogruppen gehört, braucht wesentlich – um etwa Faktor 3 bis 5 – mehr Vitamin C

Ganz besonders droht ein Mangel an Vitamin C bei der Zuckerkrankheit (Diabetes mellitus). Denn bei dieser Erkrankung geht Vitamin C über den Urin verloren. Untersuchungen haben gezeigt, dass Diabetiker, im Vergleich zu Nichtdiabetikern, einen um 30% verminderten Vitamin C-Spiegel im Blut aufweisen.

Bei Erkältungen und grippalen Infekten schafft der Körper Vitamin C aus dem Blut in die Abwehrzellen, da es dort für die Bekämpfung der Krankheitserreger benötigt und verbraucht wird. Die Begleiterscheinung »Fieber« kostet zusätzlich Vitamin C!

Während der Schwangerschaft und der Stillzeit ist der Körper ebenfalls auf eine »Extra-Portion« Vitamin C angewiesen, da das Vitamin für die Entwicklung des heranwachsenden Kindes benötigt wird und der Vitamin C-Vorrat der Frau damit schneller zur Neige geht.

Auch Umweltgifte wie beispielsweise Schwermetalle und Luftschadstoffe (z. B. Ozon) stehlen uns Vitamin C, da dieses für die Entgiftung benötigt wird. Menschen mit einer Amalgambelastung sind hier häufig unterversorgt.

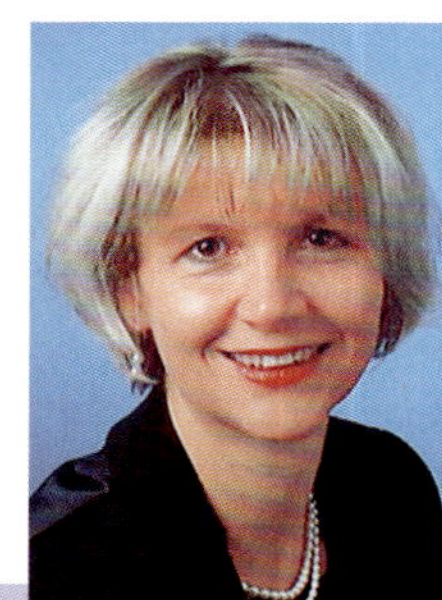

Essen Sie im Winter häufiger Kohl, Brokkoli und Fenchel – diese Gemüsesorten enthalten mehr Vitamin C als die Zitrusfrüchte.

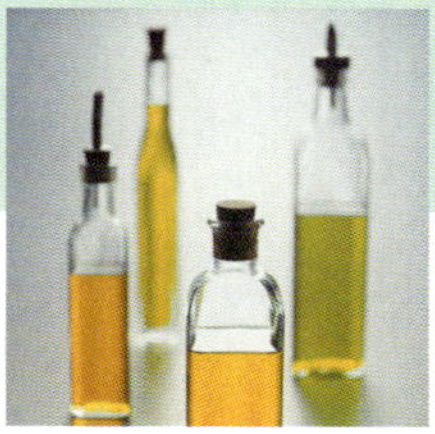

6. Vitamin E – Antiaging-Molekül par excellence

Wussten Sie, dass

- *Menschen, die viel Fett verzehren, einen erhöhten Bedarf an Vitamin E haben?*
- *einige Vitamin E-reiche pflanzliche Öle trotzdem nichts zur Vitamin E-Versorgung des Körpers beitragen?*
- *alle in Deutschland – Kinder, Jugendliche, Erwachsene, ältere Menschen – zu wenig Vitamin E aufnehmen?*

Die Gefäße bleiben jung

Achten Sie bei der Einnahme von Vitamin E-haltigen Präparaten darauf, dass es sich um ein natürliches Vitamin E handelt. Dieses ist zwar etwas teurer, wird aber besser aufgenommen und verwertet als seine synthetisch hergestellten Verwandten

Vitamin E ist ein wichtiges »Antiaging«-Molekül. Es wird hauptsächlich im Fettgewebe, den Nebennieren, im Gehirn, in der Leber, in den Blutplättchen und in den Muskeln abgelagert und hält, als Antioxidans, sozusagen schützend die Hand über diese Organe. Es entlarvt freie Radikale, die unseren Blutfetten, den Gewebefetten oder dem Muskeleiweiß »an den Kragen« wollen und wehrt diese effizient ab. Es zerschlägt sogar die durch freie Radikale ausgelösten Kettenreaktionen und schützt den Körper somit vor den schädlichen Oxidationen durch diese aggressiven Zerstörer. Das Vitamin hat eine ganze Reihe von positiven Effekten, die unserem Herz-Kreislauf-System zugute kommen und uns vor Herzinfarkt und Schlaganfall schützen. Vitamin E hält die Gefäße und die darin umherschwimmenden roten Blutkörperchen elastisch und vermindert das altersbedingte Starrwerden der Transportröhren. Außer-

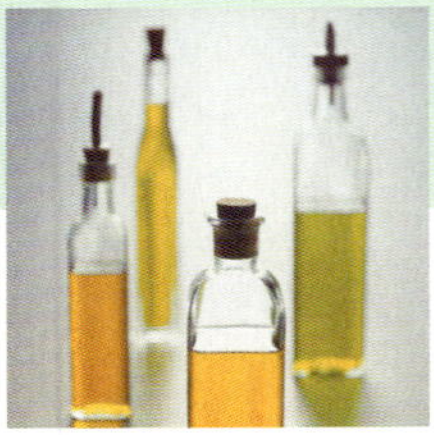

dem verbessert es den Blutfluss in den Gefäßen und wirkt Ablagerungen, die letztlich zu einer Verstopfung führen können, entgegen. Unterstützt wird diese Schutzwirkung dadurch, dass dieses Vitamin zusätzlich auch noch die Verklumpung von Blutplättchen hemmt.

Schach den Entzündungen

Schmerzmittel, die in der Rheumatherapie häufig eingesetzt werden, können für den Magen problematisch sein – jährlich sterben in Deutschland etwa 2000 Menschen an den Folgen von Magenblutungen, die durch diese Arzneimittel verursacht wurden

Entzündliche Prozesse können im Körper häufiger vorkommen. So werden beispielsweise bei Erkältungskrankheiten die Abwehrzellen mobilisiert und Entzündungsreaktionen hervorgerufen, in deren Folge sich auch das Fieber einstellen kann. Stark ausgeprägt können Entzündungen beispielsweise bei bestimmten Formen von Gelenkerkrankungen (»Rheuma«) sein. Dort sehen wir am besten, wie sich solche Prozesse auswirken können: Die Gelenke schwellen an und schmerzen. Die Beweglichkeit ist stark eingeschränkt. Vitamin E hemmt solche Entzündungen und sorgt für eine Normalisierung der eingeleiteten Stoffwechselreaktionen. Das ist gerade bei den entzündlichen Rheumaformen (z. B. chronische Polyarthritis) von Interesse.

Untersuchungen mit betroffenen Patienten haben gezeigt, dass hochdosiertes Vitamin E die Beweglichkeit der Gelenke verbessert, Schwellungen und Rötungen zurückgehen lässt und die Schmerzen vermindert. Ein Vergleich mit gängigen Schmerzmitteln (Diclofenac) erbrachte für das Vitamin E sogar so gute Ergebnisse wie diese – nur eben ohne Nebenwirkungen.

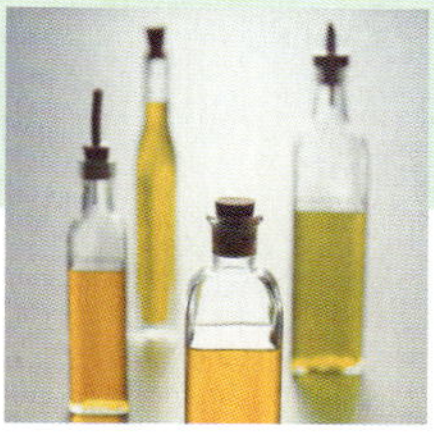

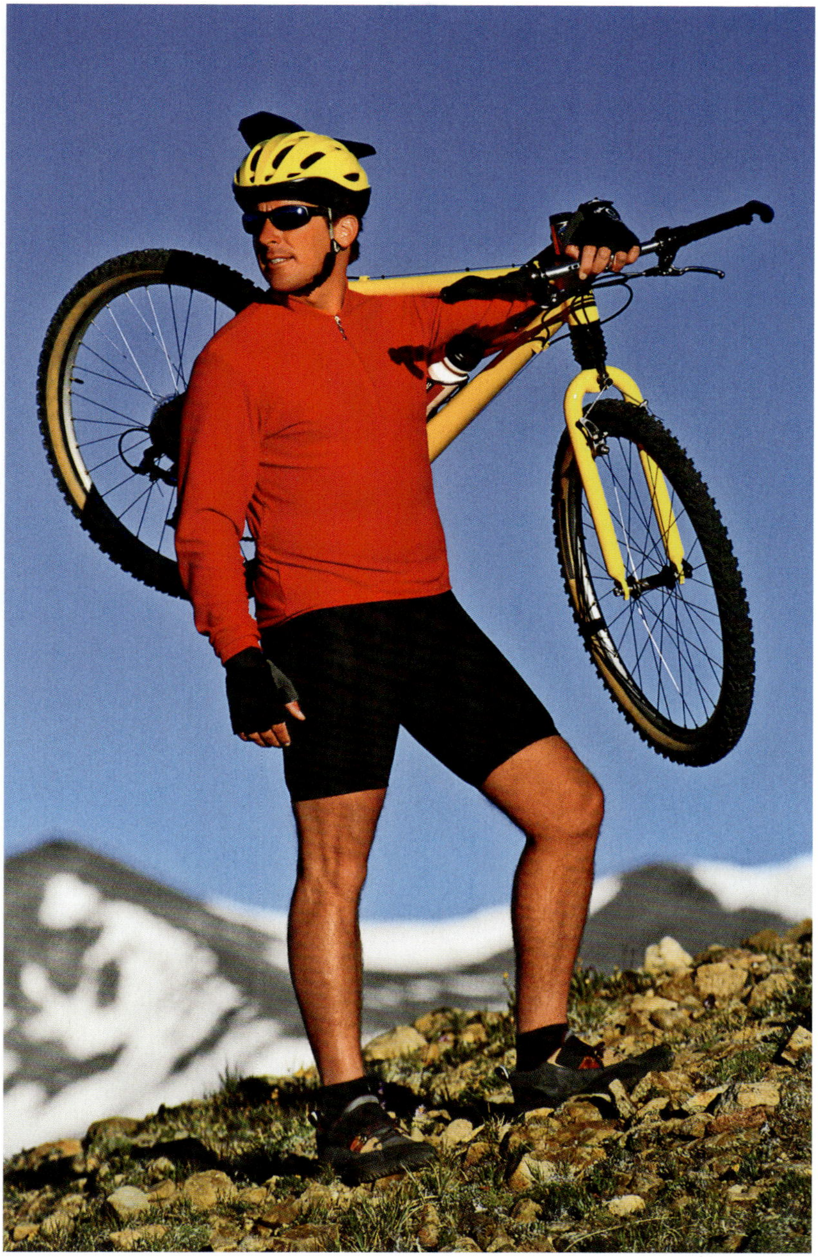

Herzgesund durch Antioxidantien

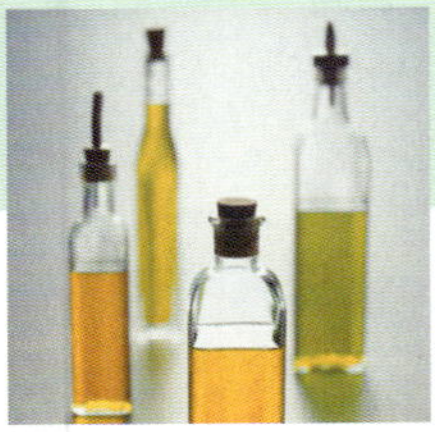

Schutzschild für die Haut

Wer sich viel in der Sonne aufhält, dezimiert seinen Vitamin E-Haushalt gewaltig: Bei einem ausgiebigen Sonnenbad nimmt der Vitamin E-Gehalt der Haut um bis zu 50% ab

Die Haut verliert im Zuge des Älterwerdens – natürlicherweise – an Feuchtigkeit und Elastizität. Zudem setzen Umweltgifte, Luftschadstoffe und das Sonnenlicht der »äußeren« Hülle zu. Sichtbares Zeichen der vorzeitigen Hautalterung sind Falten und Pigmentflecken (»Altersflecken«).
Vitamin E schützt als Antioxidans die Bindegewebe und kollagenen Fasern, die als empfindliche Eiweißstrukturen unsere Haut geschmeidig und elastisch halten. Außerdem haben neuere Untersuchungen ergeben, dass Vitamin E die Enzyme (»Kollagenasen«) hemmt, die für den Abbau des Kollagens verantwortlich gemacht werden. Damit beugt das Vitamin der Hautalterung vor und trägt dazu bei, dass wir möglichst lange eine glatte Hautstruktur besitzen.
Die Talgdrüsen der Haut produzieren Fette, welche das Gewebe vor Austrocknung schützen, aber für die Raubzüge der freien Radikale besonders anfällig sind. Vitamin E verhindert effizient den Angriff durch die aggressiven Winzlinge und trägt auch damit zur Erhaltung der Hautstruktur und des natürlichen Säureschutzmantels bei. Die positiven Wirkungen des Schutzmoleküls sind letztlich der Grund dafür, warum Vitamin E in zahlreichen Kosmetika vertreten ist.

Die Natur macht es uns vor – Vitamin E und Fettsäuren sind ein starkes Duo

Vitamin E treffen wir in nennenswerten Mengen in Pflanzenölen und Nüssen an, in geringerem Umfang auch in Fisch. Diese Nahrungsmittel enthalten aber gleichzeitig die wertvollen, gesundheitsfördernden, mehrfach ungesättig-

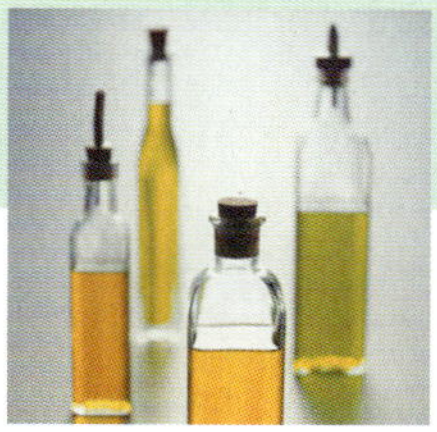

ten Fettsäuren, die sehr empfindlich auf freie Radikale reagieren. Die schädlichen Angreifer stürzen sich bevorzugt gerade auf diese Art der Fette. Hier hat nun die Natur vorgebaut: Um diese Fettsäuren vor den freien Radikalen zu schützen, produzieren die Pflanzen das fettlösliche Antioxidans Vitamin E, welches den Winzlingen auf ihrem räuberischen Feldzug Einhalt gebietet. Damit können die aggressiven Teilchen den Fetten nichts anhaben und müssen das Kampffeld erfolglos räumen.

Fett erfordert Vitamin E – wer fettreich isst, braucht grundsätzlich mehr von diesem Antioxidans

Leider wird das Vitamin E bei der Gewinnung der Öle (Raffination) aus den Pflanzen zerstört und die darin enthaltenen Fettsäuren ebenfalls. Der Verlust an diesem Antioxidans kann bis zu 70% betragen. Ist das gewonnene pflanzliche Öl dem Tageslicht ausgesetzt, dann schwindet dieser Vitamin E-Anteil nochmals um bis zu 60%. Wird ein solches Öl zusätzlich erhitzt (Backen, Braten), kann man davon ausgehen, dass überhaupt kein Vitamin E mehr vorhanden ist. Das ist ein gutes Beispiel dafür, wie die in unserer Nahrung ursprünglich vorhandenen Vitalstoffe durch Lagerung und Zubereitung dezimiert werden können.

Achten Sie beim Kauf auf kaltgepresste und in dunklen Flaschen abgefüllte Pflanzenöle

Bevorzugen Sie kaltgepresste Öle, da bei diesem Verfahren das empfindliche Vitamin E und die Fettsäuren geschont werden und der Anteil an diesen Nährstoffen hier im Allgemeinen höher ist als bei den durch Raffination gewonnenen Ölen.

Vitamin E – Versorgung aus Pflanzenölen oft ein Trugschluss!

Berücksichtigt man, dass zwischen den in Nahrungsmitteln vorkommenden Fettsäuren und dem Vitamin E eine Relation besteht, dann ist es sinnvoll, sich die Vitamin E-Bilanz

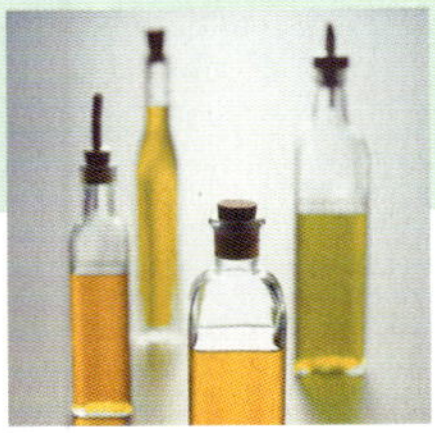

der einzelnen Lebensmittel genauer anzuschauen (Tabelle 6). Ein Vergleich zeigt, dass nur beim Weizenkeim-, Sonnenblumen- und Olivenöl von einer positiven Bilanz auszugehen ist. In diesen Fällen übertrifft der tatsächlich vorhandene Vitamin E-Gehalt den Bedarf, der sich rein rechnerisch für den Schutz der Fettsäuren ergibt. Das Weizenkeimöl ist hier der absolute Spitzenreiter: Dort finden wir viele mehrfach ungesättigte Fettsäuren, aber zugleich mehr Vitamin E, als zum Oxidationsschutz dieser Fettsäuren notwendig

Pflanzliche Öle sind reich an Vitamin E und mehrfach ungesättigten Fettsäuren.

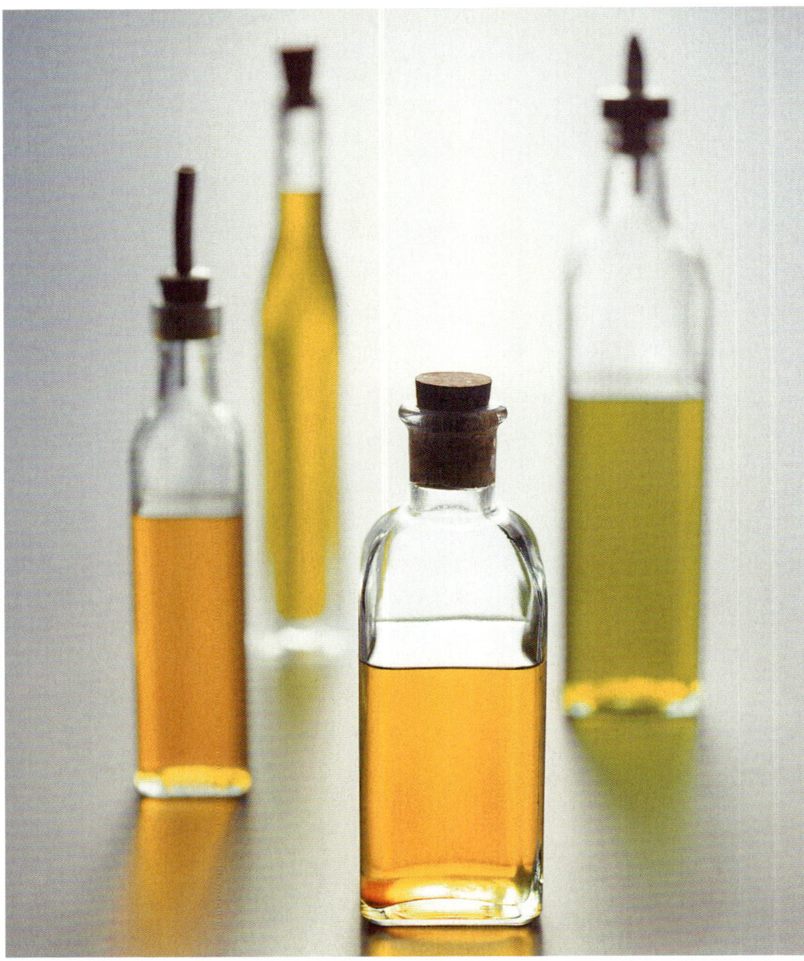

Tabelle 6: Vorkommen von Vitamin E und ungesättigten Fettsäuren (in mg/100 g) in einigen Nahrungsmitteln und Vitamin E-Bilanz

Nahrungsmittel	Gehalt an ungesättigten Fettsäuren	Tatsächlicher Gehalt an Vitamin E	Errechneter Vitamin E-Bedarf	Vitamin E-Bilanz
Pflanzenöle:				
Weizenkeimöl	65,0	215,0	42,0	+ 173,0
Sonnenblumenöl	61,0	56,0	36,0	+ 20,0
Maiskeimöl	51,0	31,0	31,0	0
Olivenöl	9,0	12,0	5,7	+ 6,3
Nüsse:				
Walnuss	42,0	6,2	21,0	– 14,8
Haselnuss	6,5	26,0	3,8	+ 22,2
Fische:				
Hering	4,6	1,5	6,6	– 5,1
Makrele	1,4	1,3	3,8	– 2,5

wäre. Andererseits zeigt uns diese Tabelle, dass wir nicht mit allen pflanzlichen Ölen und Nüssen unseren Vitamin E-Haushalt »aufmotzen« können, sondern der Vitamin E-Bedarf durch Nahrungsmittel, die einen hohen Gehalt an mehrfach ungesättigten Fettsäuren aufweisen, sogar noch zusätzlich ansteigt. Denn in diesen Fällen machen die oxidationsempfindlichen Fettsäuren einen besonders hohen Anteil an Vitamin E notwendig, welches dem Schutz der mehrfach ungesättigten Fettsäuren dient und nicht – überschüssig – zur Deckung unseres Vitamin E-Bedarfs zur Verfügung steht.

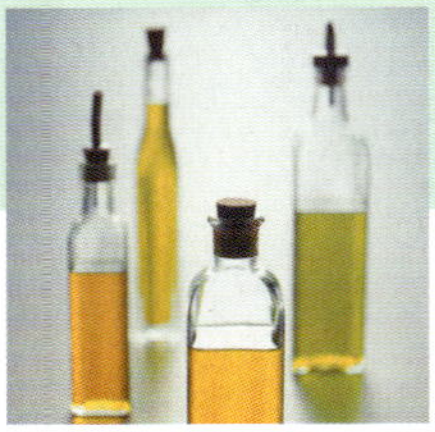

Ein Mangel lässt Herz und Hirn schneller alt werden!

Ein Vitamin E-Mangel begünstigt Herzinfarkt, Schlaganfall, Augen- (z.B. grauer Star) und Nervenerkrankungen (z. B. Alzheimer'sche und Parkinson'sche Erkrankung)

Bei einem Mangel an Vitamin E kann das Blut bildende System beeinträchtigt sein: Die roten Blutkörperchen haben ein verkürztes Leben und gehen vorzeitig zugrunde. Das Defizit kann sich auch nachteilig auf das Herz auswirken und die Arterienverkalkung mitsamt ihren problematischen Folgeerscheinungen (Herzinfarkt, Schlaganfall) begünstigen. Ebenso kann das »Nervenkostüm« in Mitleidenschaft gezogen sein: Konzentrationsstörungen, Gedächtnisschwächen und Nervosität können sich breit machen. Auch Gleichgewichtsstörungen und Muskelschmerzen sind möglich.

Vitamin E ist wichtig für die Entwicklung der Geschlechtsorgane und die Fruchtbarkeit. Bei einem Mangel kann es zu einer Schrumpfung und Schwächung der Geschlechtsorgane und Fruchtbarkeitsstörungen kommen.

Der Schutz des Vitamin E für unsere Augen ist mittlerweile unbestritten. Eine äußerst schwer wiegende Folge eines Vitamin E-Mangels tritt hin und wieder bei »Frühchen« mit einem Geburtsgewicht unter 1500 Gramm auf: Bei etwa einem Drittel der Betroffenen stellt sich eine Augenerkrankung ein, die zur völligen Erblindung führen kann. Mit einer rechtzeitig eingeleiteten Vitamin E-Therapie kann der Schweregrad der Erkrankung verringert werden.

Die Ernährung ist nicht alleine die Ursache für eine schlechte Versorgung

Zu den bereits erwähnten Schwierigkeiten, sich über die Nahrung mit ausreichend Vitamin E zu versorgen, kommen

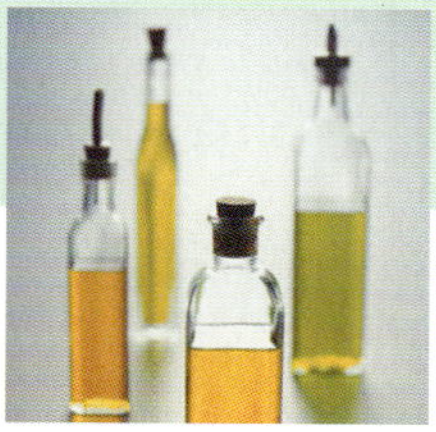

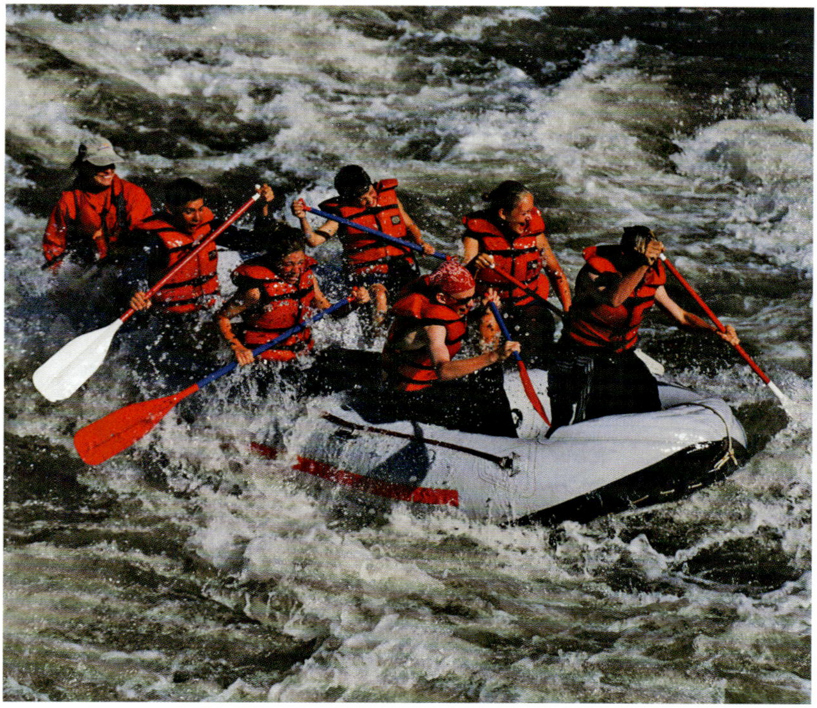

Gesunde Gefäße und Fitness durch Vitamin E

noch weitere Gründe, die einen Mangel begünstigen. So verschlingen beispielsweise Umweltgifte, Alkohol und Zigarettenqualm Vitamin E.

Da Vitamin E sich nur unter dem Einfluss von Gallensäuren und Bauchspeicheldrüsenenzymen gut verwerten lässt, sieht es bei Erkrankungen dieser Organe mit der Versorgung schlecht aus. Gallensteine, Leber- und Bauchspeicheldrüsenentzündungen verschlechtern den Vitamin E-Status. Auch Fettverwertungsstörungen sind von Nachteil, da Vitamin E zu den fettlöslichen Vitaminen zählt und die Aufnahme des Vitamins an Fett gebunden ist.

Wer Blutgerinnungshemmer, Lipidsenker, Medikamente gegen Verstopfung, Schilddrüsenhormone, Arzneimittel zur Krebstherapie oder Antibiotika einnimmt, stolpert ebenfalls leicht in einen Mangel hinein.

Wenn Sie von den genannten Erkrankungen oder Medikamenten betroffen sind, dann sollten Sie mit Ihrem Therapeuten die Möglichkeit der zusätzlichen Einnahme von Vitamin E besprechen

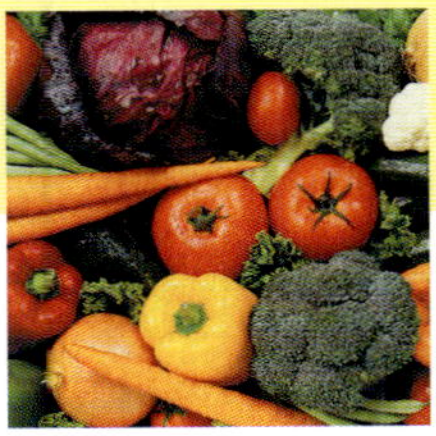

7. Carotinoide – die »bunten« Radikaljäger

Wussten Sie, dass

- *Carotinoide für hellhäutige Menschen und Personen mit heller Augenfarbe besonders wichtig sind?*
- *»Möhrenknabbern« allenfalls für die Zähne gut ist, ansonsten wenig bringt?*
- *der Bedarf an »bunten Radikalfängern« durch Bildschirmtätigkeiten, Fernsehen und Lesen und Schreiben ansteigt?*
- *zu viel β-Carotin für Raucher möglicherweise schädlich sein kann?*
- *Tomaten gut für die Prostata sind?*

Karotte, Tomate und Co – Carotinoide in großer Vielfalt

Carotinoide sorgen u. a. dafür, dass die Pflanzen unter der Sonneneinstrahlung nicht verbrennen

Carotinoide gibt es im Pflanzenreich »wie Sand am Meer«. Bisher wurden über 600 einzelne Vertreter dieser Familie identifiziert – etwa 30 davon nehmen wir über die Nahrung auf. Carotinoide färben Blüten und Früchte gelb, orange und rot und sorgen als »natürliche Lichtschutzfaktoren« dafür, dass die Pflanzen unter der Sonne nicht »verbrennen«. Zu den bekanntesten Vertretern zählen ganz sicherlich das beispielsweise in der Karotte enthaltene β-Carotin und das in der Tomate vorhandene Lycopin. Dabei ist das Lycopin viel effektiver als das β-Carotin – es wirkt nahezu anderthalb mal so gut gegen freie Radikale wie seine orangerote Schwester.

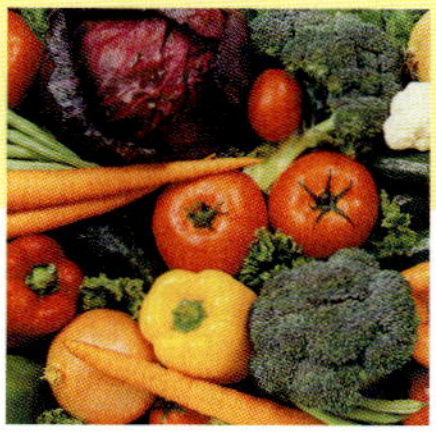

In der Lebensmittelindustrie werden die Carotinoide zur Färbung der Nahrungsmittel eingesetzt und sind wegen der guten Verträglichkeit den synthetischen Farbstoffen vorzuziehen. Letztere färben beispielsweise Süßigkeiten, Puddingpulver, Fischerzeugnisse, Fruchtliköre und kandierte Früchte gelb, orange und rot. Vor allem die synthetisch hergestellten »Azofarbstoffe« gelten als Allergie fördernd, verändern das Erbgut und sind Krebs erregend – weswegen sie beispielsweise in anderen Ländern (z. B. Schweden) verboten sind.

Machen Sie Ihr Vitamin A doch selbst – mit β-Carotin

β-Carotin ist die Vorstufe von Vitamin A und kann vom Körper selbst in dieses Vitamin überführt werden. Es wird daher auch als »Provitamin A« bezeichnet. Das fettlösliche Vitamin A übt zahlreiche wichtige Funktionen aus. So ist es beispielsweise wichtig für die Augen. Wer Probleme mit der Anpassung der Augen bei Dunkelheit hat und längere Zeit braucht, um beim Wechsel von hell nach dunkel Gegenstände erkennen zu können, der leidet möglicherweise unter einem Vitamin A-Mangel. Das Vitamin ist aber auch für den Schutz der Schleimhäute (z. B. Atemwege, Verdauungsapparat) notwendig und spielt für die gesunde Entwicklung des Embryos in der Schwangerschaft eine wichtige Rolle.

Mit β-Carotin ist der Körper immer in ausreichendem Maß mit Vitamin A versorgt. Ausnahme: Diabetiker – dort funktioniert die Umwandlung von β-Carotin in Vitamin A nicht richtig

Leider ist wohl kein Vitamin in Bezug auf eine Überdosierung so problematisch wie das Vitamin A. Da das Vitamin beispielsweise in größeren Mengen in Innereien vorkommt, wird werdenden Müttern vom Verzehr größerer Mengen (nicht mehr als höchstens ein Mal pro Woche) Schweine- oder Rinderleber abgeraten.

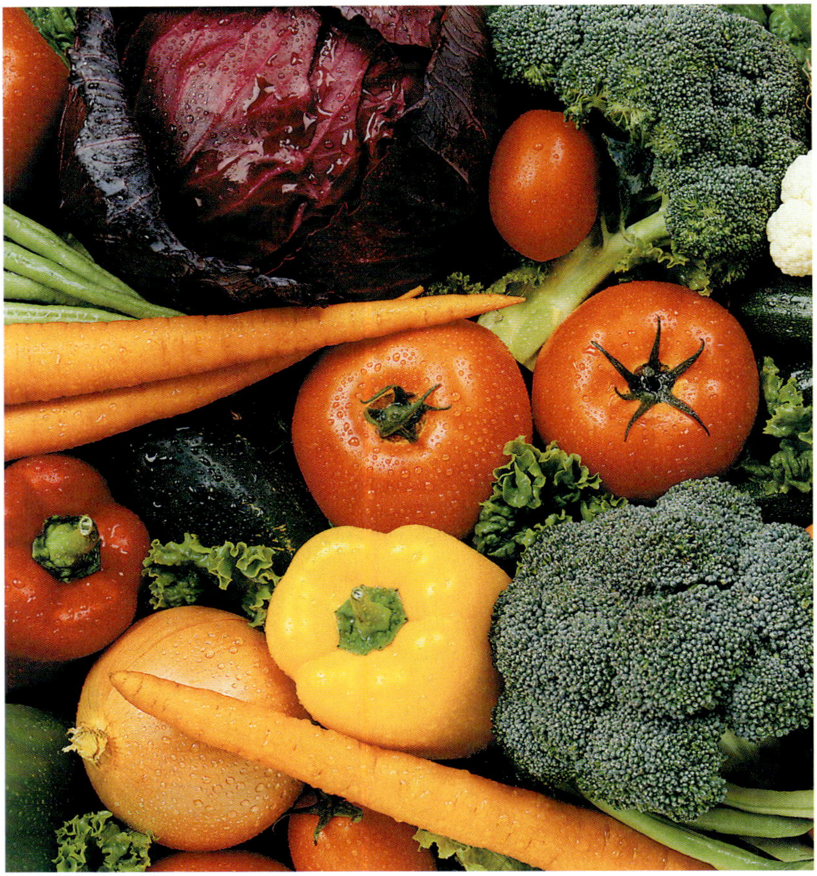

Die Natur bietet eine reiche Vielfalt an Carotinoiden.

Die DGE empfiehlt Frauen eine Zufuhr von 2600 IE (= Internationale Einheiten) und Männern von 3300 IE Vitamin A pro Tag. Werden langfristig mehr als 20000 IE Vitamin/Tag aufgenommen, sind Nebenwirkungen (z.B. Leberschädigung) nicht auszuschließen. Schwangere sollten nicht mehr als 8000 IE Vitamin A/Tag zuführen.

Mit β-Carotin (z.B. in Karotten, Kohl und Spinat enthalten) ist eine solche Vitamin A-Überdosierung nicht möglich. Die Vitamin A-Vorstufe wird – je nach Bedarf – in Vitamin A umgewandelt und dann auch nur so viel, wie der Körper wirklich benötigt.

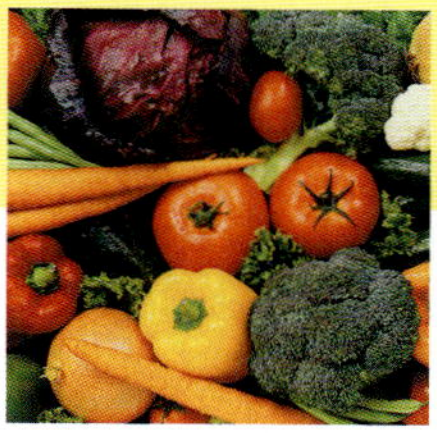

Sonnenschutz »von innen«

Die Carotinoide sind fantastische Radikalkiller. Sie schnappen sich die schädlichen Teilchen und legen diese lahm, indem sie deren Energie in Wärme umwandeln. Damit sind die aggressiven Winzlinge machtlos. Besonders aktiv sind die Carotinoide in der Haut (Tabelle 7). Dort fangen sie die durch das UV-Licht gebildeten freien Radikale ab und schützen das Hautgewebe vor den oxidativen Folgeschäden. Hautkrebs wird vermutlich durch die freien Radikale mitbegünstigt – damit kommt den Carotinoiden vor allem bei hellhäutigen Menschen mit empfindlicher Haut eine wichtige Schutzfunktion zu.
Zur Vorbereitung auf einen sonnenreichen Urlaub werden β-Carotin-Kapseln angeboten, durch deren Einnahme die Haut mit dem »inneren« Sonnenschutz förmlich »getränkt« wird. Besser ist es jedoch, nicht nur β-Carotin, sondern ein Carotinoidgemisch (z. B. in Kombination mit alpha-Carotin, Lycopin u. a.) einzunehmen. Dieses sollte zur Optimierung der radikalfangenden Wirkung mit Vitamin E, Vitamin C und Selen zusammen zugeführt werden.

Achten Sie darauf, β-Carotin nicht in isolierter Form aufzunehmen. Besser ist es, β-Carotin im natürlichen Verbund mit anderen Carotinoiden (z. B. alpha-Carotin, Lycopin, Lutein) zuzuführen

Carotinoide sorgen für einen klaren Blick

Für die Augen ist nicht nur Vitamin A wichtig – auch die Carotinoide haben eine Schutzwirkung. Sonnenlicht und Bildschirmtätigkeit setzen unseren Augen zu und sind für altersbedingte Veränderungen der Linsen mitverantwortlich. Vor allem das UV-Licht sorgt für einen erhöhten oxidativen Stress.
In der Netzhaut sind Radikalfänger wie beispielsweise β-Carotin, Zeaxanthin und Lutein besonders angereichert,

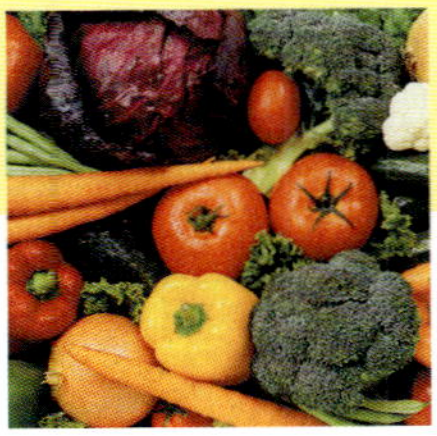

vor allem im »gelben Fleck«, der daher auch seinen Namen hat. Der »gelbe Fleck« ist der Ort schärfsten Sehens, denn dort ist auch die Konzentration an Sinneszellen (»Zäpfchen«) am höchsten, die für die Farbwahrnehmung, die Erfassung von Hell-Dunkelkontrasten und das Erkennen von Umrissen notwendig sind. Damit diese hoch empfindlichen Sehzellen ihre Arbeit verrichten können, müssen sie vor den freien Radikalen geschützt werden. Die Gefahr für die Schädigung der Netzhaut, Linsentrübungen (z. B. grauer Star) und Erblinden nimmt zu, wenn die Antioxidantien in der Augenlinse fehlen. Umgekehrt treten solche altersbedingten Augenschäden unter einer guten Versorgung mit den schützenden Radikalfängern seltener auf.

Auch wichtig: eine gute Sonnenbrille, die das besonders schädliche blaue Licht herausfiltert, möglichst von Kindesbeinen an

Interessant ist, dass Menschen mit einer hellen Augenfarbe (blau, hellgrün) ein höheres Risiko für die altersbedingte Schädigung der Netzhaut haben und in diesen Fällen eine gute Zufuhr an Carotinoiden besonders wichtig ist. Bei Personen mit dunkler Augenfarbe wirken die Pigmente anscheinend schon wie eine Art »Sonnenbrille« vor dem schädlichen UV-Licht, allerdings kann auch hier nicht auf den Antioxidantienschutz verzichtet werden.

Krebs – auch eine Frage der »Unterhaltung« zwischen den Zellen

Die Billionen von Zellen, aus denen unser Körper aufgebaut ist, müssen sich ständig gegenseitig austauschen: Es wird »besprochen«, wer welchen Stoff wohin weitertransportiert und es werden wichtige Signale für das Wachstum und die Entwicklung weitergegeben. Vor allem für die Begrenzung des Zellwachstums sind solche »Gespräche« sehr wichtig. Während gesunde Zellen einen regen Kontakt zu ihrer

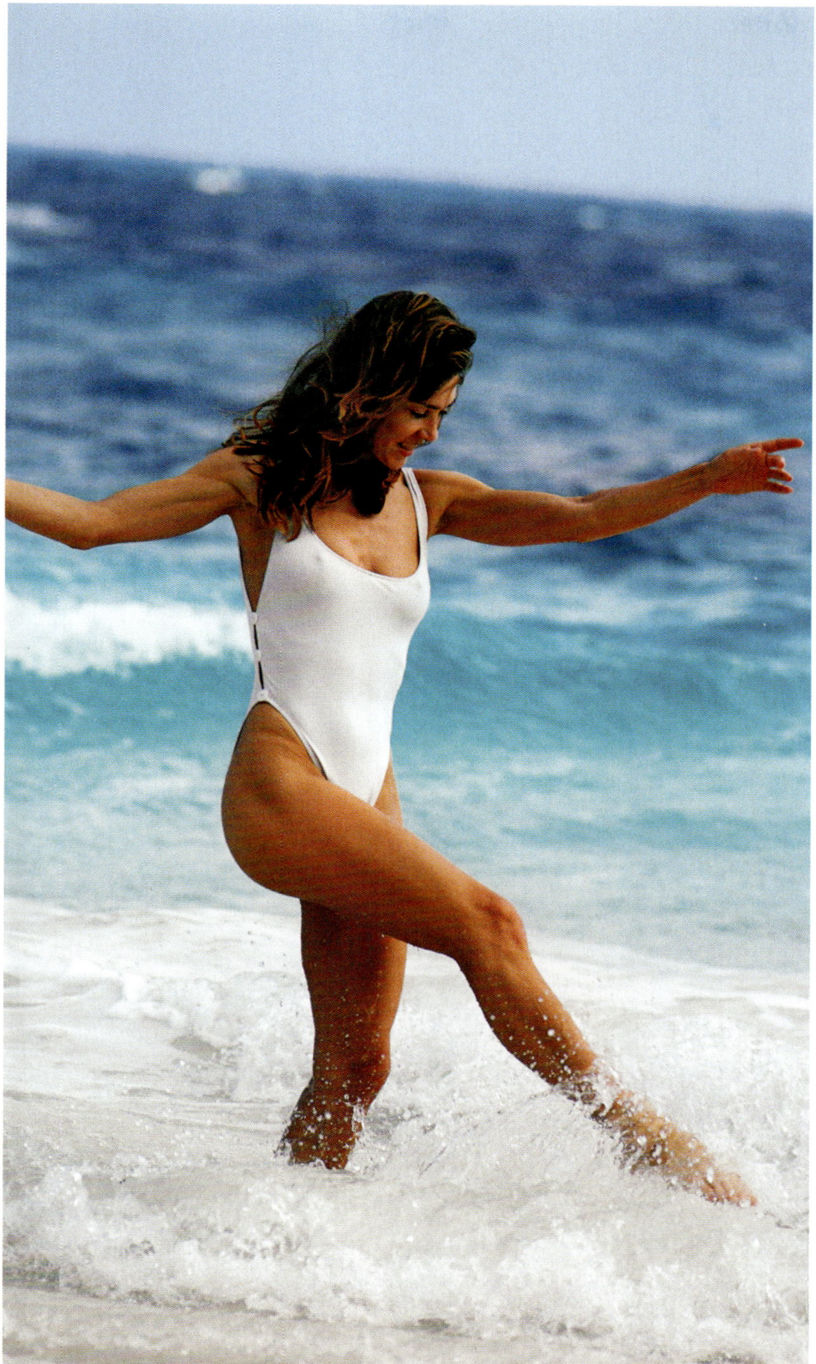

Wer gerne in
die Sonne geht,
benötigt mehr
Antioxidantien.

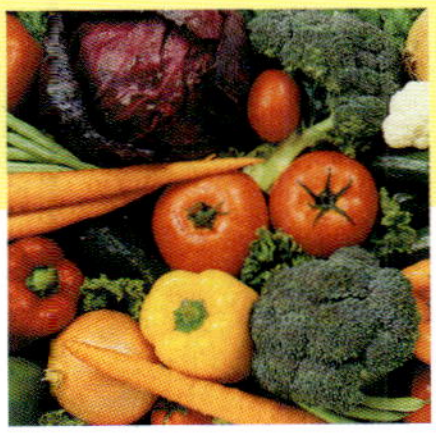

Zellen kommunizieren miteinander – bei Krebs herrscht allerdings Funkstille!

Umgebung pflegen, brechen Krebszellen die Kommunikation zu den umliegenden Brüdern und Schwestern ab und »kochen ihre eigene Suppe«. Daher ist die Aufrechterhaltung solcher Verbindungskanäle (»gap junctions«) für die Gesunderhaltung enorm wichtig.
Die bunten Radikalfänger können hier hilfreich sein: Sie halten die Verbindungen zu weiteren Zellen aufrecht, ermöglichen somit immer wieder gegenseitige »Absprachen« und Informationsaustausch. Diese Effekte können dabei helfen, die Entstehung von Krebs zu vermeiden.
Zudem verbessern die Carotinoide die körpereigene Abwehr und mobilisieren beispielsweise die »natürlichen Killerzellen«, die Krebszellen aufspüren und zunichte machen. Auch dieser Effekt ist im Kampf gegen Krebserkrankungen von Bedeutung.

Schutz für die Lunge – bei Rauchern ist dennoch Vorsicht geboten

Raucher tragen zweifelsohne ein großes gesundheitliches Risiko und haben einen erhöhten Bedarf an Vitaminen. Mit β-Carotin ist jedoch achtsam umzugehen

Über den Atemwegstrakt werden Luftschadstoffe wie beispielsweise Stäube, Schwermetalle und auch der Zigarettenrauch aufgenommen. Damit ist dieser Bereich auch den hier entstehenden freien Radikalen ausgesetzt. Lungenkrebs wird mit den aggressiven und zellschädigenden kleinen Teilchen in Verbindung gebracht.
In einer Reihe von wissenschaftlichen Untersuchungen konnte man feststellen, dass β-Carotin einen schützenden Effekt auf die Lunge hat und Personen, die sich carotinoidreich ernähren seltener an Lungen-, aber auch Brust-, Magen- und Prostatakrebs erkranken.
Leider gab es zwei Studien, die mit Rauchern durchgeführt wurden und zu keinem erfreulichen Ergebnis kamen. Rau-

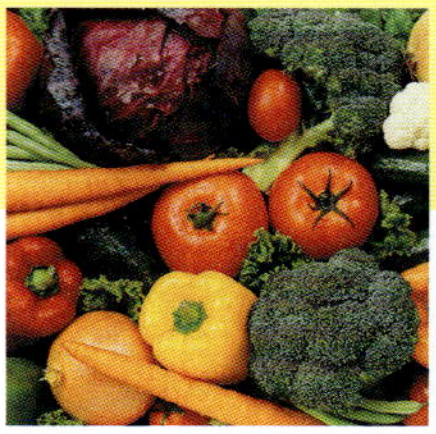

Tabelle 7: Bedeutung und Aufgaben der Carotinoide
Vitamin A-Vorstufe (Provitamin A)
Antioxidans
Haut-, Augen-, Lungenschutz
Zell-Zell-Kommunikation
Stärkung des Immunsystems

cher, die bereits seit 20 Jahren rauchten, bzw. Risikopersonen, die asbestbelastet waren, nahmen 20 bzw. 30 mg β-Carotin in Kombination mit hochdosiertem Vitamin A bzw. zusammen mit Vitamin E ein. Erschreckenderweise nahm daraufhin in dieser Gruppe, im Vergleich zu den Personen, die Placebo (»Zuckerpille«) erhielten, die Lungenkrebsrate zu!

Was ist wirkungsvoller als die Einnahme von Vitaminen? Ganz klar: mit dem Rauchen aufzuhören!

Man muss an dieser Stelle darauf hinweisen, dass eine »Raucherkarriere« von über 20 Jahren ganz sicherlich bereits Schäden an der Lunge hinterlassen hat und möglicherweise auch schon zur Entstehung von Krebsvorstadien oder Krebs geführt hat. Das β-Carotin kam also eventuell viel zu spät zum Einsatz und konnte bei diesem Personenkreis nicht mehr viel ausrichten! Außerdem weise ich in diesem Zusammenhang in meinen Seminaren immer wieder darauf hin, dass Carotinoidgemische gegenüber reinem β-Carotin zu bevorzugen sind.

Um ganz auf »Nummer Sicher« zu gehen, rät man inzwischen Rauchern von der Einnahme größerer Mengen an β-Carotin (nicht mehr als 2 bis 4 mg/Tag) ab.

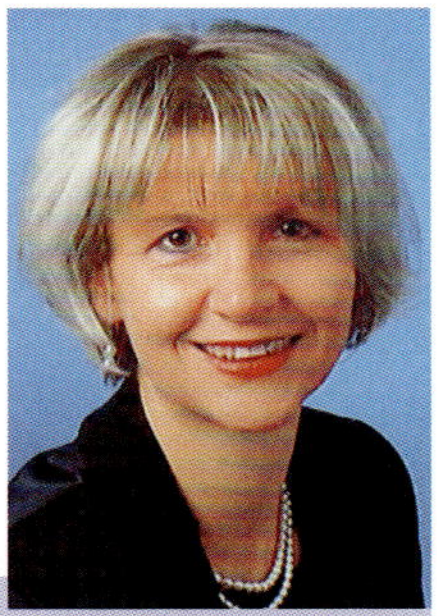

Entsaften Sie die Möhren (und geben Sie auch einen Apfel und eine Orange in den Entsafter) – Sie erhalten einen leckeren Powershake, aus dem das β-Carotin gut verwertbar ist.

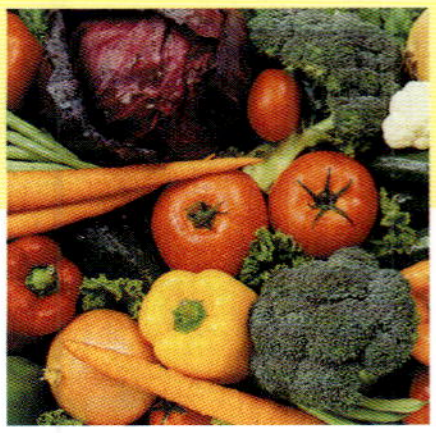

Möhren knabbern hilft überhaupt nichts!

Carotinoide sind fettlösliche Antioxidantien. Verwenden Sie daher beim Verzehr von Gemüse immer etwas Fett (am besten pflanzliches Öl oder Butter)

Carotinoide finden wir in gelbem, orangefarbenem und rotem Gemüse, aber auch in Spinat, Blattsalaten und diversen Obstsorten (Tabelle 8). Allerdings sind die Schutzstoffe aus den Pflanzen zum Teil schlecht verwertbar. Wer gerne Möhren knabbert, tut zwar etwas für seine Ballaststoffzufuhr, aber wenig für die Aufnahme von Carotinoiden wie β-Carotin. Dieses ist in den Pflanzenzellen fest verpackt und wird vom Verdauungstrakt kaum aufgeschlossen. Besser ist es, die Möhren schwach zu dünsten oder roh zu entsaften. Dabei werden die wertvollen Antioxidantien aus ihrem zähen Verband gelöst und können über den Darm besser verwertet werden.
Untersuchungen haben ergeben, dass β-Carotin aus Kapseln besser aufgenommen wird als das β-Carotin aus Gemüse wie z. B. den Karotten.

Tabelle 8: Vorkommen von verschiedenen Carotinoiden in Lebensmitteln

Nahrungsmittel	β-Carotin (mg/100 g)	Lycopin (mg/100 g)
Karotte	2–15	–
Kohl	3–15	–
Spinat	3–7	–
Aprikosen	2–6	–
Brokkoli	0,5–1,0	–
Tomate	0,1–0,7	1–4
Ketchup	0,6	17
Tomatenpaste	1,3	56
Tomatensauce	0,5	18
Tomatensaft	0,3	11

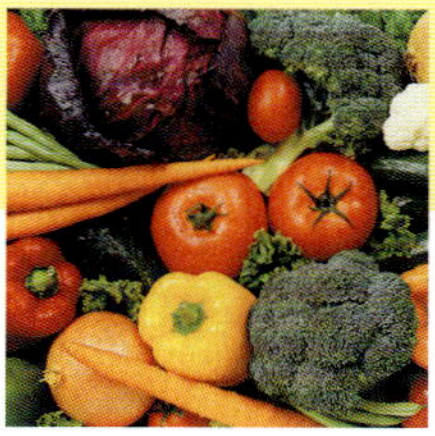

Lycopin ist hauptsächlich in Tomaten und Tomatenprodukten enthalten. Die gute Nachricht hier ist die, dass Lycopin offensichtlich größere Hitzeanwendungen übersteht und somit sogar noch in Tomatenpüree und in Ketchup reichlich enthalten ist. Raucher, Personen, die regelmäßig Alkohol konsumieren und Menschen mit Lebererkrankungen haben erniedrigte Lycopinspiegel im Blut.

Gelbe Haut – ein Alarmzeichen?

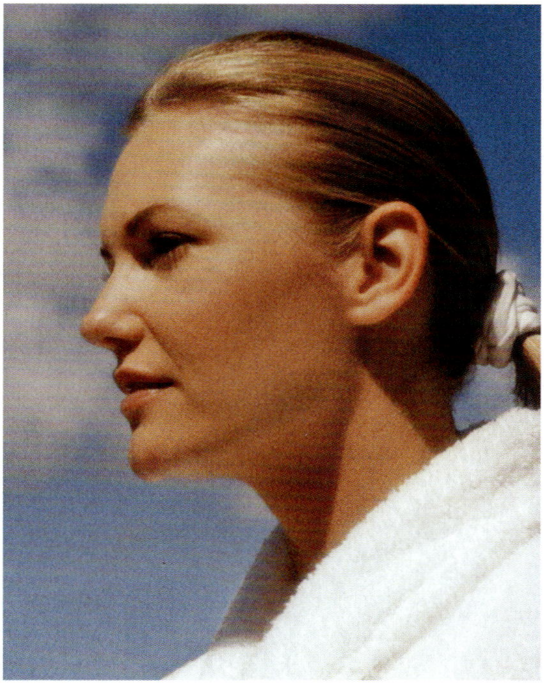

Tierversuche weisen darauf hin, dass Carotinoide grundlegend – selbst in hohen Dosierungen – gutverträgliche und nebenwirkungsfreie Stoffe sind. Auch beim Menschen, z. B. bei erblich bedingten Hauterkrankungen, die mit erhöhter Lichtempfindlichkeit einhergehen, werden in der Therapie bis zu 180 mg β-Carotin pro Tag eingesetzt – und das bei sehr guter Verträglichkeit (Ausnahme: Raucher).

β-Carotin wird im Fettgewebe unter der Haut gespeichert. Unter einer langfristigen Zufuhr von mehr als 20 mg β-Carotin kann sich die Haut, bzw. vorzugsweise die Handinnenflächen, gelblich verfärben, was absolut harmlos und auch reversibel ist. Schließlich kennen wir den gelben Teint auch von »karottengefütterten« Babys, der auch in diesem Fall vom β-Carotin des Karottensaftes und der Karottenbreie herrührt.

Carotinoide – Antiaging pur für die Haut

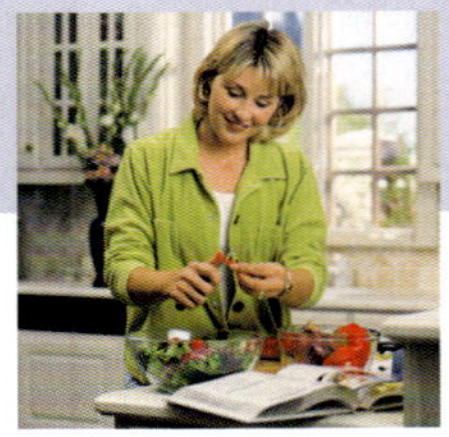

8. Vitamine und ihre Beigaben: Wirkungsverstärkung durch Bioflavonoide

Wussten Sie, dass

- *die »Handelsklasse A« für Obst und Gemüse nichts mit Qualität zu tun hat?*
- *jährlich 30 000 Tonnen Pestizide und mehr als drei Millionen Tonnen Handelsdünger auf unsere Böden ausgebracht werden?*
- *unsere Nahrung durch den Einsatz von etwa 5000 Lebensmittelzusatzstoffen alles andere als »natürlich« ist?*
- *natürliche und synthetische Vitamine haargenau »baugleich« sind (Ausnahme: Vitamin E)?*

Natürliche Vitamine besser als synthetische?

Gibt es einen Unterschied zwischen den in Obst und Gemüse natürlich vorkommenden Vitaminen und den synthetisch hergestellten Vertretern?

Das werde ich in meinen Seminaren oft gefragt: Gibt es einen Unterschied zwischen den in Obst und Gemüse natürlich vorkommenden Vitaminen und den synthetisch hergestellten Vertretern?

Diese Frage kann man nur differenziert beantworten. Zunächst ist festzuhalten, dass die chemisch hergestellten Vitamine mit ihren natürlich vorkommenden Schwestern und Brüdern von der Struktur her absolut gleich sind – mit einer einzigen Ausnahme:

Vitamin E ist in seiner natürlichen Form ein anderes Molekül als in seiner synthetischen Variante. Der andersartige

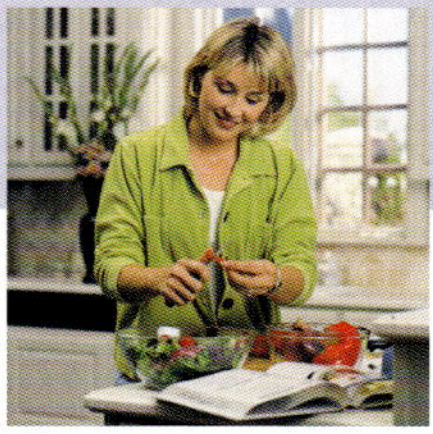

Bau ist von Einfluss auf die Verwertbarkeit: Natürliches Vitamin E wird besser aufgenommen und in die Gewebe eingelagert als das in vielen Nahrungsergänzungsmitteln vorhandene synthetische Vitamin E.

Allerdings können wir zwischen dem natürlichen Vorkommen der Radikalfänger und vielen käuflich erwerblichen Vitaminmischungen doch einen Unterschied feststellen. In Obst, Fruchtsäften und Gemüsen sind die Radikalfänger im natürlichen Verbund mit anderen Pflanzeninhaltsstoffen vorhanden: den Bioflavonoiden. Diese zählen zu den besten Radikalfängern, die man kennt, und machen die anderen Antioxidantien erst so richtig »scharf«: Bioflavonoide verstärken die Wirkung der Vitamine C und E um mindestens Faktor 20.

Die Begleitstoffe sind ausschlaggebend: Vitamin C plus Bioflavonoide ist besser als reines Vitamin C!

Das bedeutet, dass ein mit Bioflavonoiden kombiniertes Vitamin C wesentlich effizienter arbeiten kann als ein Vitamin C ohne diese »Hilfsstoffe«, wobei es keinen Unterschied macht, ob einer der beiden Kandidaten oder ob beide Substanzen synthetisch hergestellt wurden. Alleine die Kombination macht es.

Grapefruitkernextrakt – hier sind die Bioflavonoide konzentriert!

Die besten Entdeckungen der Medizin wurden durch Zufall gemacht. So hat Dr. Jacob Harich, ein amerikanischer Arzt und Physiker, im Jahr 1980 beim Versorgen seines Gartens mit Kompost festgestellt, dass die dort abgelagerten Kerne der Grapefruit nicht verrotteten, sondern ihre Festigkeit und Farbe beibehielten. Das war eine erstaunliche Beobachtung – schließlich bildet kompostiertes Pflanzenmaterial einen idealen Platz für die verschiedensten Bakterien,

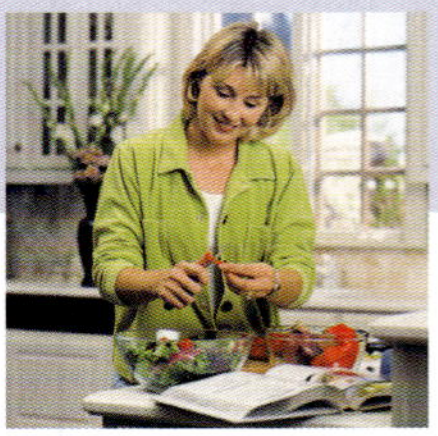

die sich von den organischen Stoffen ernähren, diese zersetzen und sich durch diese »Futterquelle« auch optimal dort vermehren. Der erfolgreich geleistete »Widerstand« der Grapefruitkerne gegen den Angriff der Mikroben machte Ärzte und Wissenschaftler neugierig. In renommierten Instituten (z. B. dem »Pasteur Institut« in Paris) und wissenschaftlichen Laboratorien wurde der Grapefruitkernextrakt näher untersucht.

In den Kernen der »Citrus paradisi«, wie die Grapefruit botanisch heißt, ist eine geballte Ladung an Bioflavonoiden zu finden, die dort zusammen mit Vitamin C vorkommen. Die antioxidativ wirksamen Bioflavonoide und Vitamin C bilden, wie bereits erwähnt, ein unschlagbares Team im Kampf gegen die zellschädigenden freien Radikale.

Ein natürliches Antibiotikum mit vielfältiger Anwendung

Der Grapefruitkernextrakt ist gegen eine ganze Reihe von Krankheitserregern hochwirksam

Wie diverse Untersuchungen ergaben, ist der Grapefruitkernextrakt gegen eine ganze Reihe von Krankheitserregern hochwirksam. Im Versuch erwies sich der Extrakt als ein natürliches Anti-Mikrobium, welches auf ca. 800 getestete Bakterien- und Virusstämme und etwa 100 Pilzstämme – sogar noch in einer Verdünnung von 1 : 1000 – eine wachstumshemmende Wirkung zeigte. Das führte dazu, dass man den Grapefruitkernextrakt bei Magen-Darm-Erkrankungen, Pilzinfektionen (z. B. Haut-, Nägel-, Scheideninfektionen), Zahnfleischentzündungen und Infektionen der Atemwege angewendet hat. Der Grapefruitkernextrakt eignet sich vor allem auch zur Vorbeugung vor Infektionen und kann – da er sehr gut verträglich ist – über längere Zeit angewendet werden.

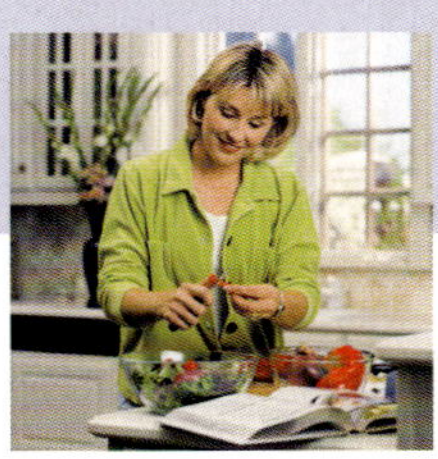

Antibiotika, die in der Medizin bei Infektionen häufig eingesetzt werden, sind grundlegend ein Segen für die Menschheit. Bei lebensbedrohlichen infektiösen Erkrankungen kommt man vielfach ohne diese Wirkstoffe nicht aus. Allerdings wurde in der Vergangenheit mit diesen Medikamenten oft zu leichtfertig umgegangen und Antibiotika doch auch in vielen Fällen verordnet, die den Einsatz nicht unbedingt erforderlich gemacht hätten. Inzwischen kennt die medizinische Forschung das Problem der »Resistenzen«, welches dadurch gekennzeichnet ist, dass die Krankheitserreger sich so wandeln, dass die antibiotischen Wirkstoffe ihnen kaum mehr etwas anhaben können. Die Häufigkeit und Schnelligkeit, mit der solche Resistenzen in den vergangenen Jahrzehnten aufgetreten sind, überbietet mittlerweile die Zeit, die benötigt wird, um neue Antibiotika zu entwickeln.

Vorsicht – bei ernsten Infektionen sollten Sie auf jeden Fall den Arzt aufsuchen und nie auf eigene Faust »experimentieren«

Als weiteres Problem hat man inzwischen den negativen Einfluss erkannt, den Antibiotika auf die natürliche Darmflora haben. Durch die Medikamente wird auch den nützlichen und abwehrstärkenden Bakterien der Garaus gemacht. Insgesamt kann daher aus der Anwendung eines Antibiotikums eine Schwächung der allgemeinen körpereigenen Abwehr resultieren.

Beim Grapefruitkernextrakt sind solche negativen Begleiterscheinungen nicht zu befürchten – im Gegenteil: Die körpereigene Abwehr wird durch die im Kern vorhandenen Antioxidantien zusätzlich gestärkt.

Vorsicht, Pestizide – achten Sie auf die Qualität des Grapefruitkernextraktes

Nach der anfänglichen Euphorie folgte die Ernüchterung: Eine Untersuchung diverser aus den Kernen und inneren Schalenteilen gewonnenen Extrakte ergab Hinweise auf

Grapefruit – Powerfrucht mit Bioflavonoiden

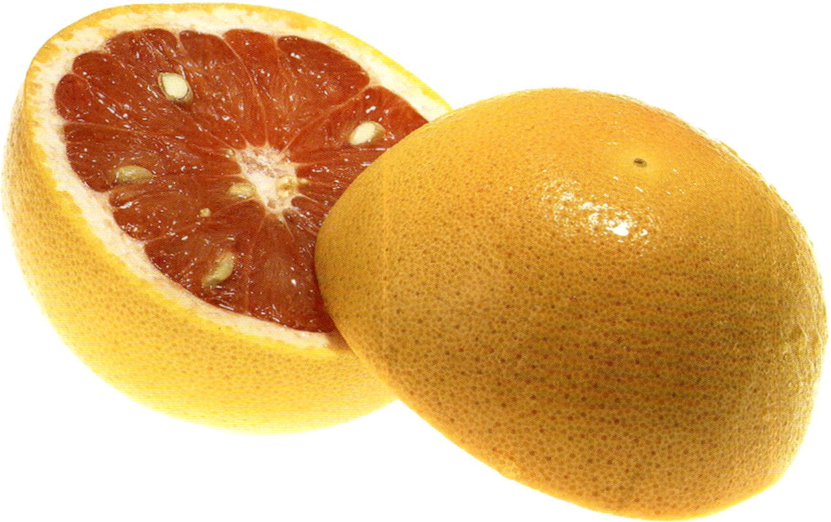

Achten Sie auf rückstandsfreie Extrakte aus biologisch erzeugter Ware!

eine Belastung mit Pestiziden und einem umstrittenen Konservierungsmittel. Die Beanstandung traf auf sechs der sieben untersuchten Extrakte zu – damit fiel ein dunkler Schatten auf das Naturheilmittel. Der Verkehr der betroffenen Produkte wurde daraufhin untersagt.

Den Labortest eines Basler Laboratoriums bestand nur ein Extrakt – der CitroBiotic® Grapefruitkernextrakt (Firma sanitas, in Apotheken erhältlich), der unter Verwendung kontrolliert biologischer Grapefruits hergestellt wird.

Dieser Extrakt war frei von Konservierungsmitteln und Pestizidrückständen und wird nun auch in kontrollierter Bio-Qualität, d.h. unter Verwendung von Grapefruits aus kontrolliert-biologischem Anbau, hergestellt. Achten Sie beim Kauf auf das Bio-Siegel! Nur so erhalten Sie die Gewissheit: Wo Öko draufsteht, ist auch Öko drin. Denn nur Hersteller, die der EG-Öko-Verordnung gerecht werden und sich den vorgeschriebenen Kontrollen unterziehen, dürfen ihre Produkte als Bioware verkaufen.

BIO
nach
EG-Öko-Verordnung

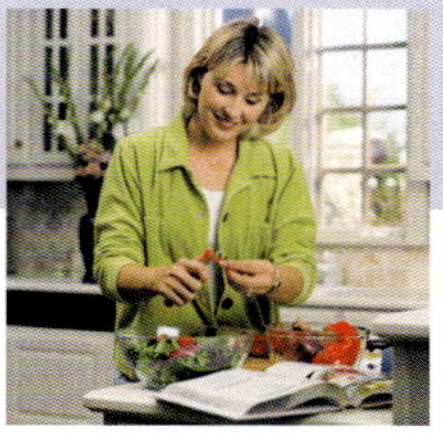

Warum Rotwein – in Maßen genossen – gesund ist

Alkohol kann abhängig machen und sollte nur in Maßen genossen werden. Und wenn schon Alkohol, dann doch bitte in Kombination mit den schützenden Polyphenolen, zu denen eben auch die Bioflavonoide zählen – denn dann tun Sie sich dabei doch noch etwas Gutes. Rotwein, vor allem jener, der in Holzfässern gelagert wurde, ist hier eine gute Quelle. Dort befindet sich nämlich der gefäßschützende Stoff »Resveratrol«, der den Polyphenolen angehört. Der Radikalfänger sitzt in den Schalen der roten Weintraube und ist auch im Traubensaft nachweisbar – dort allerdings in weitaus geringeren Mengen. Resveratrol hemmt die Ablagerungen in den Gefäßen, senkt den Cholesterinspiegel und wirkt Herz-Kreislauf-Erkrankungen entgegen.

Ernüchternd: Um die Resveratrolmenge, die in einem halben Liter Rotwein steckt, aufzunehmen, müssten wir neun Kilogramm Weintrauben essen

Interessanterweise sind die Radikalfängereigenschaften der in den roten Weintrauben enthaltenen Bioflavonoide weitaus besser als diejenigen der Vitamine C und/oder E: Ein Teelöffel eines Traubenkonzentrates hat die gleiche antioxidative Wirksamkeit wie 1000 mg natürliches Vitamin E oder 400 mg Vitamin C!

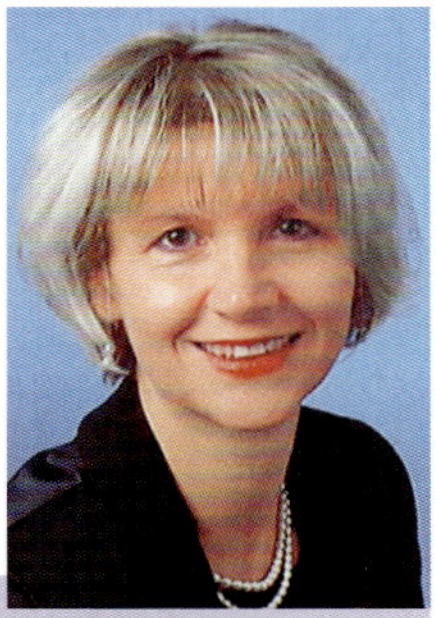

Gönnen Sie sich hin und wieder ein Glas Rotwein – die darin enthaltenen Antioxidantien schützen die Blutgefäße.

Als problematisch gilt der (übermäßige) Genuss von Alkohol für Frauen: Dieser wird vom weiblichen Körper nicht so gut abgebaut wie bei den Männern, belastet stärker die Leber und – vielleicht das Wichtigste – begünstigt die Entstehung von Brustkrebs. Um nicht auf das schützende Resveratrol verzichten zu müssen, empfiehlt sich die Zufuhr

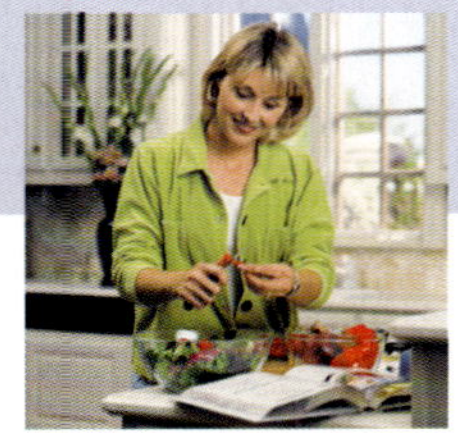

von Rotweinextrakt in Kapselform, wobei nichts über ein gelegentlich genossenes gutes Glas Rotwein geht.

Auch Schokoladenfans kommen auf ihre Kosten!

Übrigens ist auch Schokolade reich an solchen Polyphenolen – man muss nur die dunklen Sorten auswählen. Dunkle Schokolade enthält etwa vier- bis fünfmal so viel von diesen speziellen Radikalfängern wie ungeschälte Äpfel!

Handelsklasse A – eine echte Mogelpackung!

Obst schälen – ja oder nein? Weniger Pestizide, aber dafür auch weniger wertvolle Bioflavonoide?

Zu den Bioflavonoiden zählen auch die in Beerenobst, Kirschen, Pflaumen und in Rotkohl enthaltenen Anthocyane, die Obst und Gemüse die blauvioletten und roten Farben verleihen. Ebenso kommen die gesundheitsfördernden Biostoffe in Äpfeln, grünem Tee und in den weißfleischigen Hüllen der Zitrusfrüchte vor. Da sich die wertvollen Stoffe hauptsächlich in und direkt unter den Randschichten der Früchte befinden, geht durch Schälen leider ein Großteil dieser Schutzstoffe verloren.

Auch der Erntezeitpunkt von Obst und Gemüse spielt für den Gehalt an Bioflavonoiden eine erhebliche Rolle. So enthält beispielsweise ein im August geernteter Kopfsalat bis zu sechsmal mehr Bioflavonoide als der im April geerntete.

Der Schein trügt: Das angebotene Obst und Gemüse ist längst nicht so wertvoll und gesund, wie es aussieht

Unsere Supermarktregale in der Obst- und Gemüseabteilung sind gefüllt mit einer großen Vielfalt an Waren, die größtenteils im Ausland produziert wurden, das aber hat seine Tücken. Häufig werden die Früchte, da sie noch einen weiten Transportweg überstehen müssen, unreif abgeerntet. Unreif geerntetes Obst, welches womöglich noch künstlich zur Reifung gebracht wird, enthält allerdings wenig an den gesundheitsfördernden Inhaltsstoffen. Somit verfügen wir zwar über eine breite Produktpalette, die insgesamt aber arm an wichtigen Vitalstoffen ist.

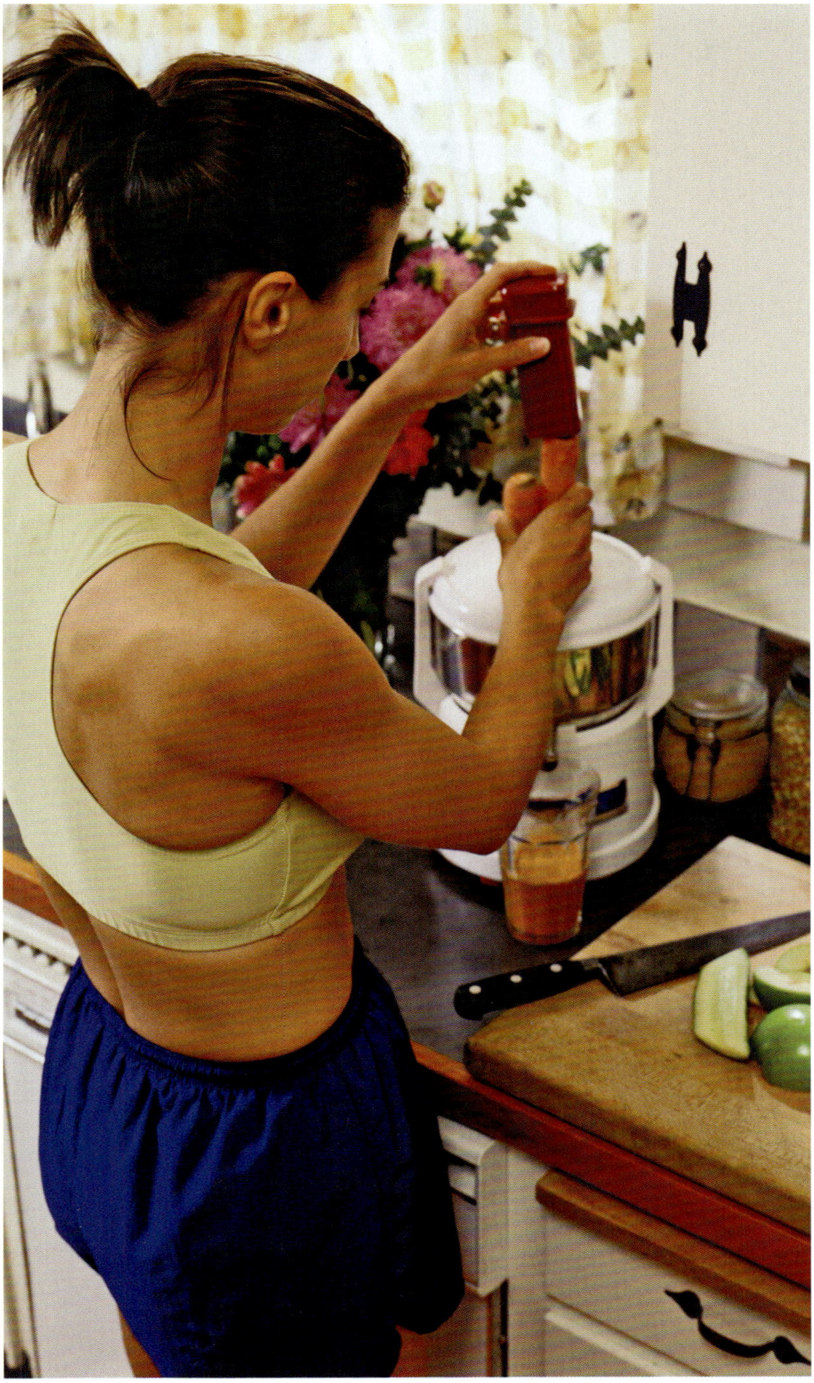

Lagerung und Zubereitung vermindern den Gehalt an Antioxidantien.

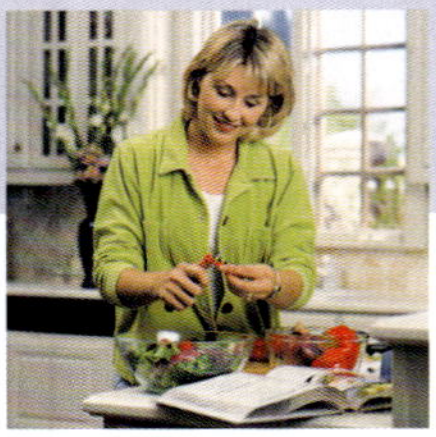

Der Verbraucher wird dabei »für dumm verkauft«: Lediglich die Optik muss stimmen, der Inhalt ist nicht deklarationspflichtig. Kein Mensch weiß, wie viel Bioflavonoide und Vitamine er mit dem gekauften Apfel tatsächlich zuführt. Ebenso wenig hat er eine Vorstellung von der mengenmäßigen Belastung mit Insekten-, Pilz- und Unkrautvernichtungsmitteln, Wachstumshormonen, Düngerrückständen und Schwermetallen.

Tabelle 9: Einfluss von Lagerung und Erhitzen auf den Bioflavonoidgehalt von Obst und Gemüse

Lebensmittel	Lagerung/Behandlung	Bioflavonoidgehalt (z. B. mg Quercetin pro kg Frischgewicht)
Äpfel	frisch geerntet	140
	nach 5 Monaten Lagerung	70
Zwiebeln	roh	340
	gebraten	270
	gekocht	90
Tomaten	roh	7
	gekocht	1

Früchte werden nach den Güteklassen beurteilt. Damit beispielsweise ein Apfel der »Handelsklasse A« angehören und damit für teures Geld verkauft werden darf, muss er frei sein von Form- und Farbfehlern. Er darf keinerlei Veränderungen (Schorf, Streifen) der Schale aufweisen und der Stiel darf nicht beschädigt sein. Ist er dazu noch besonders groß (Vorgabe 65 mm Durchmesser), dann ist er sogar ein Vertreter der »Handelsklasse Extra«. Über den häufig fehlenden Geschmack solcher Waren haben wir in diesem Zusammenhang noch gar nicht gesprochen.

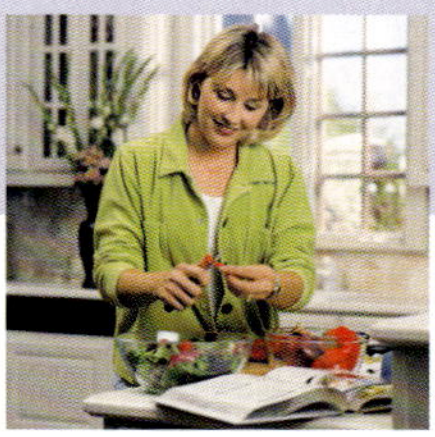

Bioflavonoide stählen den Körper gegen Krebs und Herz-Kreislauf-Erkrankungen

Die Pflanzenstoffe sind medizinisch äußerst interessant: Man hat für die Bioflavonoide inzwischen zahlreiche positive Effekte nachweisen können, die beispielsweise das Herz-Kreislauf-System betreffen. Die antioxidativ wirksamen Schutzstoffe halten unsere Gefäße elastisch und regulieren den Blutdruck. Außerdem wirken die Stoffe der Verklumpung von Blutplättchen entgegen und mindern damit die Gefahr einer Gefäßverstopfung. Auch in dieser Hinsicht ergänzen sich die Bioflavonoide sehr gut mit anderen Radikalfängern wie dem Vitamin E.

Untersuchungen der Indiana University School of Medicine, USA haben es gezeigt: Beerenfruchtextrakte entspannen die Herzkranzgefäße und sorgen für einen normalen Blutdruck

In Tierversuchen hat man festgestellt, dass die Bioflavonoide das Wachstum von Krebszellen hemmen können. Auch mit menschlichen Lungenkrebszellen liegen positive Ergebnisse vor, die auf eine schützende Wirkung schließen lassen. In einer Untersuchung mit Lungenkrebspatienten, die an der Universität von Hawaii (USA) durchgeführt wurde, zeigte sich, dass das Auftreten der Krankheit (neben dem Einfluss des Rauchens) auch an die Zufuhr der Bioflavonoide gekoppelt war: Wer mehr von diesen hocheffektiven Radikalfängern aufgenommen hat, war seltener von dieser Krebsart betroffen.

Täglich Zwiebeln zu essen ist nun wirklich nicht jedermanns Sache. Weichen Sie auf Kohlarten, Äpfel und Beeren aus. Oder versorgen Sie sich über »bioflavonoidhaltige« Nahrungsergänzungsmittel

In den Niederlanden hat man bei einer Untersuchung mit 120 000 Erwachsenen ein erstaunliches Ergebnis erzielt: Wer täglich mehr als eine halbe Zwiebel isst, hat ein um 50% niedrigeres Risiko, an Magenkrebs zu erkranken. Diese Beobachtung wird auf die in den Zwiebeln enthaltenen Bioflavonoide (Quercetin) zurückgeführt.

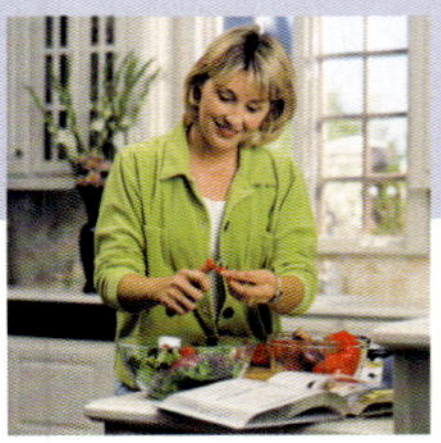

Gute Sicht mit blauem Beerenobst

Nach einem arbeitsreichen Tag lassen wir uns abends nicht selten in einen Sessel fallen, um noch etwas zu lesen oder fernzusehen. Dabei vergessen wir, dass gerade diese Tätigkeiten für unsere Augen keine Entlastung darstellen. Im Gegenteil: Sie dürfen sich nicht ausruhen, sondern werden auch noch »nach Feierabend« beansprucht. Möglicherweise hat man tagsüber stundenlang am Computer gearbeitet und musste für den Weg zur Arbeit hin und zurück eine anstrengende Autofahrt hinter sich bringen – da haben die Augen bis zum Abend schon genug Arbeit geleistet.

Bessere Nachtsicht dank Heidelbeeren: Per Zufall stellten Piloten fest, dass der Verzehr von Heidelbeermarmelade vor Nachtflügen eine bessere Anpassung der Augen an die schwierigen Sichtverhältnisse ermöglicht

Gedanken machen wir uns erst, wenn die Sehorgane gerötet sind, jucken, brennen oder die Sicht allgemein schlechter wird. Hier kann man den Augen Gutes tun mit Heidelbeerextrakt. Dieses Beerenobst enthält blaue Farbstoffe (Anthocyane), die ebenfalls der Familie der Bioflavonoide angehören. Man hat festgestellt, dass diese hochwirksamen Antioxidantien für eine bessere Durchblutung der feinen Augengefäße sorgen und dort aber auch als Radikalfänger zur Stelle sind. Damit werden diese Blutbahnen besser mit Nährstoffen versorgt und gleichzeitig vor dem oxidativen Stress, der die Augen hochgradig schädigen kann, geschützt.

Abwarten und Grüntee trinken – Radikalfänger mit Krebsschutz

Während in unseren Breiten Kaffee bevorzugt wird, trinken die Asiaten lieber Tee. Im Gegensatz zum schwarzen Tee werden die frischen Teeblätter bei der Herstellung von grünem Tee nur kurz mit Wasserdampf oder trockener Hitze

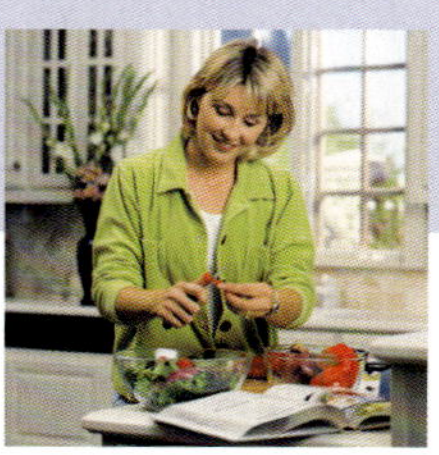

behandelt, bevor sie zum Trocknen in die Sonne gelegt werden. Die darin enthaltenen empfindlichen Bioflavonoide bleiben somit erhalten und werden nicht – wie bei der Schwarzteeherstellung – durch eine bis zu drei Stunden andauernde Fermentation unter 100% relativer Luftfeuchte und anschließender Erhitzung auf 80° bis 100° C zerstört.

Die Catechine, besonders wirkungsvolle, Radikal fangende Vertreter der Bioflavonoide, sind im grünen Tee fünffach mehr konzentriert als im schwarzen Tee. Achten Sie bei der Zubereitung von Grüntee darauf, dass das Wasser nicht zu heiß (nicht über 70° C) ist, sonst werden die hitzeempfindlichen Schutzstoffe zerstört.

Die Antioxidantien aus grünem Tee haben es in sich: Sie verringern das Risiko für Haut-, Magen-, Brust- und Prostatakrebs, stärken das Abwehrsystem und hemmen die Ausbreitung von Bakterien und Viren. Zudem normalisieren sie erhöhte Blutfett- und Leberwerte. Allerdings sollten, um diese positiven Wirkungen zu erzielen, täglich mindestens sechs bis acht Tassen Grüntee konsumiert werden.

Die in Grüntee enthaltenen Radikalfänger sind um ein Vielfaches (Faktor 50) effizienter als die bekannten Radikalfänger (z.B. Vitamin C und E)

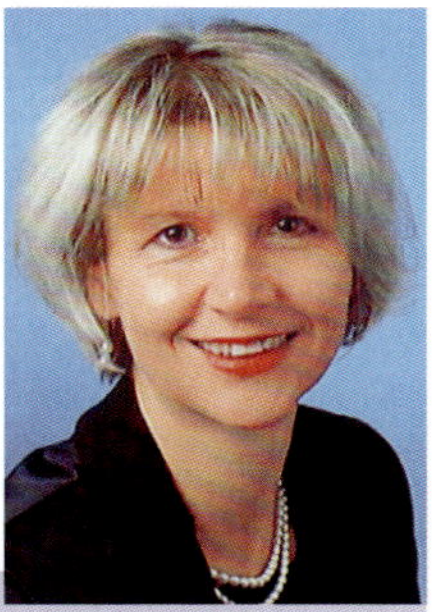

Wenn Sie kein Liebhaber von grünem Tee sind, dann versuchen Sie es mit aromatisierten Varianten (z. B. mit Jasminblüten) und achten Sie darauf, nicht zu heißes Wasser zu verwenden.

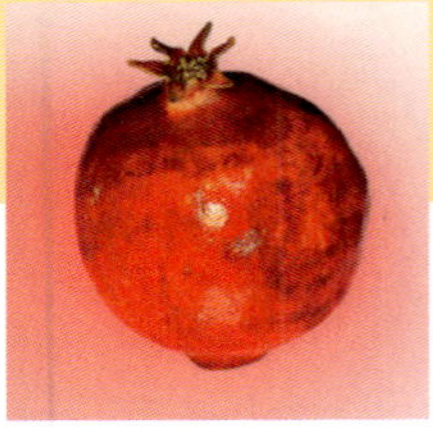

9. Der Granatapfel – Symbol der ewigen Jugend und der Unsterblichkeit

Es gibt wohl kaum einen Baum, einen Strauch oder eine Frucht, um die sich so viele Mythen ranken wie um den Granatapfel – die paradiesische Frucht, denn man mutmaßt, dass es sich im Garten Eden bei der Frucht vom »Baum des Lebens« um den Granatapfel gehandelt hat. So gilt diese Frucht, die ursprünglich aus dem vorderen und mittleren Orient stammt, als eine der ältesten Kulturfrüchte der Menschheit. Die Frucht mit ihren zahlreichen kantigen Samen galt schon bei den alten Griechen und Römern als Symbol der Fruchtbarkeit. Ein Granatapfelbaum kann einige hundert Jahre alt werden – kein Wunder, wenn man mit den »Paradiesäpfeln« Vitalität und Langlebigkeit assoziiert. Die griechische Schönheitsgöttin Aphrodite soll es gewesen sein, die auf Zypern den Granatapfelbaum anpflanzen ließ – meist wird sie in Darstellungen mit einem Granatapfel in der Hand abgebildet. Im traditionellen Heilwesen wurde der Granatapfel u. a. als Liebeselixier auch zur Stärkung der Manneskraft eingesetzt. Neueste (tierexperimentelle) Untersuchungen bestätigen die Verbesserung der Durchblutung und der Erektionsfähigkeit.

Sagenumwobener Granatapfel – »ewige Jugend«, Lebens- und Liebeselixier

Im Granatapfel sind hochwirksame Antioxidantien enthalten

Die im Granatapfel enthaltenen Bioflavonoide machen aus dieser Frucht eine wahrhaft antioxidativ wirksame Zell-

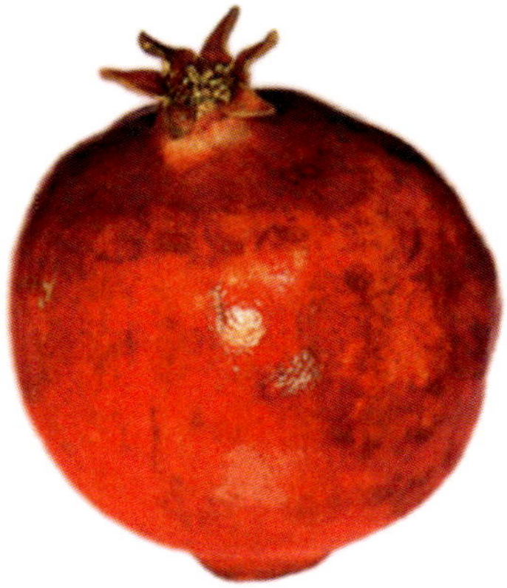

schutzbombe. Der Granatapfelextrakt oder das aus den Samen gewonnene Öl schlägt freie Radikale effizient in die Flucht. Dabei ist seine radikalfangende Wirkung dreimal so hoch wie beispielsweise jene des Rotweins. Wissenschaftliche Untersuchungen haben gezeigt, dass der Granatapfelsaft den Blutfluss verbessert, einen günstigen Einfluss auf den Fettstoffwechsel besitzt und Gefäßablagerungen entgegenwirkt. Auch eine entzündungshemmende Wirkung wird der Paradiesfrucht bescheinigt. Die im Granatapfel enthaltenen Powerstoffe schützen die Gefäße und das Gehirn vor der Zerstörungswut der freien Radikale und scheinen auch eine krebsschützende Wirkung zu haben.

Das Granatapfel-Saatöl ist die reinste »Antioxidantienbombe« und enthält besondere Fettsäuren und Phytoöstrogene

Aus den Kernen der reifen Früchte kann mit Hilfe eines besonders schonenden Verfahrens (Kaltpressung) ein einzigartiges Öl (z. B. in *delima*® Kapseln, PEKANA Naturheilmittel GmbH, www.pekana.com, auch in der Apotheke erhältlich) gewonnen werden. Für die Gewinnung von 1 kg Granatapfel-Saatöl werden 500 kg wildgewachsene Früchte verwendet.

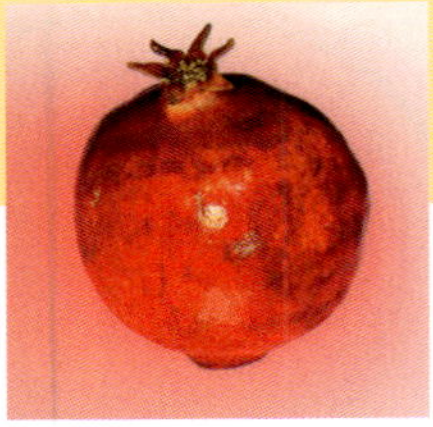

Granatapfel-Saatöl: Power für Männer und Frauen im »Wechsel«

Neben den Radikal fangenden Bioflavonoiden enthält das Granatapfel-Saatöl wertvolle Fettsäuren, die besonders für die Gesunderhaltung der Haut wichtig sind – vermutlich verhalfen gerade diese der Schönheits- und Liebesgöttin Aphrodite zu ihrer »ewigen Jugend«. Von besonderem Interesse sind die im Öl enthaltenen Phytoöstrogene, die gerade Frauen mit den typischen Wechseljahresbeschwerden (z. B. Hitzewallungen, Schweißausbrüche, siehe auch S. 155 ff.) helfen können. Während dieser Zeit unterliegt die Frau einer nachlassenden Östrogenproduktion, die verantwortlich ist für diese Beeinträchtigungen. Phytoöstrogene können hier Abhilfe schaffen. Sie wirken regulierend auf den Hormonhaushalt, unterstützen die Gesunderhaltung der Knochen und Gefäße und wirken der Faltenbildung der Haut entgegen. Die im Granatapfel-Saatöl (*delima*®) enthaltenen Phytoöstrogene nehmen – von ihrer besonderen Struktur her – eine Sonderstellung ein. Wie wissenschaftliche Untersuchungen (mit Tieren) gezeigt haben, besitzt das Öl eine zellschützende Wirkung und bremst die Ausbildung bestimmter, hormonabhängiger Krebsarten wie Brust- oder Prostatakrebs. Gerade kürzlich wurde an der Universität in Wisconsin (USA) an Mäusen gezeigt, dass der Granatapfel nicht nur der Vermehrung der Prostatakrebszellen entgegenwirkt, sondern auch der Tumormarker zurückging. Damit kann die Frucht vom »Baum des Lebens« insgesamt mit ihren gesundheitsfördernden Inhaltsstoffen besonders in der Vorbeugung von Krankheiten einen wertvollen Beitrag liefern.

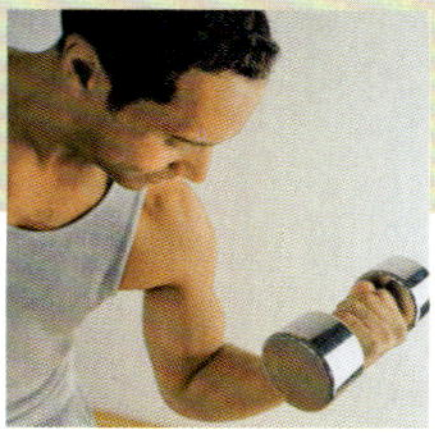

10. Coenzym Q_{10}: mehr Power für Herz, Hirn und Muskeln

Wussten Sie, dass

- *der Mensch ohne Coenzym Q_{10} sterben müsste?*
- *die Zufuhr an diesem lebensnotwendigen Stoff mit zunehmendem Alter immer wichtiger wird?*
- *Herzkranke unbedingt Coenzym Q_{10} in Kapselform zuführen sollten?*
- *der »Lipobay«-Skandal gezeigt hat, wie wichtig Coenzym Q_{10} ist?*
- *Coenzym Q_{10} auch das Hirn schützt und Nervenerkrankungen (z.B. Alzheimer'sche Erkrankung) vorbeugt?*

Lebensnotwendiges Coenzym Q_{10} – für die Entdeckung gab es sogar den Nobelpreis

Ohne Coenzym Q_{10} wären wir alle tot – Pflanzen, Tiere, ja sogar Bakterien und Hefepilze brauchen diesen Kraftstoff!

Zu den wichtigsten Antioxidantien gehört zweifellos das Coenzym Q_{10}, welches zu der großen Gruppe der »Ubichinone« zählt. Diese Stoffe sind im Pflanzen- und Tierreich weit verbreitet und spielen eine sehr wichtige Rolle bei der Energiegewinnung in den Brennöfen unserer Zelle, den Mitochondrien. Damit wir uns bewegen, sprechen, hören, denken, unsere Nahrung verdauen und ausscheiden können, ist Coenzym Q_{10} notwendig. Alle Organfunktionen sind an das Vorhandensein dieses fettlöslichen Antioxidans gebunden. Nur wenn ausreichend Coenzym Q_{10} in unserem Körper ist, sind wir in der Lage, die für alle

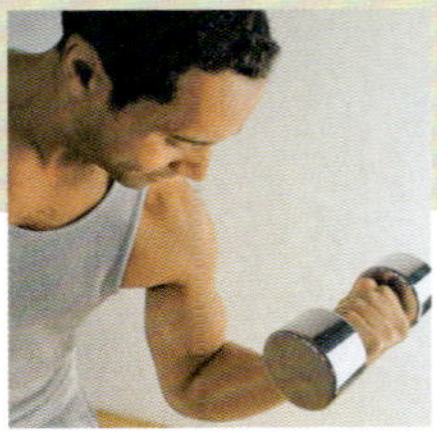

Stoffwechselprozesse erforderliche Energie zu produzieren.
Dieser Zusammenhang wurde bereits in den Sechzigerjahren des vergangenen Jahrhunderts von dem englischen Wissenschaftler Professor Dr. Peter Mitchell aufgeklärt, der schließlich im Jahr 1978 für seine bahnbrechenden Erkenntnisse den Nobelpreis für Chemie erhielt.

Coenzym Q_{10} – besonders wichtig für das Herz!

Im Verlauf eines achtzigjährigen Lebens hat das Herz im Durchschnitt drei Milliarden Mal geschlagen und dabei 200 Millionen Liter Blut durch die Gefäße befördert

Unser Herz muss täglich Schwerstarbeit leisten: Im Ruhezustand schlägt es 70–80-mal pro Minute. Dabei nimmt es pausenlos verbrauchtes Blut auf und pumpt dieses über die Gefäße in die Lungen, wo der rote Lebenssaft mit Sauerstoff angereichert wird. Die gesamte Pumpleistung des Herzens liegt bei etwa 7000 Liter pro Tag!
Dass für diese ungeheure Leistung eine große Menge an Energie aufgebracht werden muss, ist leicht nachvollziehbar. Um die erforderliche Power aufzubringen, braucht der Herzmuskel große Mengen an Coenzym Q_{10} (Tabelle 10). Daher hat dieses Hochleistungsorgan einen erhöhten Bedarf an diesem Antioxidans – umgekehrt wirkt sich ein Mangel hier am fatalsten aus. Bereits eine verminderte Zufuhr um ein Viertel des Gesamtbedarfs schwächt das Herz in entscheidendem Maß!
Gerade bei Herzerkrankungen fehlt es oft an diesem notwendigen Treibstoff. Etwa drei Viertel aller Personen mit Herzrhythmusstörungen, Herzschwäche (»Altersherz«), Brustenge (Angina Pectoris) oder Herzinfarkt sind mit Coenzym Q_{10} unterversorgt. Der Blutspiegel eines gesunden Erwachsenen liegt bei etwa 0,8 µg/ml – bei vielen Herzkranken liegen die Werte deutlich niedriger.

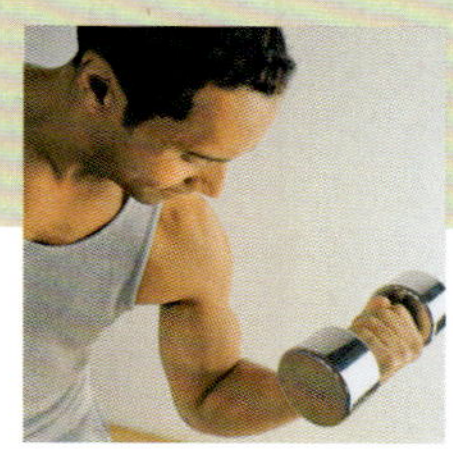

Die Forschungsergebnisse sind überwältigend: Der Herzmuskel kann durch eine Extraportion Coenzym Q_{10} besser und effizienter arbeiten, was besonders beim alternden Herzen wichtig ist. Außerdem wirkt der Radikalfänger Herzrhythmusstörungen entgegen und senkt den Blutdruck!

Leistungssteigerung – dank Coenzym Q_{10}

Wer Sport treibt, verbraucht vermehrt Coenzym Q_{10} und gerät leicht in eine Mangelsituation

Bereits bei einer geringfügigen Belastung wie z.B. dem Treppensteigen kann der Blutzufluss zum Herzen um das Fünffache gesteigert werden. Sie können sich sicher leicht vorstellen, was nun bei sportlicher Betätigung passiert: Das Herz wird sehr viel stärker beansprucht, womit auch der Bedarf an Coenzym Q_{10} steigt.
Untersuchungen mit Sportlern haben gezeigt, dass diese häufig mit Coenzym Q_{10} unterversorgt sind. Gibt man Ausdauerathleten Coenzym Q_{10} in höherer Dosierung, so kann die Ausdauerleistung gesteigert und die Regenerationsphase verkürzt werden. Ebenso werden die Sportler seltener von Erkältungen und Infekten geplagt.
Wenn man nun berücksichtigt, dass bei körperlicher Aktivität durch den erhöhten Sauerstoffumsatz vermehrt freie Radikale im Körper gebildet werden, so wird deutlich, dass auch in dieser Hinsicht Coenzym Q_{10} von Bedeutung ist.

Schöne Haut und festes Zahnfleisch

Coenzym Q_{10} unterstützt Vitamin E im Kampf gegen die Hautalterung: Freie Radikale, die durch die Sonne oder Luftschadstoffe in der Haut entstehen, werden »abgeschossen«. Dabei hat das Vitamin E einen »Coenzym Q_{10}-sparen-

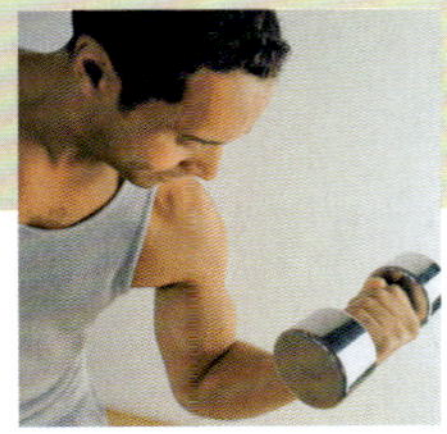

den« Effekt, weil es dieses »recycelt«. Damit stellen Vitamin E und Coenzym Q_{10} eine sinnvolle Kombination dar, die in Bezug auf die Verzögerung der Hautalterung gute Dienste leisten können.

Coenzym Q_{10} hemmt außerdem den Abbau des straffenden Kollagens und fördert die Neubildung des Bindegewebsgrundstoffs Hyaluronsäure.

Die Volkskrankheit »Karies« belastet unser Gesundheitsbudget jährlich mit etwa 10 Milliarden Euro!

Auch die Zähne profitieren von diesem Radikalfänger. Festes, gesundes Zahnfleisch ist für die Gesunderhaltung der Zähne eine wichtige Voraussetzung. Karies und Zahnfleischentzündungen bzw. deren Folgebehandlungen (Zahnverlust, Zahnersatz) machen einen erheblichen Anteil zahnärztlicher Kosten aus. In erster Linie ist hier die häufig fehlende oder unzureichende Zahnhygiene zu beklagen. Allerdings wird auch eine mangelnde körpereigene Abwehr, welche die entzündungsfördernden Keime im Mund nicht ausreichend bekämpfen kann, als Ursache in Betracht gezogen.

Normalerweise sind die empfindlichen Wurzeloberflächen unserer Zähne durch das fest ansitzende Zahnfleisch geschützt. Bei Zahnfleischentzündungen ergeben sich allerdings häufig tiefe Zahnfleischtaschen (> 4 mm), die den krank machenden Keimen ein Vordringen zu den Wurzeln ermöglichen.

Untersuchungen haben ergeben, dass durch die tägliche Coenzym Q_{10}-Gabe die Taschentiefe des Zahnfleisches reduziert und Zahnfleischerkrankungen entgegengewirkt wird. Auch das Zahnfleischbluten, welches sich im Rahmen der entzündlichen Prozesse einstellen kann, wurde in diesen Studien durch die Einnahme des Radikalfängers gemindert.

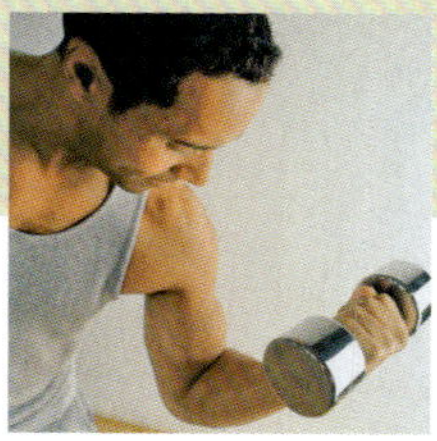

Tabelle 10: Wann bzw. für wen ist Coenzym Q_{10} besonders wichtig?	
Ernährung:	Eiweißarme Ernährung
	Vegetarische Kost
Alter:	Ältere Menschen
Krankheiten:	Herzerkrankungen
	Fettstoffwechselstörungen
	Magen-Darm-Erkrankungen
Medikamente:	Cholesterin senkende Medikamente
	Medikamente, die bei Krebs angewendet werden
	Mittel gegen Depressionen
Belastungen:	Sport
	Stress
	Raucher

Was uns der »Lipobay«-Skandal gelehrt hat

Der Fall »Lipobay« – Tod durch Coenzym Q10-Mangel?

Hohe Blutfettwerte gelten als Risikofaktor für die Entwicklung von Herz-Kreislauf-Erkrankungen. Die Betroffenen müssen häufig ein Cholesterin senkendes Medikament einnehmen. Diese Arzneimittel gehören vorrangig der Gruppe der »Statine« an, die ein Enzym, welches zur Cholesterinproduktion im Körper notwendig ist, inaktivieren und damit letztlich die körpereigene Synthese von Cholesterin drosseln. Ein solches Statin ist das Arzneimittel »Lipobay«, welches im Jahre 2001 auf Grund seiner tödlichen Nebenwirkungen vom Markt genommen wurde. Bei den betroffenen Personen hatte sich eine massive Muskelschwäche eingestellt, wobei die Herzmuskulatur besonders betroffen war.

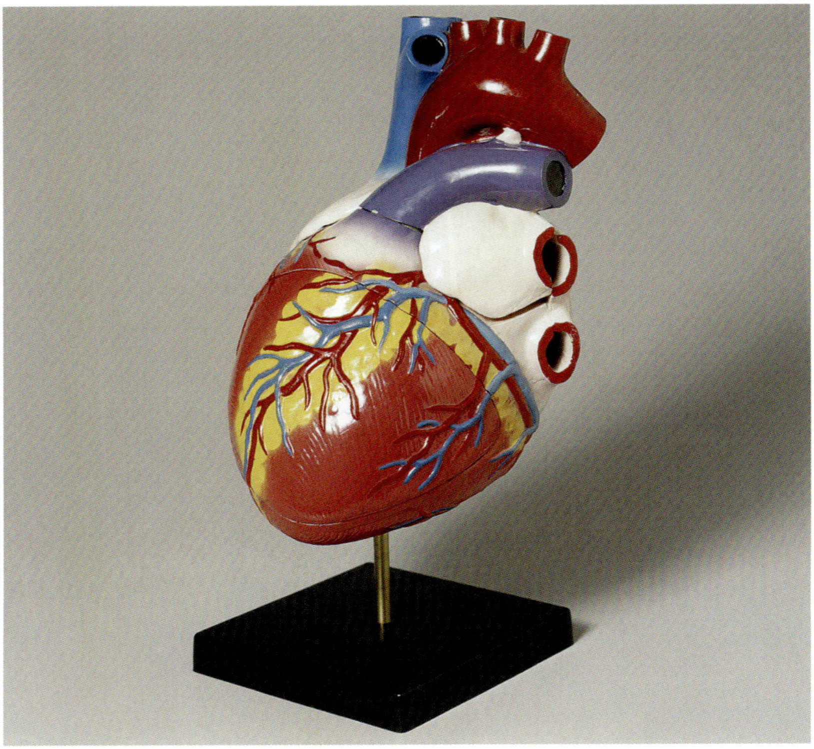

Das Herz benötigt besonders viel Coenzym Q10.

Man vermutet, dass die enorme Herzschwäche, die sogar teilweise mit einer Auflösung der Herzmuskelzellen einherging, mit einem Mangel an Coenzym Q_{10} in Verbindung steht.

Die körpereigene Synthese von Coenzym Q10 wird durch Cholesterin senkende Medikamente gedrosselt

Coenzym Q_{10} ist ein »Vitaminoid«, d. h., es muss nicht zwingend wie die allermeisten Vitamine »von außen« zugeführt, sondern kann vom Körper selbst produziert werden. Damit diese Fabrikation allerdings ablaufen kann, müssen bestimmte »Zutaten« im Körper vorliegen. Die wichtigste Zutat ist ein Stoff, der gleichzeitig als Vorläufer des Cholesterins gebildet wird.

Nun verhindert die enzymatische Blockade durch den Lipidsenker die Bereitstellung dieser Vorläufersubstanz der Cholesterinsynthese. Da aber gerade dieses Zwischenpro-

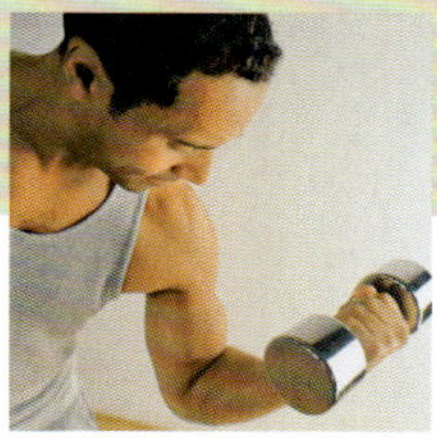

dukt vom Körper für die Herstellung von Coenzym Q_{10} benötigt wird, kommt es durch die Anwendung des Fett senkenden Medikamentes zu einem Mangel an Coenzym Q_{10}. Damit fehlt das gerade für das Herz so wichtige Antioxidans.
Zu den Medikamenten, die einen Mangel an diesem Antioxidans hervorrufen können, zählen auch Mittel, die bei Krebs oder bei Depressionen eingesetzt werden.
Achtung: Bei der Einnahme von blutgerinnungshemmenden Mitteln sollte besser *kein* Coenzym Q_{10} eingenommen werden, da dieses die Blutgerinnung fördert und damit die Wirkung des Medikamentes abschwächen kann.
Damit der Körper den wichtigen Powerstoff herstellen kann, muss er – außer über die Cholesterinvorstufe – auch über ausreichend Eiweiß und B-Vitamine verfügen. Denn diese Nahrungsmittelinhaltsstoffe sind ebenfalls an der körpereigenen Coenzym Q_{10}-Produktion beteiligt.

Mit vierzig geht es bergab – zumindest mit der Produktion von Coenzym Q_{10}

Solange wir jung sind, ist alles »im grünen Bereich« – auch die Versorgung mit Coenzym Q_{10}. Wenn wir älter werden, lässt dagegen vieles nach – so auch die körpereigene Herstellung dieses Radikalfängers.
Im Vergleich zu einem Zwanzigjährigen können beispielsweise Herz und Nieren eines Vierzigjährigen nur noch etwa 70% der Menge an Coenzym Q_{10} produzieren. Das Herz eines Achtzigjährigen schafft nur noch die Hälfte und die Bauchspeicheldrüse noch weniger (Tabelle 11). Damit steigt mit zunehmendem Alter die Gefahr für einen Mangel an diesem lebensnotwendigen Stoff.

Wer kaum Eiweiß verzehrt und/oder wenig Fleisch oder tierische Produkte zu sich nimmt, ist Coenzym Q_{10}-Mangel gefährdet

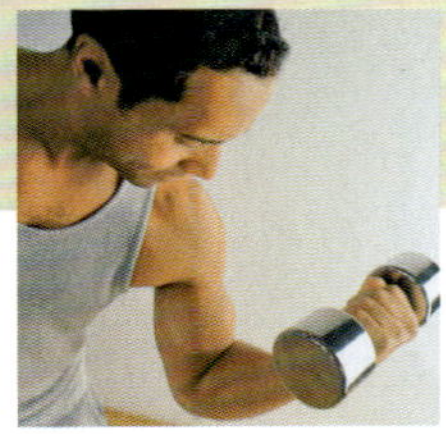

Tabelle 11: Abnahme der Coenzym Q_{10}-Produktion in den einzelnen Organen, im Vergleich zu einer zwanzigjährigen Person		
Organ	Abnahme in Prozent	
	40-Jährige	80-Jährige
Herz	32	57
Lunge	0	48
Bauchspeicheldrüse	8	69
Niere	27	35
Leber	5	17

Möchten Sie täglich ein Pfund Sardinen essen?

Übrigens: Der Körper nimmt uns die Aufnahme durch Coenzym Q_{10}-haltige »Pillen« nicht übel: die körpereigene Coenzym Q_{10}-Synthese läuft trotzdem weiter!

Was nun die Empfehlungen für die tägliche Zufuhr an Coenzym Q_{10} anbelangt, so sind wir hier in Deutschland von offizieller Seite mit Information unterversorgt: Die DGE hüllt sich derzeit noch in Schweigen und hat es bislang versäumt, die Bevölkerung hinsichtlich eines Tagesbedarfs zu unterrichten. Es ist ja auch tatsächlich schwierig, überhaupt solche Pauschalempfehlungen auszusprechen: Wir haben ja gesehen, dass es Einflüsse und Lebensumstände gibt, die den Einzelnen ganz persönlich betreffen und von großem Einfluss auf den Bedarf an Vitalstoffen wie z. B. Coenzym Q_{10} sein können (siehe Kapitel 17).

In anderen europäischen Ländern wie Dänemark, die Niederlande, Schweden und Großbritannien wird jedoch eine tägliche Nahrungsergänzung von 10 bis 30 mg zur Vorbeugung eines Q_{10}-Mangels empfohlen. In der Therapie von Herzerkrankungen werden sogar Dosierungen von 100 mg und mehr pro Tag angewendet.

Wir können unseren Coenzym Q_{10}-Bestand natürlich auch durch die geeignete Auswahl an Nahrungsmitteln »aufmöbeln«. Relativ reich an Coenzym Q_{10} sind beispielsweise bestimmte Fischsorten wie Sardinen und Makrelen. Zu finden ist das Antioxidans auch in pflanzlichen Ölen, in Nüssen, Weizenkeimen und Gemüsen wie Bohnen oder Kohl. Allerdings darf man sich hier keinen falschen Illusionen hingeben: Um 20 mg Coenzym Q_{10} zuführen zu können, müsste man täglich etwa ein Pfund Sardinen essen oder 1,7 kg Huhn oder etwa 4,5 Kilogramm Brokkoli essen. Alternative: Täglich ein Glas Pflanzenöl (z. B. Sojaöl) trinken. Wer tut das schon?

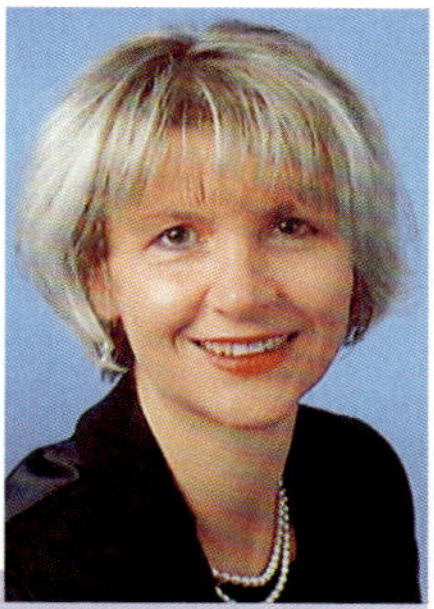

Wenn Sie zu den älteren Menschen zählen, dann sollten Sie besonders auf eine ausreichende Coenzym Q_{10}-Versorgung achten, denn der Körper stellt mit zunehmendem Alter (schon ab 40 Jahren) nicht mehr ausreichende Mengen von diesem Powerstoff her.

Topfit im Gehirn mit Coenzym Q_{10}

Damit das Gehirn gut funktioniert, muss es gut durchblutet und mit ausreichend Sauerstoff versorgt sein. Der hohe Sauerstoffbedarf der grauen Zellen bringt allerdings auch vermehrt freie Radikale in die Gehirnregionen. Somit herrscht dort ein erhöhter oxidativer Stress, der vor allem den empfindlichen Nervenzellen zusetzen kann. Radikalfänger wie Coenzym Q_{10} sind hier besonders wichtig. Sie schützen die gefährdeten Areale und sorgen dafür, dass die Zellen dort nicht frühzeitig absterben. Nervenerkrankungen wie die Alzheimer'sche oder Parkinson'sche Erkrankung werden mit den freien Radikalen und ihrer Zerstörungswut im Gehirn in Verbindung gebracht.

Freie Radikale gefährden auch das Gehirn

Coenzym Q_{10} ist aber auch noch in einer anderen Hinsicht für das Gehirn wichtig. Geistige Leistung erfordert Energie und damit sind die – im Alter in ihrer Funktion oft nachlas-

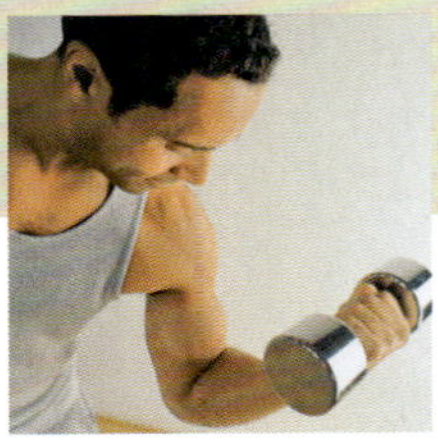

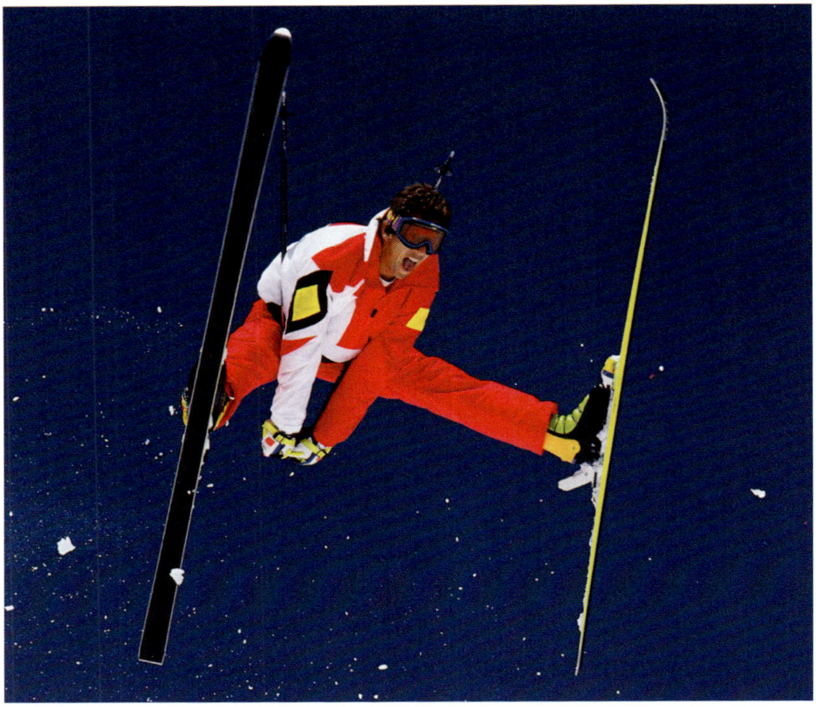

Mehr Power mit Coenzym Q_{10}

senden – grauen Zellen auf den Treibstoff besonders angewiesen. Leider nimmt auch dort der Körperbestand mit den Jahren ab: Es besteht die Gefahr, dass das Gehirn mit diesem Powerstoff nicht mehr ausreichend versorgt wird. Konzentrationsstörungen oder nachlassende Gedächtnisleistung, Schwierigkeiten beim Nachdenken, Orientierungsschwächen – all diese altersbedingten, geistigen Schwächen können sich frühzeitig einstellen.

Persönlicher Vitalstoff-Check-up

Sind Sie ausreichend mit Radikalfängern aus der Nahrung versorgt? Hier ist Ihr persönlicher Vitalstoff-Check-up. *(Zutreffendes bitte ankreuzen.)*

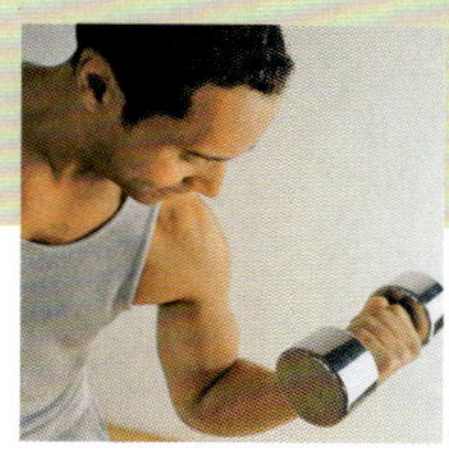

Stichwort: »Ernährung und Genussmittel«

Ernten Sie Obst/Gemüse aus dem eigenen Garten?	☐ ja	☐ nein
Kaufen Sie Obst und Gemüse mehrfach/ Woche frisch (möglichst vom Erzeuger)?	☐ ja	☐ nein
Essen Sie mehr als drei Portionen* Obst und/oder Gemüse pro Tag?	☐ ja	☐ nein
Trinken Sie täglich grünen Tee?	☐ ja	☐ nein
Verwenden Sie täglich hochwertige pflanzliche Öle in der Küche?	☐ ja	☐ nein
Essen Sie ein- bis zweimal/Woche Fisch?	☐ ja	☐ nein
Essen Sie Fleisch?	☐ ja	☐ nein
Trinken Sie wenig (höchstens 1 Glas/Tag) Alkohol?	☐ ja	☐ nein
Sind Sie Nichtraucher?	☐ ja	☐ nein

Stichwort: »Körperliches Befinden«

Treffen die folgenden Aussagen zu?

Sind Sie leistungsfähig?	☐ ja	☐ nein
Leben Sie weitgehend frei von Stress?	☐ ja	☐ nein
Sind Sie selten (ein- bis zweimal/Jahr) erkältet?	☐ ja	☐ nein
Sind Sie nicht oder selten von Blasen-entzündungen betroffen?	☐ ja	☐ nein
Haben Sie eine regelmäßige störungsfreie Verdauung?	☐ ja	☐ nein
Ist Ihr Herz – soweit es Ihnen bekannt ist – in Ordnung?	☐ ja	☐ nein
Ist Ihr Blutdruck normal?	☐ ja	☐ nein
Haben Sie normale Blutfettwerte?	☐ ja	☐ nein
Sind Sie geistig fit?	☐ ja	☐ nein
Sind Sie ausgeglichen und »gut drauf«?	☐ ja	☐ nein
Können Sie sich gut konzentrieren und sind Sie selten nervös?	☐ ja	☐ nein
Sind Ihre Augen gut (keine Linsentrübungen?)	☐ ja	☐ nein
Sie nehmen keine Medikamente ein?	☐ ja	☐ nein
Sie sind nicht schwanger?	☐ ja	☐ nein

---

* eine Portion entspricht etwa 100 Gramm

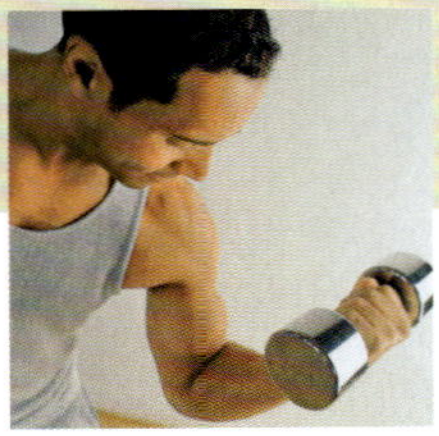

Stichwort: »Aussehen«

Haben Sie eine gesunde Haut?	☐ ja	☐ nein
Sie haben keine oder wenige (braune) »Altersflecken« auf der Haut?	☐ ja	☐ nein
Ist Ihre Haut schön und (für Ihr Alter) noch weitgehend faltenfrei?	☐ ja	☐ nein
Ist Ihr Haar dicht und voll?	☐ ja	☐ nein
Haben Sie festes, gesundes Zahnfleisch?	☐ ja	☐ nein

Stichwort: »Sport«

Sie sind höchstens einmal in der Woche sportlich aktiv?	☐ ja	☐ nein
Sie gehören nicht zu den »Leistungssportlern«?	☐ ja	☐ nein

Auswertung:

Haben Sie mindestens 25 der 30 Fragen/Aussagen mit »Ja« bewertet?
Bei Ihnen scheint die Versorgung mit Vitalstoffen wie den Antioxidantien im »grünen Bereich« zu sein. Entweder Sie essen viel frisches »Grünzeug« (wobei auch in Fleisch und Fisch Radikalfänger wie Zink und Selen vorkommen) oder Sie sind vielen Belastungen, die den Bedarf an diesen Schutzstoffen in die Höhe treiben, *nicht* ausgesetzt.

Haben Sie 15 bis 25 der Fragen/Aussagen mit »Ja« bewertet?
Bei Ihnen ist die Zufuhr der Radikalfänger nicht optimal. Möglicherweise liegt es an Ihrer Ernährung und Sie konsumieren nicht genug frisches Obst und Gemüse? Oder Sie

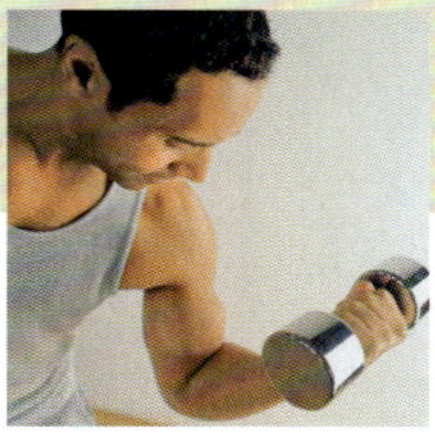

haben durch bestimmte Lebensumstände eine hohen Bedarf an Antioxidantien, der durch die Nahrung allein nicht gedeckt werden kann? Versuchen Sie Ihre tägliche Kost umzustellen und sich weniger den Situationen (z. B. Rauchen, Alkohol, Stress) auszusetzen, die Ihnen diese Schutzstoffe rauben.
Auch Sport zählt zu den Einflüssen, die uns arm an Antioxidantien machen, was natürlich nicht heißen soll, dass sportliche Aktivitäten grundsätzlich ungesund sind – aber sie steigern den Hunger des Körpers nach Radikal fangenden Schutzstoffen.
Sicherlich können Sie Ihren Antioxidantienhaushalt noch optimieren und die eine oder andere »Nein«-Antwort in eine »Ja«-Antwort überführen.

Haben Sie weniger als 20 der Fragen/Aussagen mit »Ja« bewertet?
Mit dem antioxidativen Zellschutz sieht es bei Ihnen eher schlecht aus. Zu wenig Radikalfänger »von außen« – zu viele »Antioxidantien verzehrende« Faktoren! Ändern Sie Ihren Lebensstil – möglichst ab sofort. Nehmen Sie Ihre Ernährung unter die Lupe. Dort liegt vermutlich einiges »im Argen«. Sorgen Sie dafür, dass immer (möglichst frisches) Obst im Haus ist und verzehren Sie bereits zum Frühstück eine Portion (z. B. einen Apfel oder eine Banane). Essen Sie weniger »Fertigprodukte« und bauen Sie mehr Frischkost in Ihren Tagesablauf ein.
Gehen Sie möglichst häufig an die frische Luft, hören Sie (falls Sie zu diesem Personenkreis zählen) mit dem Rauchen auf und gehen Sie regelmäßig zu den ärztlichen Check-ups. Möglicherweise kann auf das eine oder andere Medikament, das Sie einnehmen, verzichtet werden?!

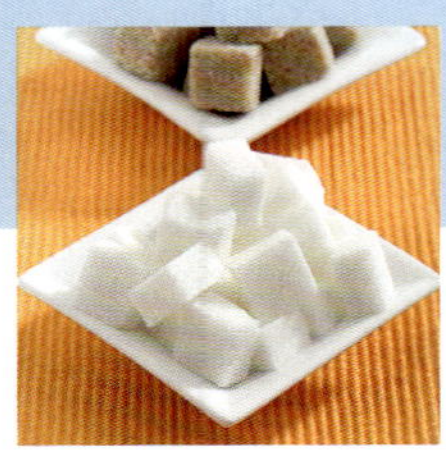

11. Leider wenig bekannt unter den »bodyguards« – die alpha-Liponsäure

Wussten Sie, dass

- *zu viel Traubenzucker im Blut die Gefäße »alt aussehen« lässt?*
- *alpha-Liponsäure die Gefäße jung hält?*
- *alpha-Liponsäure für Diabetiker besonders wichtig ist?*
- *nur in Fleisch und Innereien alpha-Liponsäure vorhanden ist?*
- *Menschen, die viel Alkohol trinken, besonders viel alpha-Liponsäure brauchen?*

Superantioxidans mit besonderen Fähigkeiten

Obwohl die alpha-Liponsäure ganz gut »alleine zurechtkommt«, sollte sie zusammen mit anderen Antioxidantien aufgenommen werden

Die alpha-Liponsäure ist eine schwefelhaltige Fettsäure, die der Körper vermutlich selbst herstellen kann. Damit wird dieser Stoff – wie Coenzym Q_{10} auch – zu den »Vitaminoiden« gerechnet. Allerdings ist bislang noch nicht endgültig bewiesen, ob der Körper wirklich alpha-Liponsäure in eigener Regie produziert und – falls ja – in welchen Mengen.

In der Nahrung kommt dieser Stoff hauptsächlich in Fleisch und Innereien (z. B. Herz, Leber, Niere) vor.

Auch die alpha-Liponsäure ist ein Radikalfänger, welcher im Zusammenspiel mit den anderen im Verbund arbeitenden Antioxidantien den schädlichen Winzlingen den Garaus macht. Allerdings nimmt diese Substanz eine Sonderstel-

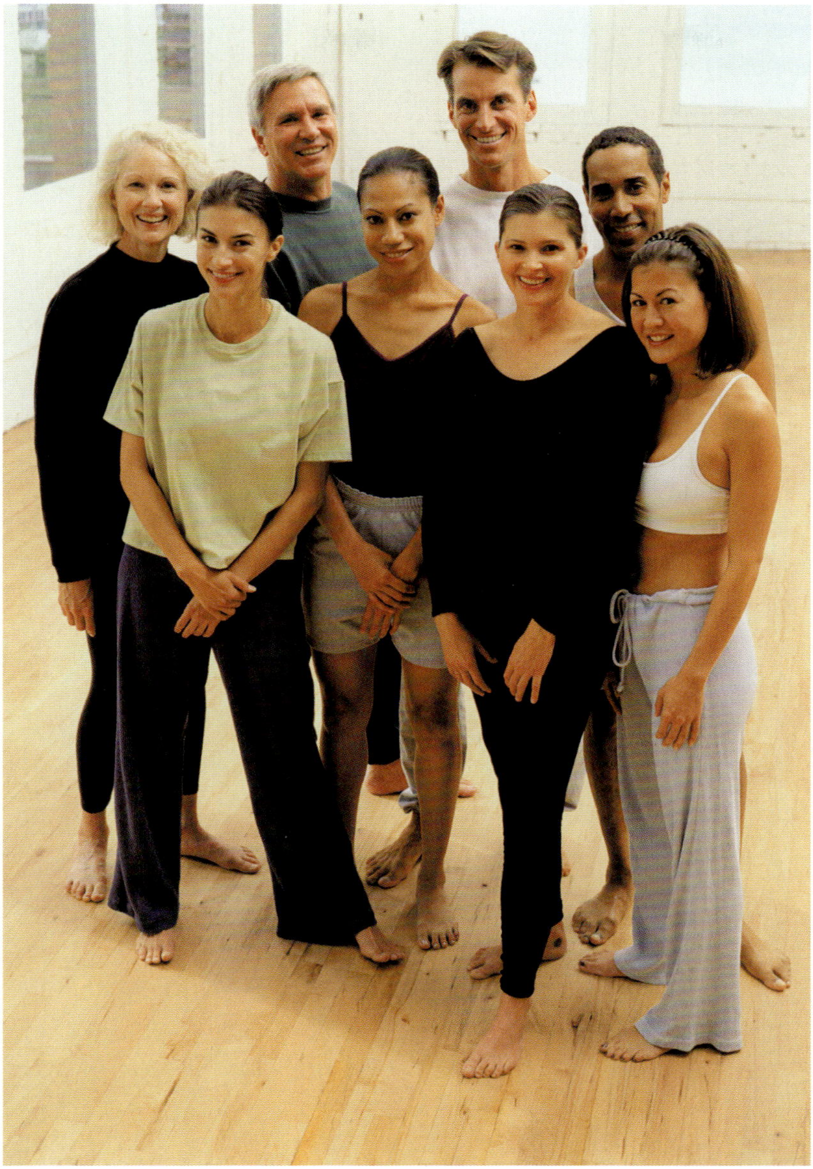

Körperlich und geistig fit – dank alpha-Liponsäure

lung ein: Sie ist, als einziges Antioxidans, sowohl im wässrigen als auch im fettlöslichen Bereich der Zelle zu finden und ist somit überall dort zur Stelle, wo es gerade »brennt«. Dabei kann es die wasserlöslichen Gehilfen (z. B. Vitamin C)

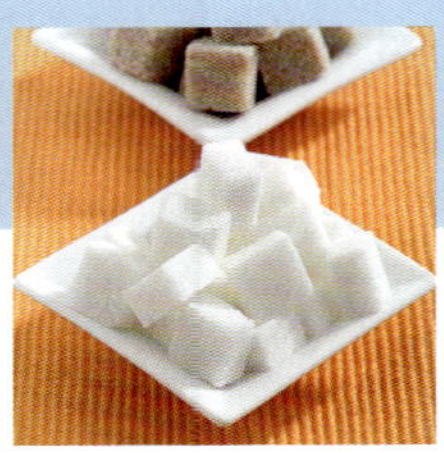

und die fettlöslichen Kollegen (z. B. Vitamin E) »recyceln« und deren Wirkung verstärken.

Die alpha-Liponsäure bekämpft freie Radikale überall in den Zellen

Aber es kommt noch besser: Alpha-Liponsäure ist der einzig bekannte Radikalfänger, der sich – bis zu einem gewissen Grad – selbst regenerieren kann und seine Arbeit im Kampf gegen freie Radikale somit immer wieder neu aufnehmen kann.

Zu viel Glukose macht alt!

Ein ganz wichtiger Brennstoff für unsere Körperzellen ist die Glukose (Traubenzucker), die bei Bedarf sehr schnell in Energie überführt werden kann. Für gewöhnlich wird dieser Energielieferant »wohl dosiert« eingesetzt: Im Blut zirkuliert normalerweise nur etwa ein Gramm Glukose/Liter. Die Feinregulierung übernimmt dabei ein Hormon – das Insulin –, welches von der Bauchspeicheldrüse, je nach Bedarf, abgegeben wird.

Wir können weder ohne Sauerstoff noch ohne Traubenzucker leben – trotzdem sind beide zusammen im Blut eine gefährliche Mischung

Bei der Zuckerkrankheit ist die Bauchspeicheldrüse nicht in der Lage, genügend Insulin zu bilden. Dieses wird aber benötigt, um den Traubenzucker aus dem Blut in die Zellen zu schaffen. Der Zucker häuft sich im Blut an und wird schließlich vermehrt über die Nieren ausgeschieden – die Zuckerkrankheit ist auf diesen Wegen nachweisbar.

Nun hat aber der gleichzeitig mit dem Blut beförderte Sauerstoff ein besonderes Bestreben, sich mit den Zuckerbausteinen zu verbinden. Dabei entstehen aggressive freie Radikale, welche die Gefäße und die Nervenzellen schädigen und frühzeitig altern lassen.

Damit aber noch nicht genug – die Glukose »hängt sich« an den roten Blutfarbstoff, das Hämoglobin und »verzuckert« diesen Eiweißbaustein. Ebenso werden andere im Blut vorkommende wichtige Eiweiße von der freien Glukose »umgarnt«. Die »Eiweißverzuckerung« findet bei jedem Menschen statt – allerdings bei Zuckerkranken in einem viel stärkeren Maß.

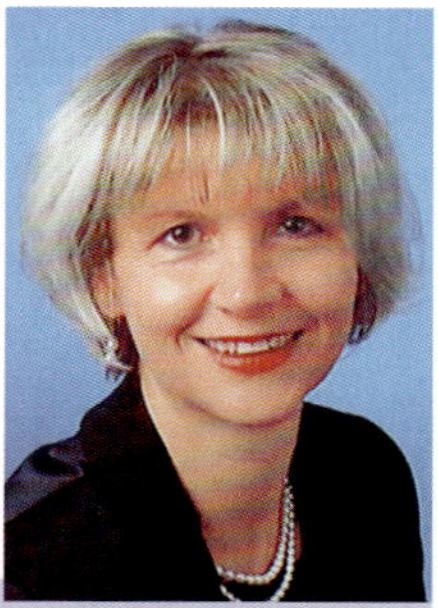

Mit der Zeit werden die Zucker-Eiweiß-Komplexe umgebaut und in den Gefäßen abgelagert. Dieses führt beim Diabetiker zu den gefürchteten Folgeschäden der Erkrankung: Es können sich z. B. Durchblutungsstörungen in den feinsten Haargefäßen der Augen und in den Nieren einstellen.

Schränken Sie Ihren Süßigkeitenkonsum ein und bevorzugen Sie komplexe Kohlenhydrate (Ballaststoffe!) – das schont Ihre Bauchspeicheldrüse.

Alpha-Liponsäure hält jung!

Alpha-Liponsäure verbessert die Gedächtnisfunktion

Die alpha-Liponsäure reduziert die Belastung an freien Radikalen im Blut – auch derjenigen, die durch den Traubenzucker entstehen und schützt damit die Gefäße und die Nerven vor den gefährlichen, alt machenden Attacken durch diese aggressiven Teilchen.

Der Superradikalfänger gilt als »memory enhancer«, der die im Alter nachlassende Gedächtnisfunktion verbessert und der Alterung des Gehirns entgegenwirkt. Untersuchungen mit Mäusen haben gezeigt, dass diejenigen, die alpha-Liponsäure im Futter erhielten, sich weitaus cleverer bei den »Prüfaufgaben« (z. B. Wegfindung durch ein Labyrinth) anstellten als die getesteten Weggefährten, denen das Antioxidans vorenthalten wurde.

Alpha-Liponsäure hat allerdings noch weitere positive Effekte, welche diesen Stoff gerade für Diabetiker besonders interessant erscheinen lassen: Alpha-Liponsäure hilft

Diabetiker haben einen erhöhten Bedarf an diesem Schutzstoff

dabei, die Glukose aus dem Blut in die Zellen zu schaffen – es verbessert die Verwertung des Brennstoffs. Damit ist weniger Traubenzucker im Blut und es werden weniger Eiweiße »verzuckert«. Der Entgleisung des Stoffwechsels wird entgegengewirkt und damit wird auch das Risiko für die gefürchteten Gefäß- und Nervenschäden vermindert. Kribbelnde Beine, brennende Schmerzen, Taubheitsgefühl – bei Personen, die zuckerkrank sind, leiden die sensiblen Nerven besonders häufig und verursachen die genannten Beschwerden. Hier wird die alpha-Liponsäure – hochdosiert – seit vielen Jahren erfolgreich angewendet.

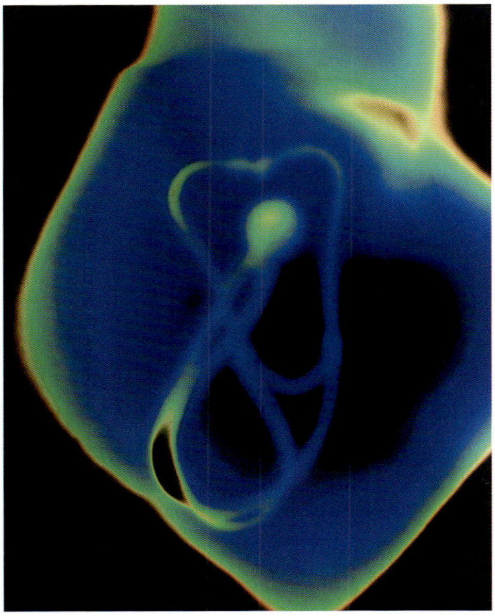

Fliegenpilze und Alkohol – ein Fall für alpha-Liponsäure

Der wohlschmeckende Wiesenchampignon sieht dem giftigen, weißen Knollenblätterpilz zum Verwechseln ähnlich. Der leckere Steinpilz kann z. B. leicht mit dem Gallenöhrling verwechselt werden. Mit Pilzgiften ist nicht zu spaßen – einige wirken tödlich. Erste Symptome können sich durch Übelkeit, Bauchkrämpfe, Schwindel und/oder Herz-Kreislauf-Schwäche zeigen. Auch in diesem Zusammenhang ist die alpha-Liponsäure in der Medizin gut bekannt: Sie wirkt entgiftend und schützt die Leber vor der schädlichen Wirkung der Pilzgifte. Jedoch muss hier vor »Eigentherapien« gewarnt werden. Bei solchen Vergiftungen ist im Verdachtsfall Eile geboten und schnellstmöglichst ein ärztlicher Rat einzuholen.

Alpha-Liponsäure schützt die Leber.

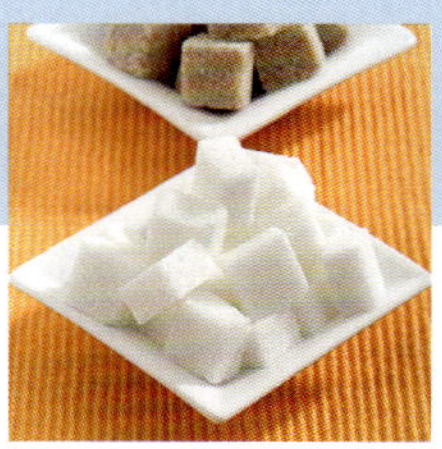

Alkohol ist ebenfalls ein Stoff, der die Leber belastet und (im Übermaß genossen) entsprechende Schäden hervorrufen kann. Seit dem Jahr 1950 ist der Alkoholkonsum in Deutschland um das Dreifache angestiegen! Wird der Alkohol in der Leber verstoffwechselt, so entstehen viele freie Radikale, die dem Entgiftungsorgan zusätzlich »an den Kragen gehen«.

Bei Leberschäden, die durch Alkohol verursacht werden, wie beispielsweise der Leberzirrhose, der alkoholischen Fettleber oder Leberentzündungen, kann das Superantioxidans helfen, was z. B. durch eine Normalisierung der Leberwerte zum Ausdruck kommt.

Die alpha-Liponsäure wirkt entgiftend

Interessant ist auch die Tatsache, dass die alpha-Liponsäure giftige Schwermetalle wie beispielsweise Blei, Cadmium und Quecksilber binden und aus dem Körper ausleiten kann. Diese können Gehirn und Nieren schädigen und Autoimmunerkrankungen, wie beispielsweise die Multiple Sklerose, begünstigen.

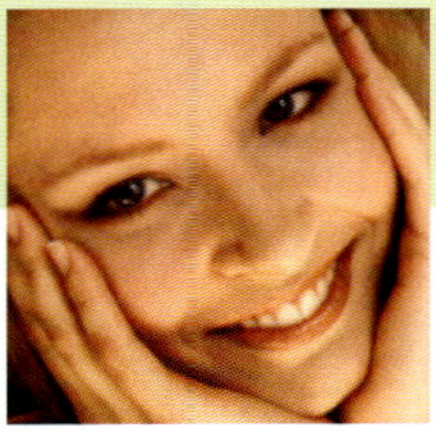

12. Zink – der Tausendsassa unter den Antioxidantien

Wussten Sie, dass

- *Zink die Dauer von Erkältungskrankheiten entscheidend verkürzen kann?*
- *unreine Haut und dünne Haare auf einen Zinkmangel hinweisen können?*
- *Männer bei jeder Ejakulation eine Menge Zink verlieren?*
- *Austern als natürliches »Potenzmittel« gelten?*
- *Sie Zink nicht zusammen mit dem Müsli oder dem Vollkornbrot aufnehmen sollten?*

Ohne Zink läuft nichts im Körper

Die Radikal fangenden Enzyme sind besonders beim Sport wichtig: Durch regelmäßiges Training kann man diese Schutzstoffe an den vermehrten Sauerstoffumsatz gewöhnen und entsprechend »hochfahren«

Das Spurenelement Zink ist, nach dem Eisen, im Körper das zweithäufigste Element – und auch entsprechend vielfältig sind seine Funktionen.

Zink wird in ein Radikal fangendes Enzym (Superoxiddismutase) eingebaut, welches die anderen Antioxidantien ergänzt und unterstützt. Im Unterschied zu den Radikalfängern, die wir mit der Nahrung aufnehmen, sind solche antioxidativ wirksamen Enzyme immer zur Stelle – sie sind in unsere Zellen eingebaut und werden besonders dann wichtig, wenn die Ernährung nicht genügend Radikalfänger (z. B. Vitamin C, E, β-Carotin) hergibt. Damit diese Biostoffe allerdings gut funktionieren können, müssen sie mit »aktivierenden« Stoffen »gefüttert« werden. Im Fall des oben genann-

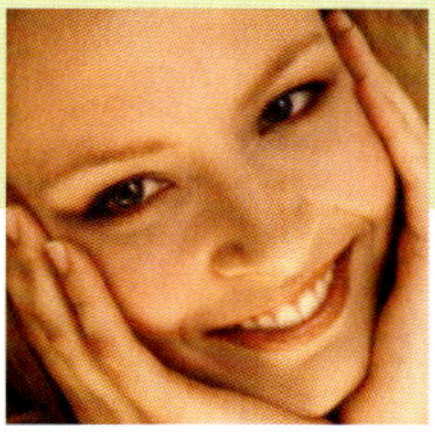

ten Enzyms ist hierfür Zink notwendig. Ohne das Spurenelement sitzt dieses Enzym in unseren Zellen »auf dem Trockenen«. Das ist aber noch längst nicht alles, was Zink leistet. In meinen Seminaren spreche ich in ein- bis zweistündigen Vorträgen nur über diesen interessanten Stoff, der für so viele Vorgänge im Körper lebensnotwendig ist.

So ist Zink für das Wachstum und die Entwicklung der Körperorgane unerlässlich. Auch Hormone wie das Insulin werden durch Zink aktiviert. Das Spurenelement ist für die Bildung, Speicherung und Freisetzung des Insulins in bzw. aus der Bauchspeicheldrüse unerlässlich. Daher ist dieser Mikronährstoff für Diabetiker besonders wichtig und sollte jedem Zuckerkranken verordnet werden!

Mittlerweile unbestritten: Diabetiker brauchen besonders viel Zink

Zink spielt für den gesunden Gehirnstoffwechsel eine wichtige Rolle und ist für die Sinnesfunktionen (schmecken, riechen, sehen, hören) von Bedeutung. Wer gut sehen möchte und Wert auf einen intensiven Geschmack legt, der braucht Zink.

Auch für die Immunfunktionen spielt Zink eine wesentliche Rolle. Das Abwehrsystem ist nur rege, wenn ausreichend Zink im Körper vorhanden ist – ohne Zink sind die Abwehrzellen äußerst faul!

Im Körper ist besonders in den Geschlechtsorganen, den Haaren, den Nieren, Knochen und der Muskulatur viel Zink zu finden.

Wer gut aussehen möchte, sollte auf eine gute Zinkversorgung achten

Die Haut ist mit ihrer Oberfläche von 1,8 bis 2 m^2 eines der größten Organe – sie macht mit ihren 15 kg Eigengewicht etwa 20% des Gesamtkörpergewichtes aus. In der Haut

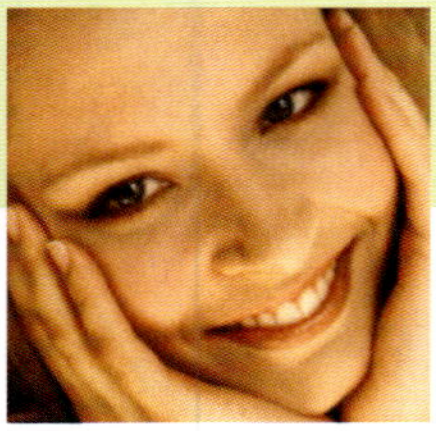

spielt sich eine ganze Menge ab. So ist sie beispielsweise für die Herstellung des knochenschützenden Vitamin D wichtig und ist »Wohnsitz« für Sinnesorgane (Tast-, Schmerz- und Temperaturgefühl).

Pro cm^2 beherbergt diese »äußere Hülle« insgesamt 600 000 Zellen, vier Meter Nervenbahnen, 100 Schweißdrüsen und 15 Talgdrüsen. Ja, sogar wichtige Abwehrzellen sind in der Haut untergebracht.

Alle 28 Tage haben wir uns »gehäutet«, was natürlich voraussetzt, dass in der Zwischenzeit eine unendliche Menge neuer Zellen vom Körper gebildet worden ist. Da Zink für die Zellneubildung benötigt wird, »verschlingen« sich rasch erneuernde Gewebe wie z. B. die Haut, die Schleimhäute oder die Zellen des Immunsystems enorme Mengen an Zink.

Auch die Haare »verbrauchen« viel Zink, denn sie wachsen ja täglich im Schnitt 0,2 bis 0,4 mm. Umgerechnet auf die Menge der einzelnen Haare produziert der Körper im Monat bis zu 800 Meter Haare! Um diese Aufgabe zu bewältigen, müssen sich die Haarwurzelzellen alle 24 Stunden teilen – ein zinkraubender Prozess!

Andererseits verlieren wir täglich etwa 80 bis 100 Haare, die neu ersetzt werden müssen. Auch das geht nicht ohne das Spurenelement. Ein Zinkmangel zeigt sich daher häufig durch eine schlechte, unreine Haut und/oder dünne, glanzlose Haare.

Weniger Erkältungen: Zink powert das Immunsystem

Öfter erkältet, Halsschmerzen und/oder von Blasenentzündungen betroffen? Hier fehlt möglicherweise Zink, denn

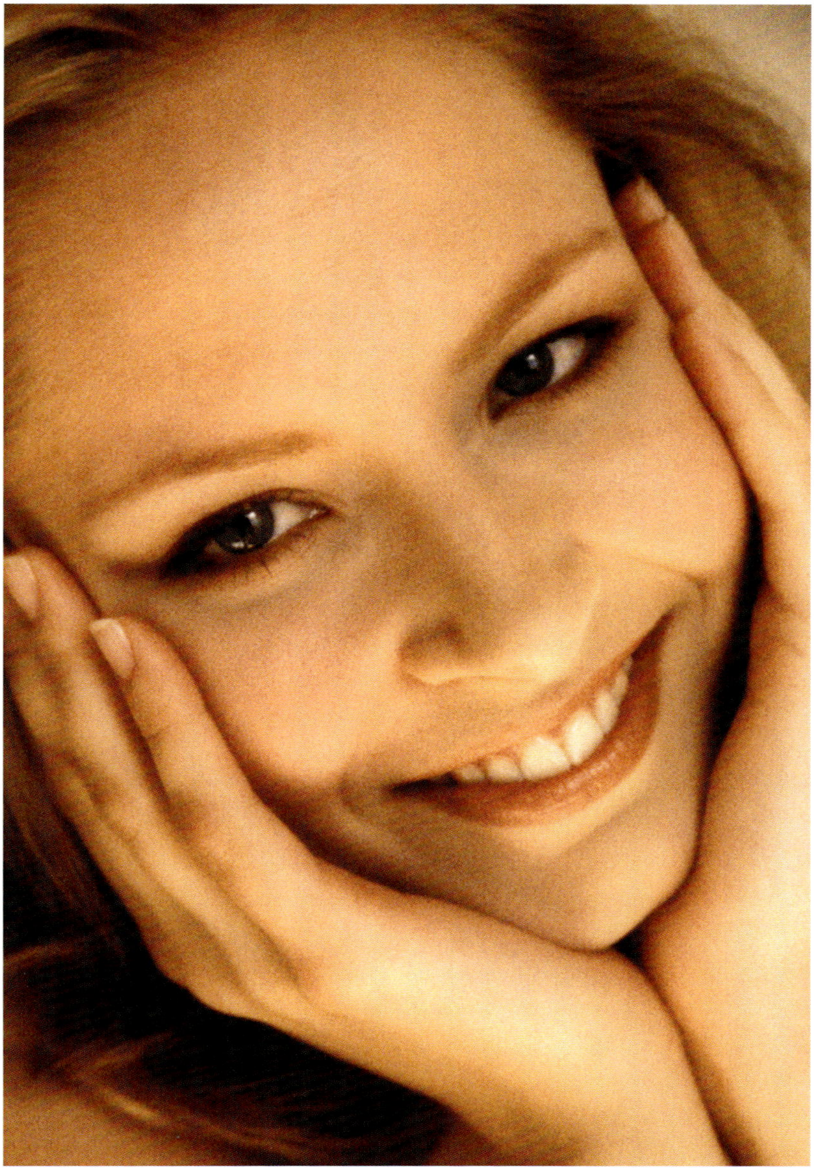

Zink – das Spurenelement für Haut und Haare

dieses Spurenelement beeinflusst praktisch alle Leistungen unseres Immunsystems positiv – die weißen Blutkörperchen – unsere »Körperpolizei« – wird flott gemacht und es werden mehr Abwehrstoffe gebildet. Außerdem stimuliert Zink

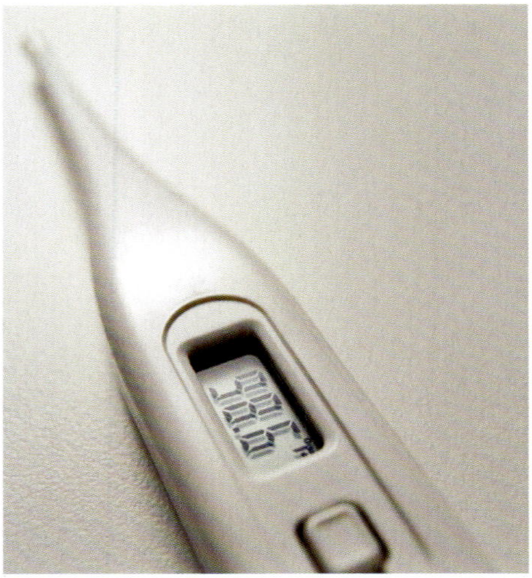

Immunzellen, die Krebszellen aufspüren und vernichten!
Zink wirkt antiviral und erschwert Viren (z. B. Schnupfen- oder Herpesviren) den Einmarsch in den Körper! Daher gilt das Spurenelement auch als natürliches Mittel gegen triefende Schnupfennasen.
Leider lässt das Abwehrsystem mit zunehmendem Alter nach. Das hat fatale Konsequenzen – unter anderem geht die Anzahl der »Körperpolizisten« zurück und diejenigen, die noch da sind, werden müde. Geschädigte und entartete Zellen werden übersehen und nicht rechtzeitig »abgeschossen«. Damit ist insgesamt vielen Krankheiten (z. B. Erkältungen, Grippe, Krebs, Rheuma) Tür und Tor geöffnet und damit erklärt sich letztlich auch das vermehrte Auftreten von Erkrankungen im Alter.

Weniger Erkältungen durch Zink

Genau hier setzt das Spurenelement an: Es macht den schlappen »Körperpolizisten« »Beine« und »scheucht« sie in das Gefecht. Untersuchungen mit älteren Menschen, denen für mehrere Monate Zink gegeben worden war, zeigten, dass durch die tägliche Aufnahme des Mikronährstoffs die altersbedingte Verschlechterung der Abwehrlage verbessert werden kann.

Wer kein Fleisch isst, hat schlechte Karten

Zink ist vorzugsweise in tierischen Nahrungsmitteln enthalten (Tabelle 12). Austern haben den höchsten Zinkgehalt und werden im Geheimen als Aphrodisiakum (potenzsteigerndes Mittel) gehandelt, da Zink für die männlichen

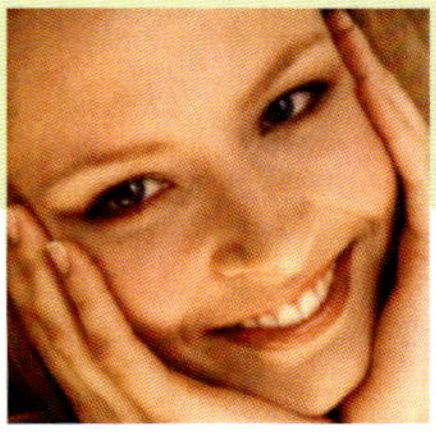

Tabelle 12: In welchen Nahrungsmitteln kommt Zink vor?	
Lebensmittel	**Konzentration (mg Zink/100 Gramm essbarem Anteil)**
Fisch und Fleisch:	
Austern	> 100
Krabben	5,0–15,0
Sardinen	2,8–3,0
Kalb, Lamm	4,0–5,0
Rind, Schwein	3,0–4,0
Milch/-produkte:	
Käse	1,0–5,0
Milch	0,3–0,5
Pflanzliche Nahrungsmittel:	
Weizenkleie	8,0–10,0
Haferflocken	3,5–7,0
Hülsenfrüchte	3,0–5,0
Kartoffel	0,2–0,3
Möhren	0,5
Äpfel	0,1

Geschlechtsorgane sehr wichtig ist und dort auch in hoher Konzentration vorhanden ist.

In Getreide und Hülsenfrüchten ist auch noch relativ viel Zink zu finden. Allerdings nützt uns das in diesem Fall sehr wenig, denn diese Lebensmittel enthalten gleichzeitig Stoffe, die das Zink »einschließen« und im Körper auch nicht freigeben. Die Folge: Das mit diesen Nahrungsmitteln aufgenommene Zink verlässt den Körper wieder und wird zusammen mit diesen Begleitstoffen ausgeschieden. Daher sollten Sie zinkhaltige Nahrungsergänzungsmittel auch nicht unbedingt mit Vollwertkost zusammen (z.B.

Wer isst schon täglich Austern? Für gewöhnlich muss der tägliche Zinkbedarf von 7 mg (Frauen) bzw. 10 mg (Männer) anderweitig gedeckt werden

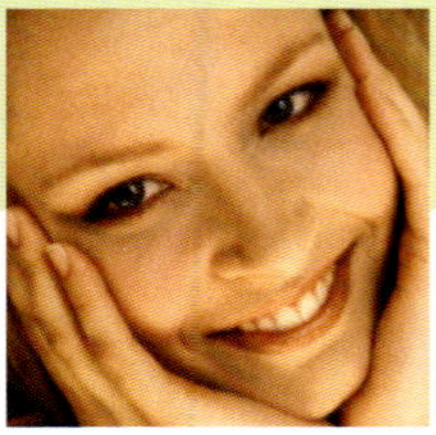

Müsli) einnehmen. Wenn Sie dagegen Zink mit Käse oder Milchprodukten aufnehmen, wird das Zink gut verwertet.

Zink plus Vitamin C – eine Superkombination: Hier wird Zink optimal aufgenommen

Auch der Alkohol hemmt die Aufnahme von Zink und begünstigt einen Mangel. Wer viel Limonaden und Colagetränke konsumiert, hat ebenfalls ein Problem mit der Zinkversorgung. Die darin enthaltenen Phosphate verdrängen das Zink bei der Verdauung und mindern die Zinkaufnahme über den Darm.

Obst und Gemüse ist zinkarm, daher besteht für Vegetarier auch die Gefahr eines Zinkdefizites.

Mit einem Zinkmangel ist nicht zu spaßen!

Unreine Haut, dünne, kraftlose Haare oder gar Haarausfall – das können beispielsweise die Folgen einer unzureichenden Versorgung mit Zink sein. Da das Spurenelement aber sehr viele Aufgaben im Körper übernehmen muss, kann sich ein Defizit auch noch anderweitig zeigen. Wer häufig erkältet ist oder bei einer Erkältung nur schwer wieder »auf die Beine« kommt, der sollte sich überlegen, ob er genügend Zink aufnimmt.

Interessant: Untersuchungen mit rechtschreib- und leseschwachen Kindern haben gezeigt, dass diese, im Vergleich zu lernnormalen, einen sehr viel niedrigeren Zinkspiegel im Blut haben

Üblicherweise sorgt die Natur bei Verletzungen und Wunden der Haut dafür, dass sich relativ schnell neues Gewebe bildet und die Fläche baldmöglichst wieder verschlossen wird. Nicht so beispielsweise bei den Diabetikern. Die Betroffenen verlieren, krankheitsbedingt, viel Zink über den Urin und haben aber andererseits einen hohen Bedarf an diesem Spurenelement. Die Wunden (z. B. an den Füßen) heilen schlecht ab, wobei der Zinkmangel sicher eine erhebliche Rolle spielt.

Kleinwuchs und eine verzögerte Entwicklung sowie Kon-

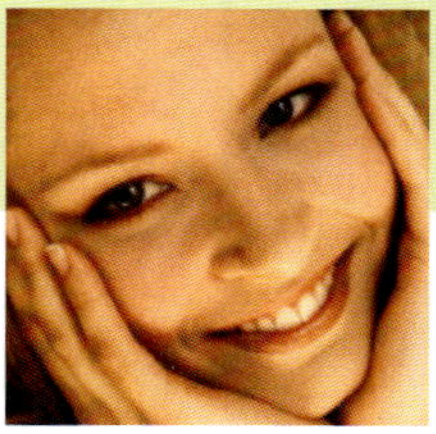

zentrations- und Lernstörungen können u.a. auch »zinkmangelbedingt« sein. Zink ist für die normale Entwicklung und den Gehirnstoffwechsel wichtig. Gerade bei Kindern ist eine Unterversorgung häufig. Nicht selten kommen Kinder bereits mit einem Zinkdefizit auf die Welt, da Zink während der Schwangerschaft für die Entwicklung des heranwachsenden Fötus in großen Mengen aufgebraucht und von den schwangeren Müttern nicht in ausreichender Konzentration »nachgeliefert« wird.

Schwangere sollten unbedingt auf eine ausreichende Zinkzufuhr achten

Kaum noch riechen und schmecken können – das sind typische Zinkmangelsymptome, die dazu führen, dass einem regelrecht der Appetit vergeht, denn schließlich gehören diese Sinne beim Genießen von Speisen unbedingt dazu.

Auch Nachtblindheit oder eine Störung der Anpassung an die Dunkelheit kann mit einem Zinkmangel in Verbindung stehen, denn Zink fördert den Transport von Vitamin A aus der Leber zu den Augen, wo dieses Vitamin den Augen hilft, zwischen hell und dunkel zu unterscheiden.

Tabelle 13: Alarmsignale des Körpers bei Zinkmangel
Geruchsverlust
Geschmacksverlust
Hauttrockenheit
Hautunreinheiten
Haarausfall
Infektanfälligkeit
Nachtblindheit
Verzögerte Entwicklung
Wachstumsstörungen
Wundheilungsstörungen

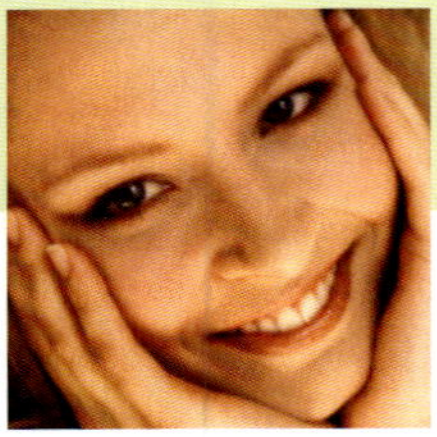

Persönlicher Zinkmangel-Check-up

Sind Sie ausreichend mit Zink versorgt oder lässt die Zufuhr an diesem wichtigen Spurenelement zu wünschen übrig? Checken Sie Ihre Risikofaktoren.
(Zutreffendes bitte ankreuzen.)

Stichwort: »Ernährung«

Sind Sie Vegetarier?	☐ ja	☐ nein
Machen Sie häufiger Diäten?	☐ ja	☐ nein
Konsumieren Sie Limonaden-/Colagetränke?	☐ ja	☐ nein

Stichwort: »Zinkverlust«

Treiben Sie regelmäßig Sport?	☐ ja	☐ nein
Gehen Sie regelmäßig oder hin und wieder in die Sauna?	☐ ja	☐ nein
Nehmen Sie eines der folgenden Medikamente ein?		
Antibabypille	☐ ja	☐ nein
Antibiotika	☐ ja	☐ nein
Abführmittel	☐ ja	☐ nein
Entwässerungstabletten	☐ ja	☐ nein
Cortison	☐ ja	☐ nein
Magensäureblocker	☐ ja	☐ nein
Rheumamittel	☐ ja	☐ nein

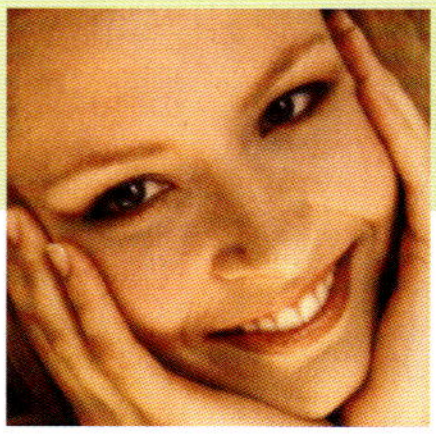

Stichwort: »Erkrankungen, die den Zinkbedarf erhöhen«

Leiden Sie unter einer der folgenden Befindlichkeitsstörungen und/oder Erkrankungen?

Abwehrschwäche	☐ ja	☐ nein
Darmerkrankungen	☐ ja	☐ nein
Diabetes mellitus	☐ ja	☐ nein
Durchfall	☐ ja	☐ nein
Lebererkrankungen	☐ ja	☐ nein
Neurodermitis	☐ ja	☐ nein
Nierenerkrankungen	☐ ja	☐ nein
Rheuma	☐ ja	☐ nein

Stichwort: »Risikogruppen«

Sind Sie schwanger?	☐ ja	☐ nein
Stillen Sie derzeit?	☐ ja	☐ nein
Trinken Sie regelmäßig Alkohol?	☐ ja	☐ nein
Wurden Sie kürzlich operiert?	☐ ja	☐ nein

Stichwort: »Zinkmangelsymptome«

Leiden Sie unter einer schlechten Wundheilung?	☐ ja	☐ nein
Sind Sie infektanfällig?	☐ ja	☐ nein
Haben Sie Haut- und/oder Haarprobleme?	☐ ja	☐ nein
Leiden Sie hin und wieder unter entzündeten/eingerissenen Mundwinkeln?	☐ ja	☐ nein
Haben Sie Querfurchen/Rillen in den Nägeln?	☐ ja	☐ nein
Leiden Sie unter Potenzstörungen?	☐ ja	☐ nein

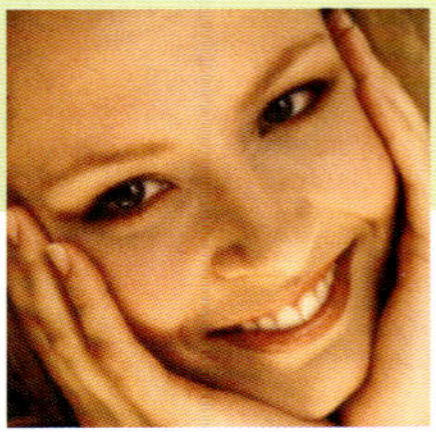

Auswertung:

Haben Sie mindestens 25 Fragen mit »Nein« beantwortet?
Das sieht gut aus – Sie dürften ausreichend mit Zink versorgt sein. Es liegen bei Ihnen nahezu keine Symptome vor, die auf einen Zinkmangel hinweisen und Sie haben wohl auch keinen erhöhten Bedarf durch Belastungssituationen oder Erkrankungen.

Haben Sie 15 bis 25 Fragen mit »Nein« beantwortet?
Bei Ihnen kann man nicht unbedingt davon ausgehen, dass Sie genügend Zink aufnehmen. Möglicherweise verlieren Sie durch die Einnahme von Medikamenten vermehrt Zink und/oder haben Erkrankungen, die den Zinkbedarf nach oben schnellen lassen. Vielleicht zeigt sich ja in Ihrem Fall auch schon die eine oder andere Zinkmangelsymptomatik? In jedem Fall ist es eher unwahrscheinlich, dass Sie Ihren Zinkbedarf über die Nahrung alleine decken können – es sei denn, Sie erhöhen den Anteil an tierischer Kost (was aus anderen Gründen nicht sehr empfehlenswert ist) oder verzehren mehr Muscheln, Krabben und andere Meerestiere.

Sprechen Sie in jedem Fall zuerst mit Ihrem Therapeuten, bevor Sie auf eigene Faust handeln

Haben Sie weniger als 15 Fragen mit »Nein« beantwortet?
Hier sieht es kritisch aus – erhöhter Zinkbedarf, vermehrte Zinkverluste und eine eher zinkarme Ernährung? Treten bereits Zinkmangelsymptome auf oder hat sich der mögliche Zinkmangel in dieser Form noch nicht gezeigt? In Ihrem Fall wäre die Bestimmung des Zinkspiegels im Blut (nicht im Serum) sicherlich empfehlenswert. Sie sollten mit Ihrem Arzt sprechen und die Zufuhr von Zink durch Nahrungsergänzungsmittel in Erwägung ziehen.

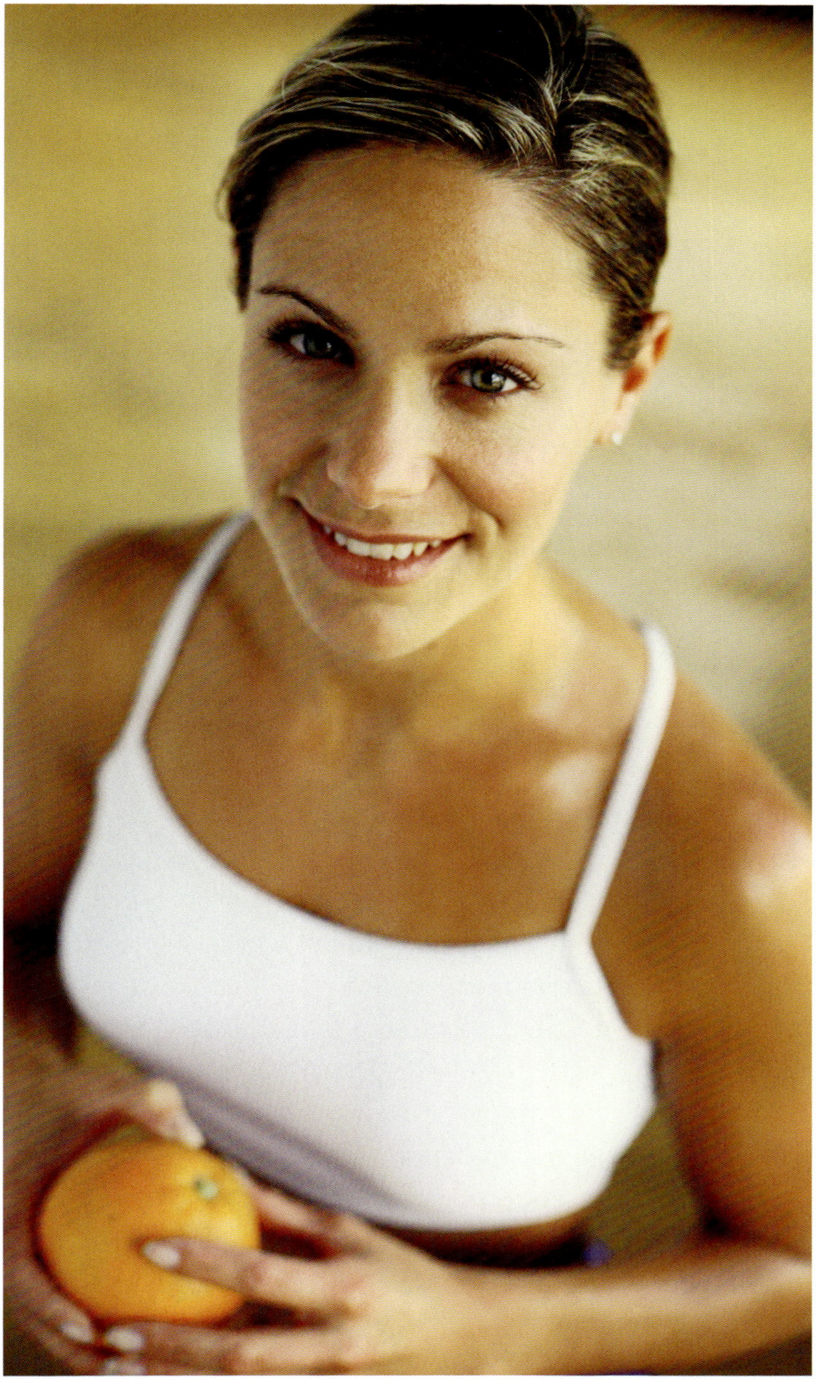

Alles im Lot?

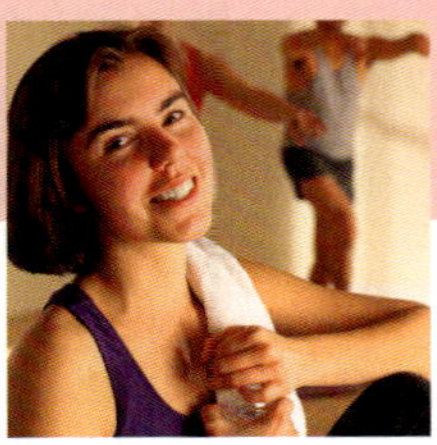

13. Selen – antioxidativer Baustein mit besonderen Schutzwirkungen

Wussten Sie, dass

- *Krebspatienten häufig einen erniedrigten Selenwert im Blut haben?*
- *Menschen mit Amalgamplomben besonders viel Selen benötigen?*
- *eine Schilddrüsenunterfunktion nicht nur durch einen Jod-, sondern auch durch einen Selenmangel verursacht werden kann?*

Früher als »Gift« – heute als gesundheitsfördernder Stoff bekannt

Ein Selenmangel kann zu schweren Herzerkrankungen führen

Das Spurenelement Selen führte lange Zeit ein Schattendasein. Während man noch in den Fünfzigerjahren des vergangenen Jahrhunderts geglaubt hatte, Selen sei ein giftiges Spurenelement, ist man heute, durch zahlreiche, neue wissenschaftliche Erkenntnisse, eines Besseren belehrt. In China traten in bestimmten Gegenden, wo die Böden extrem arm an Selen waren, schwere Herzerkrankungen auf, denen jährlich Tausende von Menschen zum Opfer fielen. Erst groß angelegte Aktionen, bei denen der Bevölkerung Selen verabreicht wurde, konnten dieses Krankheitsbild eindämmen. Mittlerweile sind zahlreiche Funktionen, die Selen in unserem Körper ausübt, bekannt, und man weiß, wie wichtig dieser Mikronährstoff für die Gesunderhaltung des gesamten Körpers ist.

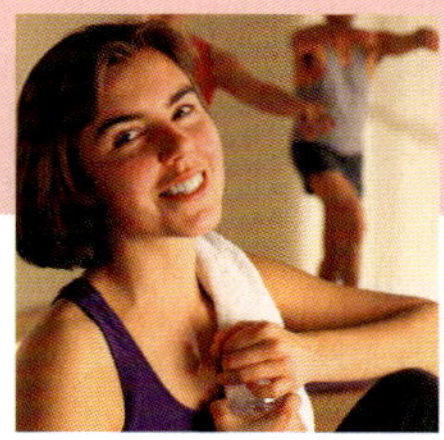

Freie Radikale gewinnen die Oberhand: Ohne Selen ist die Glutathionperoxidase machtlos

Wenn freie Radikale in den Zellen ihr Unwesen treiben, nehmen sie sich zuerst die empfindlichen Fette vor – mit ihnen haben die aggressiven Räuber leichtes Spiel. Dabei werden die Fette »oxidiert« und – unter der Bildung von Hydroperoxiden – zerstört. Die schädliche Wirkung dieser Reaktionsprodukte kennt jede Frau, die sich einmal mithilfe von Wasserstoffperoxid die Haare bleichen ließ. Diese werden zwar schön hell – allerdings in ihrer Struktur stark angegriffen und benötigen nach diesem Denaturierungsprozess besondere Pflege.

Die Blut- und die Leberzellen sind reich an diesem selenhaltigen, Radikal fangenden Enzym: Hier ist der Schutz vor dem oxidativen Stress besonders notwendig

In unserem Körper lösen die durch die Fettoxidation entstandenen Hydroperoxide ebenfalls Schäden aus, die repariert werden müssen. Allerdings können aus diesen Hydroperoxiden selbst auch wieder besonders aggressive freie Radikale gebildet werden, welche die Zerstörungswut der vorhandenen Angreifer noch verstärken.

Die Fette müssen also vor diesem Teufelskreis bewahrt werden, dabei spielt das Selen eine wichtige Rolle. Das Spurenelement wird in unseren Zellen in ein antioxidativ wirksames Enzym (»Glutathionperoxidase«) eingebaut, welches die Ansammlung der giftigen Hydroperoxide und der daraus gebildeten freien Radikale verhindert. Auf diese Weise wirkt Selen »entgiftend« und schützt die Gewebe vor den oxidativen Folgeschäden.

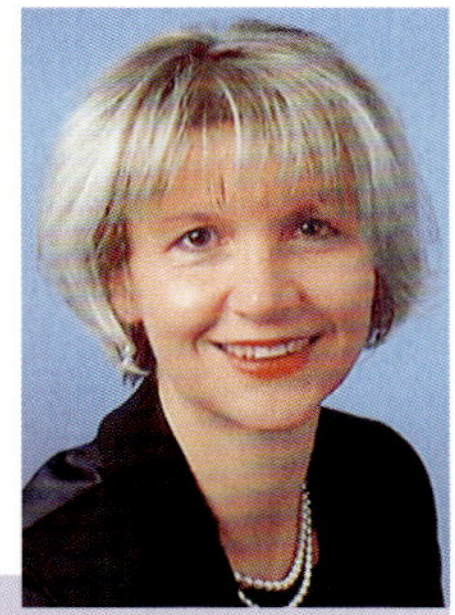

Haben Sie eine Schilddrüsenunterfunktion? Das kann möglicherweise auch an einem Selenmangel liegen. Das sollte allerdings Ihr Arzt abklären – von unkontrollierten, eigenmächtigen Einnahmen ist hier abzuraten.

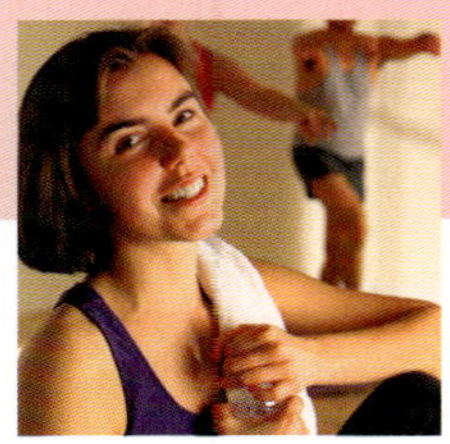

Nicht nur Jod, sondern auch Selen ist für die Schilddrüse wichtig

Jeder Zweite in Deutschland hat eine Schilddrüsenvergrößerung, die häufig auf einen Jodmangel zurückgeführt werden kann. Aber auch Selen ist wichtig!

Die Schilddrüse ist Ort der Hormonbildung und -speicherung. Die dort produzierten Schilddrüsenhormone haben einen vielfältigen Einfluss auf unser Wohlbefinden. So sind sie beispielsweise am Grundumsatz und damit an der Bereitstellung von Energie mitbeteiligt. Außerdem spielen diese Stoffe eine erhebliche Rolle bei Wachstumsvorgängen und der körperlichen Entwicklung, insbesondere der Knochen und des Gehirns. Unter einem Mangel an Schilddrüsenhormonen können sich Wachstumsstörungen, Intelligenzdefekte, eine verzögerte Sexualentwicklung und Fruchtbarkeitsstörungen einstellen.
Es ist hinreichend bekannt, dass Jod für die Funktion der Schilddrüse wichtig ist. Ohne dieses Spurenelement ist die Produktion der dort gebildeten Hormone eingeschränkt – im Blut ist ein Defizit an Schilddrüsenhormonen nachweisbar.
Weit weniger verbreitet ist das Wissen, dass ebenso Selen für die Bereitstellung der Schilddrüsenhormone notwendig ist. Auch bei einem Selenmangel kann sich eine Schilddrüsenunterfunktion mit all ihren unangenehmen Begleiterscheinungen (z. B. Wachstums- und Entwicklungsstörungen, Wassereinlagerungen, trockene schuppige Haut, Kälteempfindlichkeit, Gewichtszunahme) breit machen. Interessant: Bei einem Jodmangel in der Schilddrüse werden vermehrt giftige Hydroperoxide gebildet, die allerdings durch die selenhaltige Glutathionperoxidase unschädlich gemacht werden können.
Somit »schaukeln« Jod und Selen zusammen die Gesunderhaltung unserer Schilddrüse. Ein Mangel des einen Elementes zieht oft ein Defizit des anderen nach sich. Wichtig

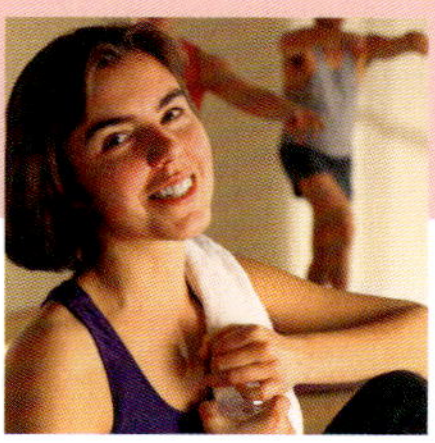

ist also, dass man *beide* Stoffe in ausreichender Menge zuführt. Allerdings ist festzuhalten, dass auch ein Überangebot an Jod bei bestimmten Schilddrüsenerkrankungen problematisch sein kann.

Häufig zu wenig Selen bei Herzerkrankungen und Krebs

Wenn Selen fehlt, kann auch die Glutathionperoxidase nicht aktiv sein – freie Radikale haben dann ein leichtes Spiel und schädigen die Blutfette und Gefäße und begünstigen die Ablagerungen in diesen Transportwegen. Die Gefäße verstopfen langsam und der Blutfluss wird behindert.

Bei Herzinfarktpatienten hat man häufig einen niedrigen Selenspiegel im Blut festgestellt. In einer Reihe von Untersuchungen fand man Hinweise darauf, dass die zu geringe Selenaufnahme mit dem Auftreten von Herz-Kreislauf-Erkrankungen in Verbindung zu stehen scheint (siehe Kapitel 16). In Gegenden, wo die Selenversorgung gut ist, besteht ein geringeres Herz-Kreislauf-Risiko als in Regionen, wo die Böden an Selen verarmt sind und die Aufnahme dieses Spurenelementes zu gering ist.

Selen beeinflusst das Wachstum von Zellen und wirkt einem unkontrollierten Zellwachstum entgegen. Treten Schäden bei der Zellteilung auf, so ruft Selen Reparaturenzyme auf den Plan, welche die geschädigten Zellbereiche entfernen und ersetzen. Außerdem wirkt Selen entgiftend und schützt die Leberzellen. Auch das Abfangen der aggressiven freien Radikale bewahrt die Zellen vor Entartung.

Geringe Selenwerte im Blut sind bei Krebspatienten häufig zu finden. Sie sind, nach Meinung einiger Selenforscher,

»Es gibt kaum einen Bereich der Medizin, bei dem Selen in therapeutischer und präventiver (z. B. Krebsvorbeugung) Hinsicht unberücksichtigt bleiben darf.« »Selenpapst« Professor Dr. G.N. Schrauzer, USA

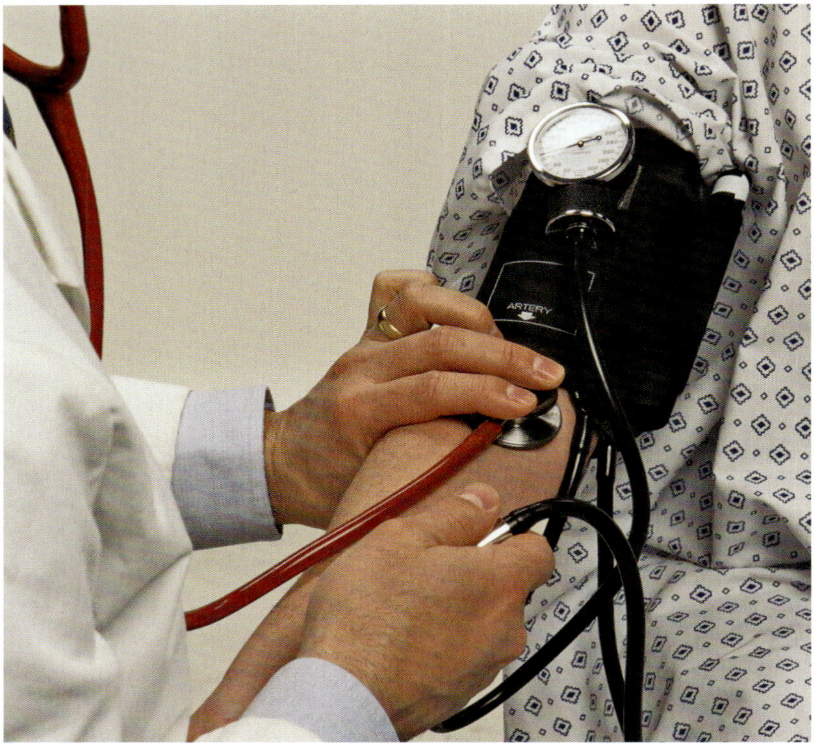

Ein Selenmangel kann einen Herzinfarkt mitbegünstigen.

sogar als Alarmzeichen für eine vorliegende oder sich entwickelnde Krebserkrankung zu bewerten. Unter der Bestrahlung bzw. Behandlung mit Krebsmitteln »rutscht« der Wert zusätzlich in das Minus, da bei diesen Vorgängen eine Flut an freien Radikalen gebildet wird und das antioxidativ wirksame Enzym – die Glutathionperoxidase – »alle Hände voll zu tun hat«.

Selen sollte möglichst zusammen mit Vitamin E aufgenommen werden – beide Antioxidantien ergänzen sich optimal

Außerdem stärkt Selen die Abwehrkräfte und hilft dem geschwächten Körper die belastenden Prozeduren einer Chemo- oder Strahlentherapie besser zu überstehen. In Deutschland gibt es bereits einige Kliniken, die den Betroffenen, Therapie begleitend, Selen und andere Antioxidantien verabreichen.

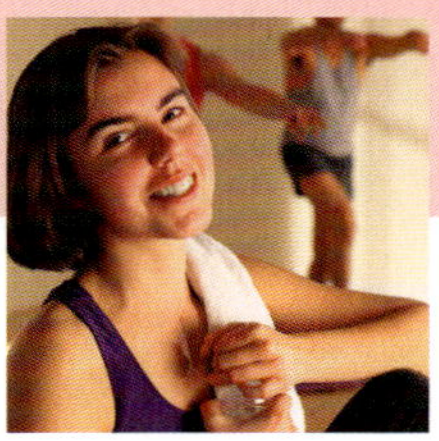

Selenarmes Deutschland – die Böden sind ausgelaugt

Im Vergleich zu den Japanern, Amerikanern und Kanadiern nehmen die Deutschen relativ wenig Selen auf, wobei die Süddeutschen schlechter dran sind als die Norddeutschen. Unsere Böden weisen nämlich ein »Nord/Süd-Gefälle« auf: Die schleswig-holsteinsche und niedersächsische Erde enthält mehr Selen als beispielsweise die baden-württembergischen oder bayrischen Böden.

Insgesamt muss man davon ausgehen, dass die deutschen Böden ausgelaugt und arm an wichtigen Mineralstoffen und Spurenelementen sind. Das haben auch viele Bodenuntersuchungen (z.B. auch für Magnesium) bestätigt. Zudem hat der saure Regen dazu geführt, dass das in den Böden enthaltene Selen in Verbindungen umgewandelt wird, die von der Pflanze nicht aufgenommen werden können. Das erklärt, warum unser Getreide relativ wenig Selen enthält.

Über die Nahrungskette wird das mit den Pflanzen aufgenommene Selen in Tieren und damit auch in tierischen Produkten angereichert (Tabelle 13). Vegetarier sind bezüglich eines Selenmangels besonders gefährdet.

Neuere Untersuchungen haben ergeben, dass Frauen im Durchschnitt 38 Mikrogramm Selen/Tag und Männer durchschnittlich 41 Mikrogramm/Tag aufnehmen – zu wenig, denn 55 Mikrogramm pro Tag sollten es mindestens sein, um einem Mangel vorzubeugen. Allerdings sind hierbei besondere Umstände (z.B. Umwelt-, Schwermetallbelastung) und Erkrankungen (z.B. Krebserkrankungen, die den Bedarf steigen lassen) noch nicht berücksichtigt. Auch dem Schutz vor dem erhöhten oxidativen Stress ist hierbei auch noch nicht Rechnung getragen.

Um sich vor Krankheiten zu schützen, empfehlen führende Selenforscher pro Tag etwa 100 bis 150 Mikrogramm Selen. Dafür müssten Sie täglich etwa 1 bis 1,5 Kilogramm Schweinefleisch essen!

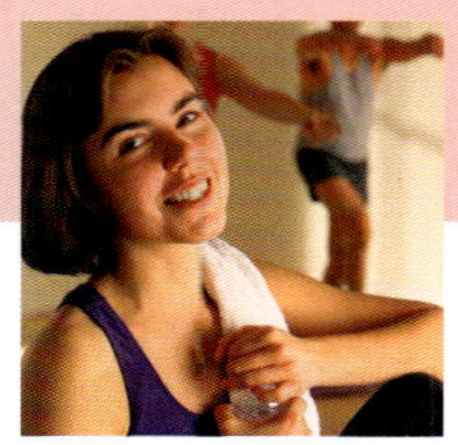

Tabelle 13: Selenreiche und selenarme Nahrungsmittel	
Nahrungsmittel	**Selengehalt (μg/kg)**
Schweinefleisch	120
Rindfleisch	60
Meeresfisch	200–400
Süßwasserfisch	120
Roggenbrot	150
Haferflocken	80
Käse	40
Milch	8
Erbsen	10
Tomaten	5
Kartoffeln	3
Bananen	10
Äpfel	3

Schwache Muskeln bei Selenmangel

Der Mensch hält im Allgemeinen eine Menge aus. Bis der Körper bei einer unzureichenden Versorgung mit Vitaminen und Mineralstoffen endlich rebelliert und mit entsprechenden Symptomen reagiert, kann es lange dauern. Allerdings ist davon auszugehen, dass die Stoffwechselreaktionen bereits in dieser Zeit des verdeckten Mangels nicht mehr optimal laufen und Schutzfunktionen vernachlässigt werden (müssen). Für den Betroffenen und den Therapeuten ist das Aufdecken eines solchen Defizites daher nicht immer einfach.

»Verdeckte«, nicht durch Symptome erkennbare Selenmängel sind häufig

Auch der Selenmangel zeigt sich so gut wie nie mit seinem »wahren Gesicht«, denn bis der Mangel klar erkennbar ist,

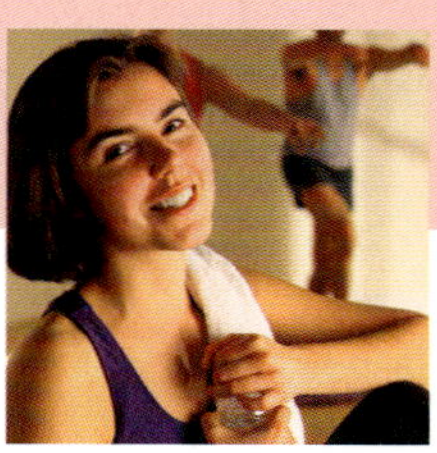

sind die Körperspeicher fast vollständig leer. Eine Erniedrigung der selenabhängigen Glutathionperoxidase im Blut, Veränderungen des Blutbildes und eine Abnahme von Schilddrüsenhormonen können auf ein Selendefizit hinweisen. Ebenso können sich die Haare und die Haut aufhellen (»Pseudo-Albinismus«) und sich die Haarstruktur verändern. Schließlich werden die Muskelfasern geschädigt, was zu Muskelschwäche führen kann. Am schlimmsten trifft es dabei das Herz: Dieses wird massivst geschwächt und es kann zu einer krankhaften Vergrößerung des Herzmuskels kommen. Ebenso kann ein Selenmangel auch an Fruchtbarkeitsstörungen beteiligt sein.

Da sich das Blei hauptsächlich in den Randschichten des Getreides ablagert, ist Vollwertmehl oder Kleie etwa zehnmal so stark belastet wie ausgemahlenes (Weiß-) Mehl

Amalgam ist ein Selenräuber

Die Ursachen für niedrige Blut-Selenwerte sind vielfältig – die mangelnde Zufuhr spielt dabei sicherlich eine wesentliche Rolle. Aber auch andere Faktoren können den Mangel mitbegünstigen.

Wer beispielsweise harntreibende Mittel oder Medikamente gegen Verstopfung anwendet, trägt ein erhöhtes Risiko für eine unzureichende Versorgung mit dem Spurenelement. Ebenso erschwert Alkohol die Selenaufnahme im Körper. Bei einer Reihe von Erkrankungen (Tabelle 14) liegt ebenfalls häufig eine Unterversorgung vor.

Giftige Schwermetalle wie beispielsweise Cadmium und Blei nehmen wir zum Teil über die Nahrung auf. Sie lagern

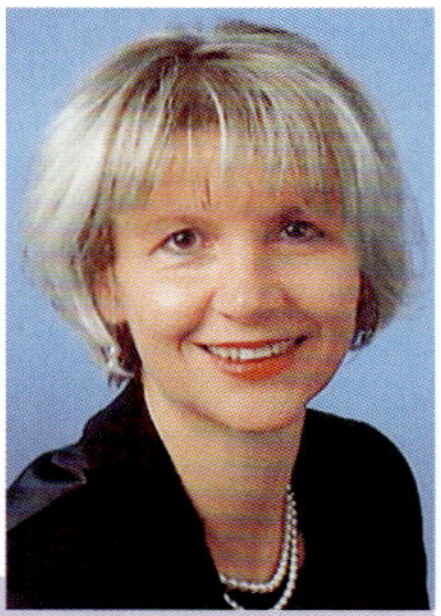

Sollten Sie eine Entfernung Ihrer Amalgamplomben planen, dann achten Sie besonders in den Wochen zuvor und danach auf eine ausreichende Zufuhr an Selen (zusammen mit Zink, Vitamin C und Vitamin E).

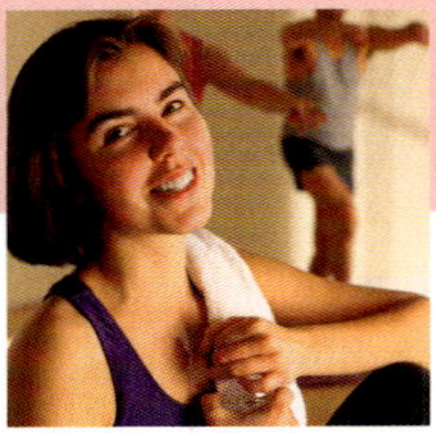

Tabelle 14: Selenmangelrisiko bei folgenden Erkrankungen und Belastungen
AIDS
Bauchspeicheldrüsenentzündung
Chronisch-entzündliche Darmerkrankungen
Chronischem Alkoholkonsum
Essstörungen
Herz-Kreislauf-Erkrankungen
Krebs
Lebererkrankungen
Nierenerkrankungen (z. B. Dialysepatienten)
Rheumatische Erkrankungen
Schwermetallbelastung
Großflächige Wunden (z. B. durch Verbrennungen)

sich im Knochen und im Gehirn ab und schädigen u.a. Leber, Nieren und unser Immunsystem. Ebenso können die Gifte aber auch in die Geschlechtsorgane gelangen und dort die Fruchtbarkeit beeinträchtigen.

Nach einer Studie des Umweltbundesamtes leiden schätzungsweise 100 000 Bundesbürger an einer Nierenerkrankung, die durch Cadmium verursacht ist

Als problematisch erwiesen sich in den letzten Jahren die Zahnmetalle, die ebenfalls giftige Schwermetalle enthalten können. Für besonders negative Schlagzeilen sorgte das Amalgam, welches auf Grund seiner Eigenschaften (beständig, leicht zu verarbeiten) besonders oft zur Anwendung kam. Amalgame enthalten etwa 50% Quecksilber (Rest u. a. Silber, Zinn, Kupfer). Aus den Zahnfüllungen werden die Schwermetalle – insbesondere durch heiße und saure Speisen sowie intensives Kauen – freigesetzt und gelangen mit dem Speisebrei in den Darm. Das Quecksilber kann aber auch aus den Zahnfüllungen direkt über das Zahnfleisch in die Blutbahn gelangen.

Selen verbindet sich mit giftigen Schwermetallen, wie bei-

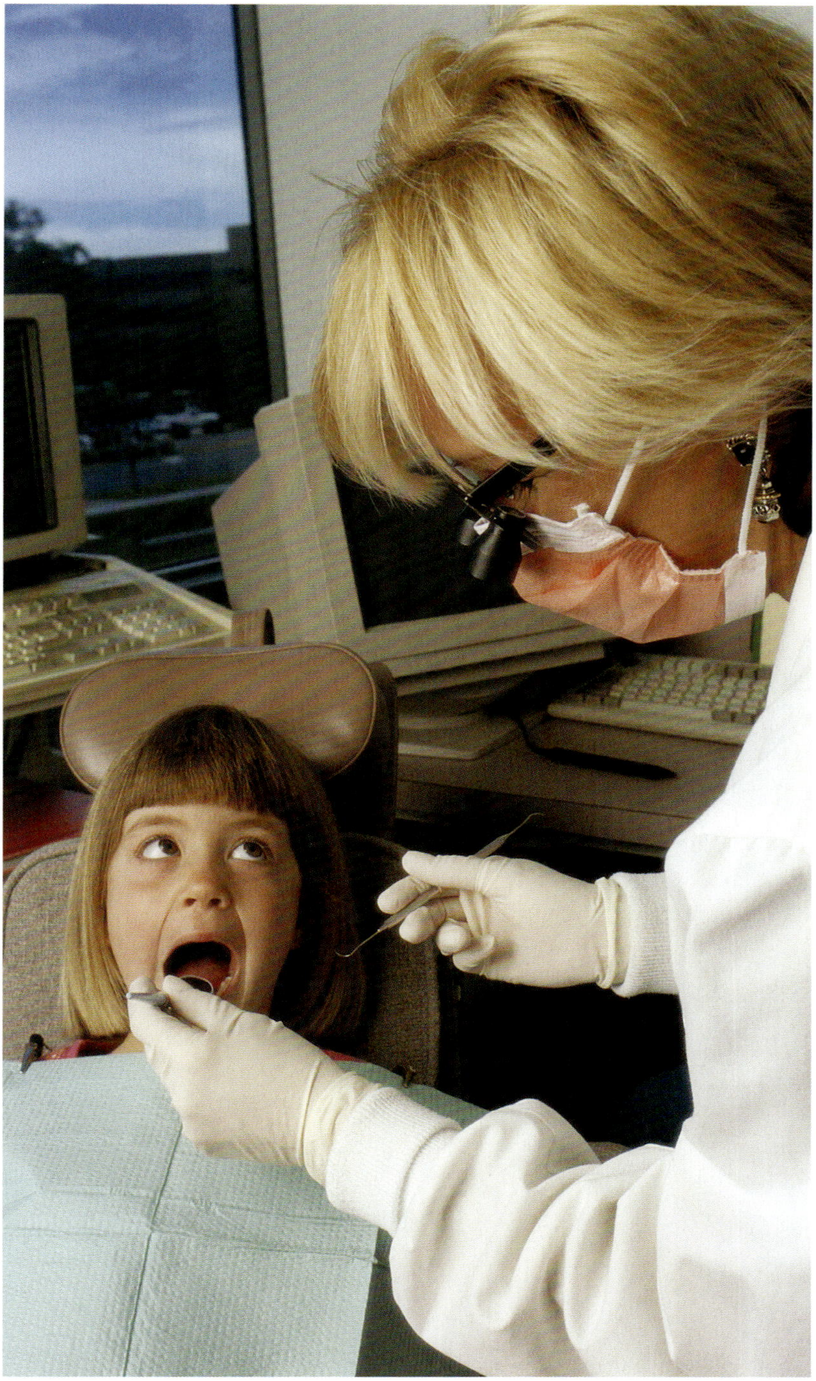

Amalgam ist ein Selenräuber.

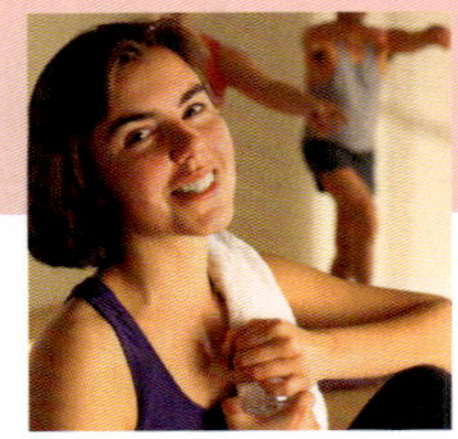

spielsweise dem Quecksilber oder Blei, und führt diese der Ausscheidung zu. Damit wird einerseits einer übermäßigen Schwermetallbelastung entgegengewirkt, andererseits »verbraucht« die Entgiftung aber auch Selen und zehrt den Körperbestand auf.
Untersuchungen mit Schwermetall belasteten Personen haben gezeigt, dass die Gabe von Selen den Schwermetallanteil im Blut zum »Schmelzen« bringt, wobei Selen durch andere Antioxidantien wie z. B. Vitamin C, E und Zink unterstützt wird.

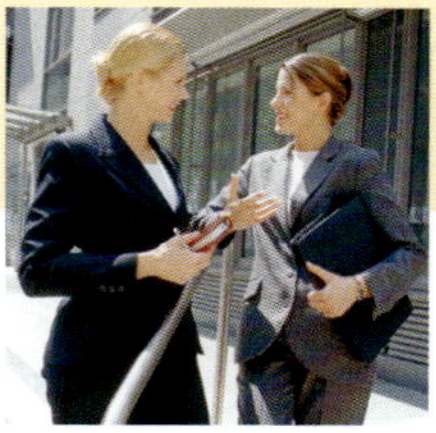

14. NADH – Powerstoff der besonderen Art

Wussten Sie, dass

- NADH den Glückshormonspiegel anhebt?
- sich Ihr Sexualleben dank NADH verbessern kann?
- NADH gegen Jetlag hilft?

Ausgepowert, müde und antriebslos – Businessleute, Manager und Powerfrauen aufgepasst!

Ob wir nun am Schreibtisch sitzen, den Rasen mähen, in der Küche stehen oder die Füße hochlegen und entspannen – in jeder Minute unseres Lebens muss der Körper Stoffwechselleistungen erbringen. Und dazu braucht er Energie (ATP), welche in den Körperzellen aus den energieliefernden Nährstoffen (Kohlenhydrate, Fette, Eiweiße) hergestellt werden muss. Ein ziemlich komplizierter Prozess, der ohne die so genannten Coenzyme nicht vonstatten gehen kann. Wir haben diese Tatsache bereits bei der Vorstellung des Coenzym Q10 erfahren (S. 107 ff.). Nun gibt es allerdings noch ein weiteres wichtiges Coenzym, das für die Gewinnung von »Treibstoff« für unseren Körper absolut unerlässlich ist. Es handelt sich hierbei um NADH, welches auch unter dem Namen Coenzym 1 bekannt ist. Aus diesem Powerstoff wird Energie (ATP) hergestellt und wenn wir mit NADH unterversorgt sind, so kann das weitreichende Folgen haben: unsere »Akkus« leeren sich zunehmend, wir werden müde und haben Konzentrationsschwierigkeiten.

Mehr Energie, Konzentration und Leistungsfähigkeit – dank NADH

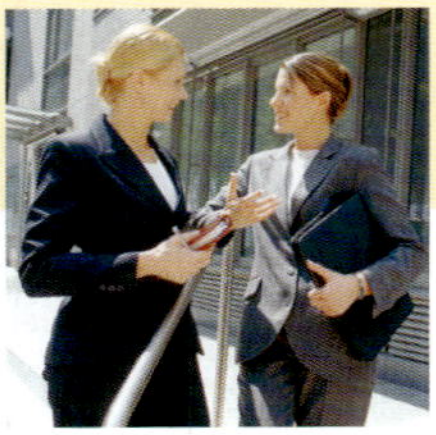

Wir können uns kaum noch dazu aufraffen, nach einem arbeitsreichen Tag noch in die Sportschuhe zu steigen oder ein kulturelles Angebot wahrzunehmen. Je besser wir aber mit der »Antriebswaffe« NADH versorgt sind, umso aktiver, konzentrierter und leistungsfähiger sind wir!

Wer verschiedene Zeitzonen durchfliegen muss, um beispielsweise an wichtigen beruflichen Meetings im Ausland teilzunehmen, kennt das Problem: Jetlag – nachlassende Reaktionsfähigkeit, Müdigkeit, Dämmerzustand und Stimmungsschwankungen. Das kann natürlich in geschäftlichen Besprechungen von großem Nachteil sein und die Gesprächsführung und das Ergebnis eines solchen Meetings extrem beeinträchtigen. Wie schön ist es, auch hier auf NADH verweisen zu können, denn dieses wurde u. a. auch speziell in diesem Zusammenhang getestet. Flugreisende, die NADH (ENADA, S. 152) eingenommen hatten, zeigten in Gehirnleistungs- und Wachtests deutlich bessere Ergebnisse als jene ohne diesen Powerstoff.

Power für die Muskeln – davon können auch Freizeitsportler profitieren

Natürlich profitieren auch Freizeit- und Leistungssportler, deren energetische Bereitstellung für ihre Leistung von ausschlaggebender Bedeutung sein kann, von NADH-Gaben. Untersuchungen mit Profisportlern haben gezeigt, dass der Powerstoff die Reaktionszeit und die Ausdauerleistung deutlich verbessern kann.

Effizienter Rostschutz besonders für das Gehirn

Jede Körperzelle enthält NADH, die größten Mengen finden wir allerdings in extrem energiebedürftigen Geweben wie im Herzmuskel oder im Gehirn. Der »Treibstoffbedarf« des Herzens, welches ja pausenlos schlägt, ist nachvollzieh-

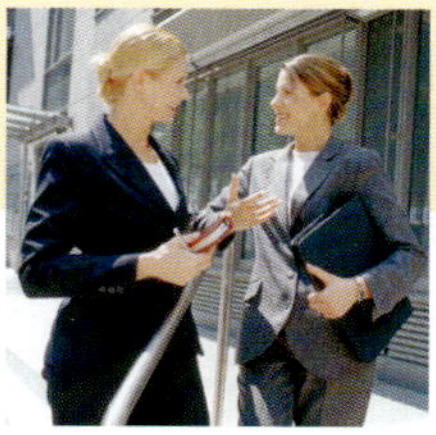

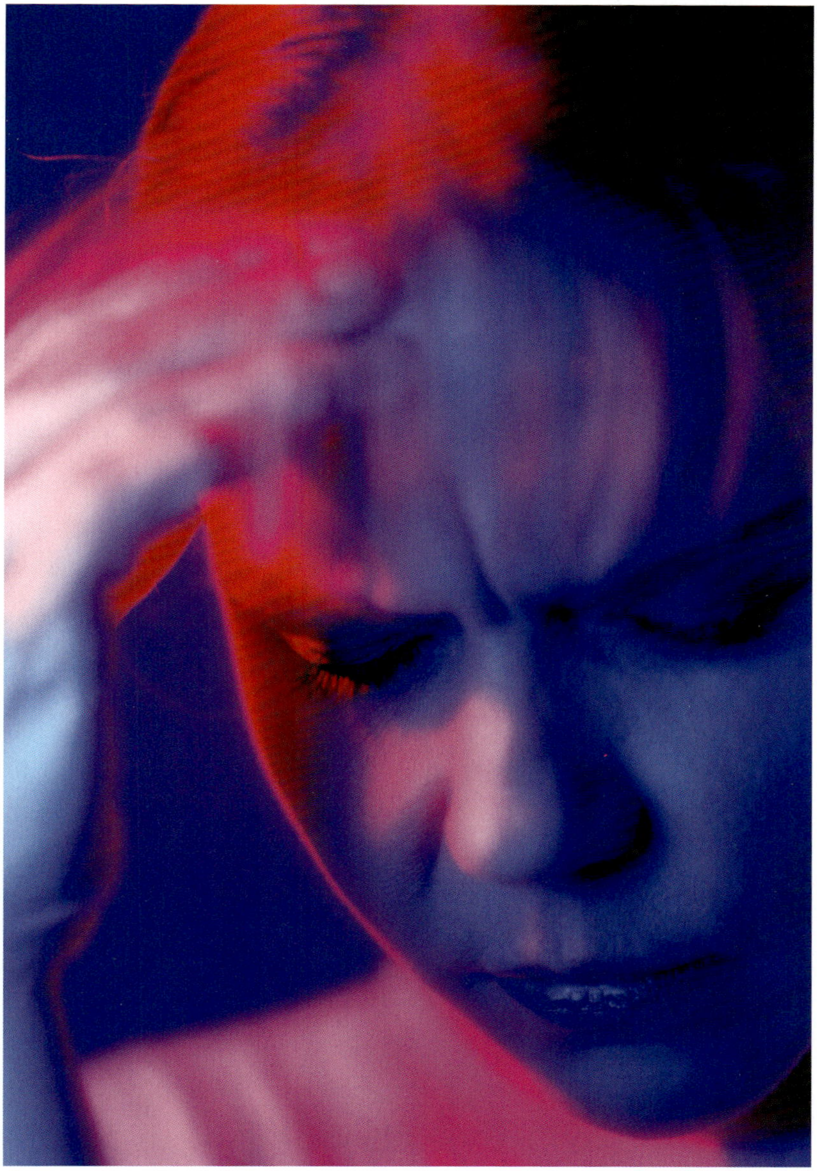

Das Gehirn ist ein extrem energiebedürftiges Gewebe. Wenn der Nachschub an NADH ausbleibt, zeigen sich hier Ermüdungserscheinungen.

bar. Aber dass das Gehirn etwa ein Viertel der gesamten zur Verfügung stehenden Energie verbraucht, obwohl es ja nur 2% der Körpermasse ausmacht, wissen die Wenigsten. Kein Wunder also, dass sich hier Ermüdungserscheinungen zei-

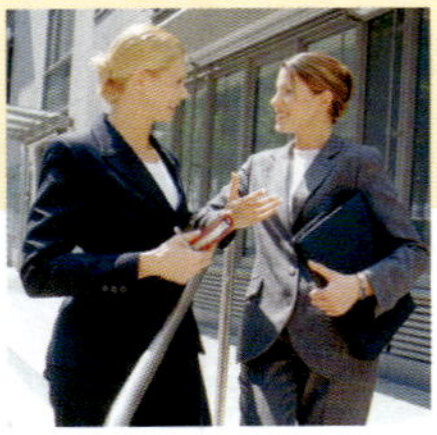

Das Gehirn braucht extrem viel Energie und ist gleichzeitig besonders empfindlich gegen freie Radikale – NADH ist das vermutlich stärkste Antioxidans

gen, wenn der Nachschub ausbleibt. Dazu kommt, dass das Gehirn mehr als 20% des Sauerstoffs im Blut verbraucht – und damit besonders der Attacke durch die entstehenden freien Radikale ausgesetzt ist. Solche durch die aggressiven Winzlinge hervorgerufenen Schäden an den Nervenzellen können für Hirnleistungsstörungen und Nervenerkrankungen wie z. B. die Alzheimer oder Parkinson'sche Krankheit (S. 215 ff.) mitverantwortlich sein. Das antioxidative Verteidigungssystem ist daher für das Gehirn und die Nervenzellen besonders wichtig. Die gute Nachricht ist die, dass NADH das vermutlich stärkste Antioxidans darstellt, das man kennt. Damit werden die schädlichen Angreifer im Gehirn (und auch sonst im Körper) bestens in Schach gehalten, Nervenzellen effizient geschützt und das Risiko für Folgeschäden und Erkrankungen eingedämmt.

ENADA und ENACHI – wissenschaftlich entwickeltes NADH der besonderen Klasse

Untersuchungen mit Parkinson-Patienten haben sogar gezeigt, dass durch die Gabe von NADH das Krankheitsbild verbessert werden kann. So ist es dem österreichischen Arzt und Biochemiker Professor Dr. Dr. Jörg Birkmayer in einer Studie mit 885 Parkinson-Patienten gelungen, bei etwa 80% der Patienten eine mittlere bis sehr gute Verminderung der Krankheitssymptome zu erzielen. Auch zur Anwendung von NADH bei Alzheimer-Patienten konnte er Hinweise auf eine positive Wirkung liefern. Diesem unermüdlichen Forscher ist es auch zu verdanken, dass inzwischen ein besonders stabiles, magensaftresistentes und gut verwertbares NADH zur Verfügung steht, dessen Herstellungsverfahren er sich patentieren ließ. Ihm ist es als erstem Wissenschaftler gelungen, NADH in dieser Form zu stabilisieren und er belegte, anhand von Studien, auch die wohl besonders gute Verträglichkeit seiner Formel. Er nannte seine Entdeckung »ENADA« (z. B. erhältlich über Life Light in Österreich unter 0043 (0) 662 628 628 oder über Life Light

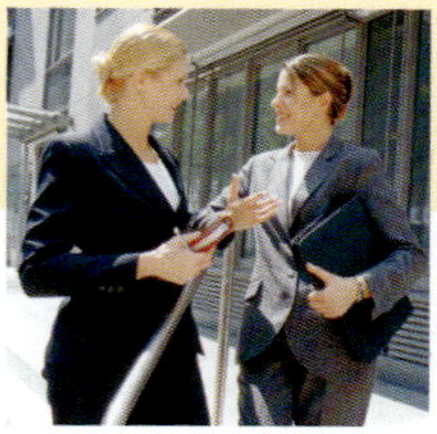

Deutschland gebührenfrei unter 0 800 628 628 0; www.life-light.com) und entwickelte inzwischen unter dem Namen »ENACHI« (ebenfalls über Life Light beziehbar) ein weiteres »Powerprodukt«, welches auf der Zunge zergeht und rasch über die Mundschleimhaut aufgenommen wird, was gerade für die rasche Anwendung »unterwegs« hilfreich sein kann.

I feel good – glücklich und sexuell aktiv mit NADH

Nun hat aber NADH nicht nur eine Funktion als Energielieferant und als Radikalfänger, sondern es ist auch noch für die Freisetzung von wichtigen Nervenbotenstoffen wie z. B. Adrenalin, Dopamin oder Serotonin zuständig. Adrenalin ist der Stoff, den unser Nebennierenmark ausspuckt, um Herz und Kreislauf auf Vordermann zu bringen und Energiereserven für anstehende Leistungen zu mobilisieren. Wird es dem Körper nicht in ausreichendem Maß zur Verfügung gestellt, dann reagiert er mit Müdigkeit und Einschränkung der Konzentrations- und Leistungsfähigkeit.

Adrenalin regt den Kreislauf an, Dopamin macht euphorisch und gilt als Botenstoff »der Lust«

Dopamin ist ein Botenstoff, der den Informationsaustausch zwischen Nervenzellen, Hirnzentren und dem Immunsystem bewerkstelligt und für eine positive Stimmung, Motivation, Gelassenheit und Lebensfreude, aber auch für die Aktivierung der Abwehrkraft mit zuständig ist. Ein Mangel an diesem wichtigen Nervenbotenstoff lässt das Interesse an unserer Umwelt erkalten, macht uns antriebslos und müde und kann eine depressive Stimmung begünstigen. Bei Parkinsonkranken sorgt der ausgeprägte Dopaminmangel für Bewegungsstörungen und das typische Zittern.

Dopamin gilt aber auch als Casanovas »geheime Waffe«

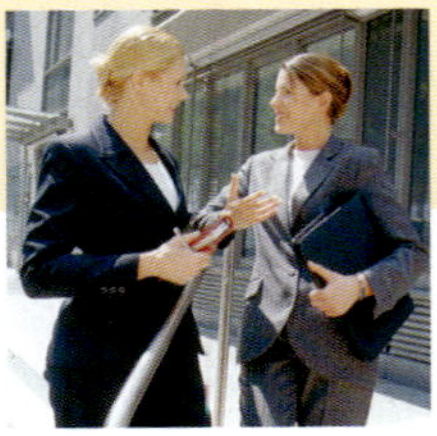

und spielt wohl auch bei der Sexualität eine Rolle. Als »Glückshormon« kann es im Blut von Verliebten vermehrt nachgewiesen werden. Nun, sollten Sie nicht zu diesen glücklichen frisch verliebten Zeitgenossen gehören, so können Sie Ihre Dopamin-Ausschüttung mit Hilfe von NADH fördern. Nicht zuletzt deswegen wird der Powerstoff auch als »natural sex booster« gehandelt.

Wellbeing: Serotonin macht uns satt, ausgeglichen und glücklich

Serotonin ist der »glücksbringende« Botenstoff schlechthin. Es sorgt u.a. für einen guten Schlaf, steuert den Appetit und auch den Sexualtrieb und beeinflusst die Gemütslage. Serotonin macht uns satt, ruhig und ausgeglichen, während ein Defizit dieses »Glücklichmachers« zu Depressionen, Angstzuständen, Migräne-Attacken oder gar aggressivem Verhalten führen kann und uns den Schlaf raubt. Insgesamt ist es somit kein Wunder, wenn in Studien unter der Anwendung von NADH eine Verbesserung depressiver Zustände beobachtet werden konnte. NADH »powert« die Hirnleistung und sorgt für Tatkraft, seelische Ausgeglichenheit und einen besseren Schlaf. Aber achten Sie auf die richtige Formel mit dem speziellen, patentierten ENADA bzw. ENACHI (Bezugsquellen s. S. 152).

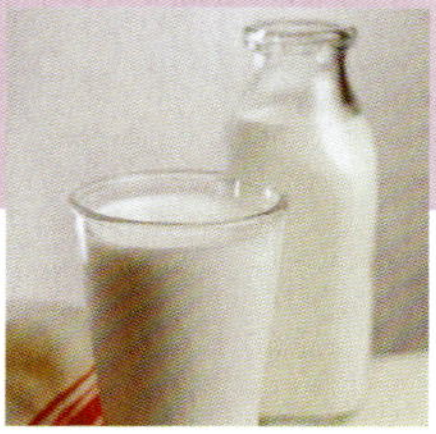

15. Wechseljahre – Zeit der Veränderung

Wussten Sie, dass

- *der »Damenbart« bei Frauen von den männlichen Geschlechtshormonen, die nach den Wechseljahren »überhand« nehmen können, verursacht wird?*
- *»Wechseljahresbeschwerden« in Japan viel seltener vorkommen als in den westlichen Industrienationen?*
- *Bewegung das beste Mittel gegen den Knochenschwund ist?*
- *auch Männer Wechseljahre durchmachen?*
- *jeder fünfte Mann über 40 über eine mangelnde Erektion klagt?*
- *ein Drittel aller Potenzprobleme psychisch bedingt sind?*
- *dass übergewichtige Männer einen niedrigeren Testosteronspiegel haben als schlanke Männer?*

Best age – wenn Frauen »in die Jahre« kommen

Während in den vergangenen Jahrhunderten ein erreichtes Alter von etwa 40 bis 50 Jahren häufig das Ende des Lebens bedeuteten, stehen Frauen und Männer in diesem jetzt »mittleren« Alter in unserer heutigen Zeit voll im Leben und sind »in den besten Jahren«. Die »Wechseljahre« (Klimakterium) bieten daher eine gute Möglichkeit, das bisherige Leben neu zu überdenken und zu gestalten. In dieser Zeit stellt sich der Körper um – die Hormonproduktion geht

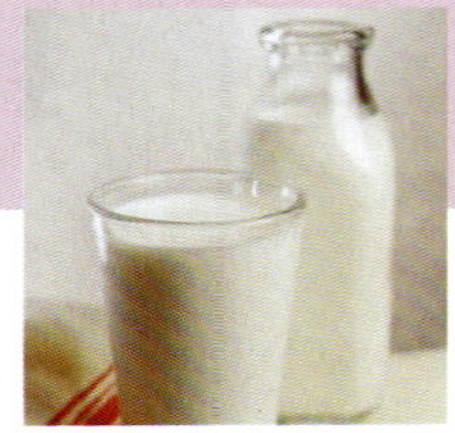

zurück und die Phase der Fortpflanzungsfähigkeit bei der Frau neigt sich dem Ende zu.

Der gesamte Prozess, den Frauen durchlaufen, dauert etwa 10 Jahre. Irgendwann werden die monatlichen Blutungen unregelmäßiger, ebenso kann sich die Stärke der Blutung ändern. Bereits im Alter von 40 bis 45 Jahren sind die Monatszyklen bei jeder dritten bis fünften Frau unregelmäßig. Schließlich bleibt die Regelblutung ganz aus und die Frauen befinden sich in der »Menopause«. Im Durchschnitt sind die Frauen zu diesem Zeitpunkt 51 Jahre alt. Diese Zeit ist in unseren westlichen Industrienationen häufig begleitet von körperlichen Beschwerden (Tabelle 15) und macht vielen Frauen auch von der Psyche her enorm zu schaffen. Zu

Die »Wechseljahre« der Frau beginnen, wenn die Produktion der weiblichen Geschlechtshormone nachlässt

Tabelle 15: Häufige Wechseljahresbeschwerden bei Frauen

Symptom	**Häufigkeit**
Hitzewallungen	79%
Nervosität	75%
Schlafstörungen	74%
Gelenk-/Muskelschmerzen	69%
Depressionen	63%
Müdigkeit	61%
Sexualstörungen	53%
Trockene Scheide	50%
Harnwegsprobleme	43%
Außerdem möglich:	
Reizbarkeit	
Blasenschwäche	
Haarverlust	
Verstärktes Haarwachstum (Gesicht, Arme, Beine)	
Verschlechterung des Hautbildes	
Gewichtszunahme	

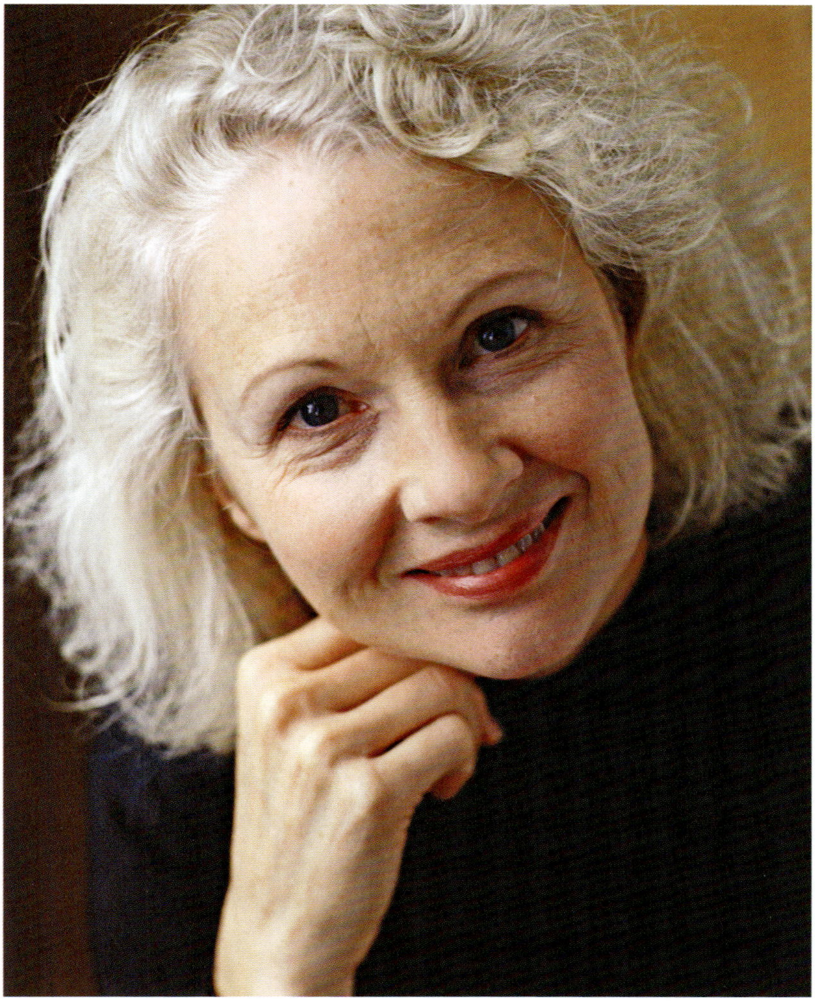

Wechseljahre – Frauen im »besten« Alter

den unangenehmen Folgen des Hormonverlustes zählt auch die zunehmende Hautalterung: Die Haut verliert an Feuchtigkeit und Elastizität.
Auch Frauen bilden männliche Hormone – deren Einfluss wird normalerweise von den weiblichen Hormonen überdeckt. Durch deren Schwinden während der Wechseljahre können sich die männlichen Hormone dann stärker bemerkbar machen – der Damenbart sprießt.

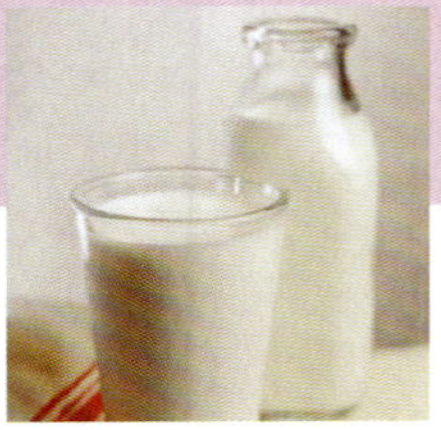

Übrigens: Raucherinnen kommen im Durchschnitt vier bis sechs Jahre früher in das Klimakterium. Dagegen kann man mit einer gesunden, vitalstoffreichen Kost die Wechseljahre hinauszögern: In einer japanischen Studie mit etwa 1000 Frauen, die über sechs Jahre hinweg in der »kritischen« Zeit beobachtet wurden, zeigte sich, dass diejenigen, die regelmäßig grünes und gelbes Gemüse aßen, im Schnitt etwa zwei Jahre später das letzte Mal ihre Periode hatten als die Gemüse verschmähenden Zeitgenossinnen.

Die »kritischen« Jahre des Mannes

Der altersbedingte Testosteronschwund wird durch Alkohol, Rauchen, Übergewicht und zahlreiche Medikamente zusätzlich verschärft

Auch die Männer kommen nicht »ungeschoren« davon. Ein frauentypisches Klimakterium ist bei Männern zwar nicht zu beobachten, jedoch unterliegt auch das starke Geschlecht hormonellen Veränderungen mit den entsprechenden Begleiterscheinungen. Allerdings gehen diese Umstellungen des Körpers wesentlich langsamer vonstatten als bei den Frauen. So verliert »Mann« etwa ab dem 45. Lebensjahr jährlich ca. 1–2% Testosteron und bei etwa jedem fünften Mann über 50 Jahre liegt der Testosteronspiegel bereits unterhalb des Normbereichs. Bei den über 70-Jährigen ist der Wert dann, im Vergleich zu jüngeren Männern, im Durchschnitt um etwa 30% verringert. Bei manchen Männern zeigt das Hormontief spürbare Folgen: Sie fühlen sich schlapp, verlieren ihre Lebensenergie, werden depressiv und lassen geistig nach. Auch Sexualstörungen (Tabelle 16) können sich einstellen. Jeder fünfte Mann über 40 und jeder dritte über 70 Jahre klagt über eine mangelnde Erektion – manchmal ist hier der Testosteronschwund die Ursache, wobei für Erektionsstörungen

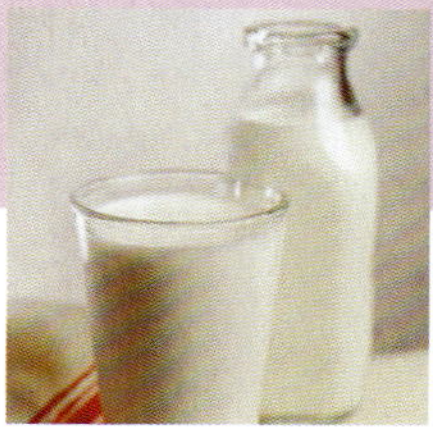

Tabelle 16: Mögliche »Wechseljahresbeschwerden« beim Mann	
Allgemeine Beschwerden:	Nachtschweiß, Gewichtszunahme, Muskelschwund, Schlafstörungen
Nervensystem:	Depressionen, Konzentrationsstörungen
Sexualfunktion:	»Keine Lust an der Lust«, Erektionsstörungen
Skelettsystem:	Knochenschwund, Muskelschmerzen
Haut, Haare:	Faltenbildung, frühzeitiges Ergrauen, Haarausfall

auch noch zahlreiche andere Faktoren (z. B. Prostataleiden, Diabetes mellitus, Medikamente) in Frage kommen können.

Wer seinen Testosteronspiegel halten möchte, der sollte auf sein Gewicht achten: Im Fettgewebe kann vermehrt Testosteron in weibliche Estrogene umgewandelt werden – das führt letztlich zum Nachlassen der Testosteronproduktion. Abspecken, Sport treiben, Stress abbauen, nicht zu viel Alkohol trinken – das sind Maßnahmen, die dem Testosteronspiegel gut tun. Auch der gelegentliche Ausfall des Abendessens (»Dinner Cancelling«) pusht den Hormonspiegel.

Achtung: Übergewicht ist ein echter Testosteronkiller

Nach dem »Wechsel« kommt häufig der Knochenschwund

Der Hormonverlust bedeutet für unsere Knochen nichts Gutes: Sie verlieren mit zunehmendem Alter immer mehr an Substanz, sie werden porös und brüchig. Vom Knochenschwund (Osteoporose) sind in Deutschland etwa sechs

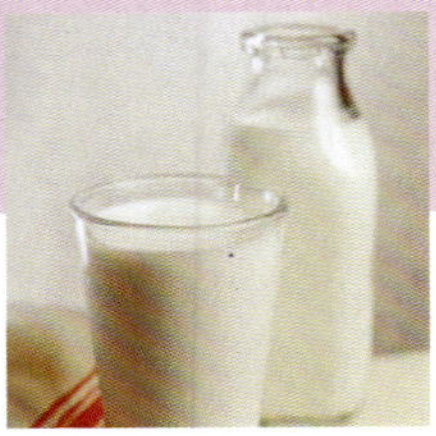

Millionen Menschen – hauptsächlich Frauen – betroffen. Etwa 10% der Osteoporosekranken sind Männer.

Brüchige Knochen: Fast jede dritte Frau entwickelt nach der Menopause eine Osteoporose

Im Knochen herrscht reges Treiben: Knochenaufbauende Zellen und knochenabbauende Zellen liefern sich wahre Gefechte. Die »Baumeister« sorgen u. a. dafür, dass das knochenhärtende Kalzium aus dem Blut in den Knochen geschafft wird. Die »Räumer« höhlen dagegen den Knochen aus. Bis zum 30. Lebensjahr etwa halten sich die ungleichen Brüder die Waage. Aber dann geht es bergab: Die »Räumer« gewinnen die Oberhand – das liegt zum Teil daran, dass die »Speicherverwalter« für das knochenschützende Kalzium – die Hormone – im Zuge der Wechseljahre ins Abseits geraten. In der Folge wird weniger Kalzium in die Knochen eingebaut.

Alle – Kinder, Jugendliche, Frauen und Männer – haben in Deutschland einen Mangel an Kalzium!

Natürlich ist es auch schlecht für die Knochen, wenn grundsätzlich zu wenig Kalzium aufgenommen wird. Laut dem aktuellen Ernährungsbericht der DGE (2000) führen in Deutschland alle Frauen und Männer, gleich welchen Alters (Kinder, Jugendliche, Erwachsene) zu wenig von dem Knochen stärkenden Stoff zu. Eine dramatische Tatsache, wenn man bedenkt, wie wichtig der Mineralstoff für die Härtung der Knochen ist. Kalziumreich sind Milch und Milchprodukte, aber auch Gemüse wie z. B. Brokkoli, Grünkohl und Fenchel enthalten nennenswerte Mengen an diesem Mineralstoff. Jugendliche dezimieren ihren Kalziumhaushalt zunehmend durch phosphathaltige Limonaden und Colagetränke, die dem Körper das notwendige Kalzium rauben. Wer langfristig cortisonhaltige Medikamente einnimmt (einnehmen muss), der leistet ebenfalls einer Osteoporose Vorschub: Der Wirkstoff behindert die Kalziumaufnahme aus dem Darm in das Blut und fördert die Ausscheidung des Mineralstoffs über die Nieren.

Auch die Vitamine D und K sind am Knochenaufbau betei-

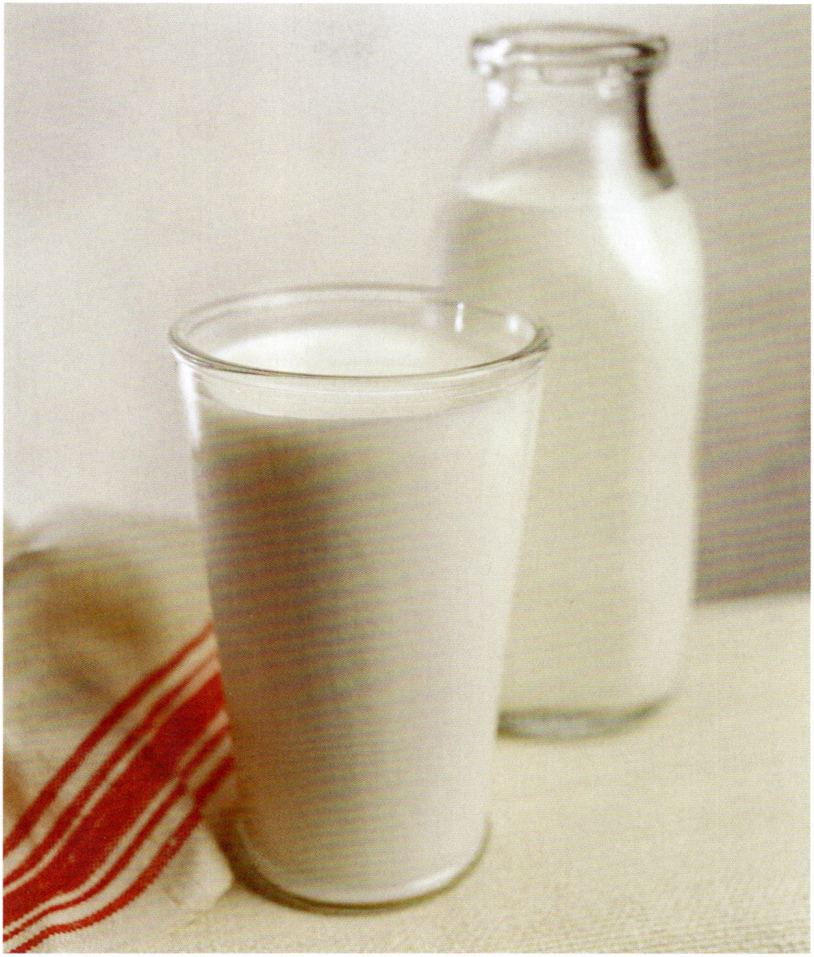

Kalzium ist wichtig für die Knochen.

ligt. Vitamin D sorgt dafür, dass das Kalzium aus dem Darm in das Blut gelangt. Es wird zu 90% mithilfe des Sonnenlichtes gebildet. Ein täglicher, zehnminütiger Spaziergang reicht hierzu – in den Sommermonaten – aus. Schwieriger wird es während der kalten Jahreszeit und bei älteren Menschen, die nicht mehr gut beweglich sind. Das Vitamin K kann durch grünes Blattgemüse und Kohl aufgenommen werden, wird aber auch von den im Darm vorkommenden Bakterien gebildet.

Kupfer und Mangan sind weitere Mikronährstoffe, die für den Knochen wichtig sind. Kupfer ist in Bierhefe, Austern und Nüssen enthalten. Mangan findet man in schwarzem Tee, in Getreide und Nüssen. »Weißmehlfreaks« haben häufig zu wenig Mangan im Blut.

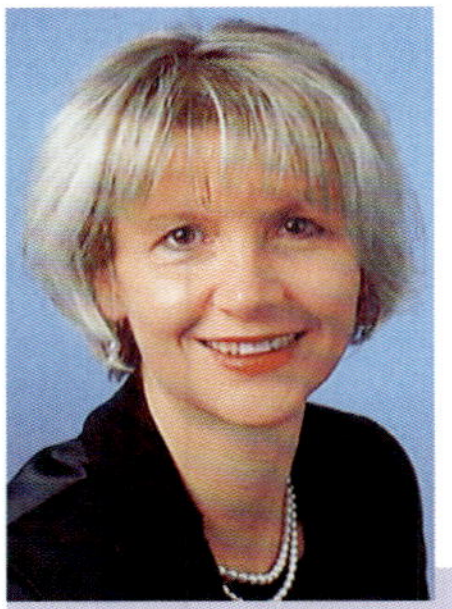

Neben einer »knochenfreundlichen Ernährung« ist vor allem auch die regelmäßige Bewegung wichtig. Damit kann das Risiko für Knochenbrüche im Vorfeld gesenkt werden, denn die Muskelarbeit sorgt dafür, dass das wertvolle Kalzium in die Knochen geschafft wird.

Auch für Männer ist eine ausreichende Zufuhr knochenstärkender Vitalstoffe wichtig – denn die Osteoporose kommt mehr und mehr auch bei Männern vor.

Warum Asiatinnen kaum Wechseljahresbeschwerden haben

Beschwerden während der Wechseljahre sind in den westlichen Industrienationen häufig: Mindestens 70% der Frauen leiden – etwa jede Zweite davon sehr.

Nicht so in Asien. Dort treten nur bei etwa 20% der Frauen unangenehme Begleiterscheinungen der Wechseljahre auf. Für das Wort »Hitzewallungen« gibt es z. B. in Japan keinen entsprechenden Begriff. Auch die Osteoporose, die sich vielfach mit zunehmendem Estrogenschwund einschleicht, ist bei den Frauen dort seltener als bei uns anzutreffen.

Es ist nahe liegend, die asiatische Ernährungsweise mit derjenigen der westlichen Industrienationen zu vergleichen. Auffällig ist, dass die fernöstliche Kost durch einen hohen Anteil an Soja und Sojaprodukten geprägt ist. Professor Herman Adlercreutz, ein führender Hormonexperte, war der Erste, der die dort seltener auftretenden Wechseljahresbe-

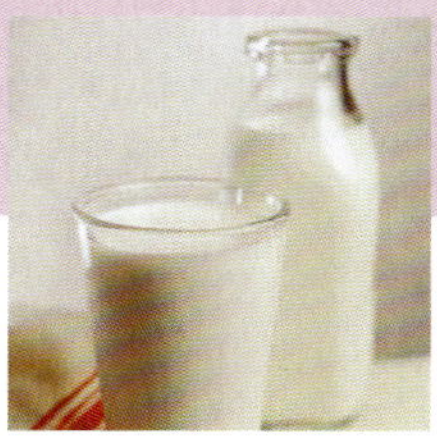

schwerden mit diesen Nahrungsmitteln und deren Inhaltsstoffen in Verbindung gebracht hat. Ihm sind zahlreiche Studien und Veröffentlichungen zu verdanken, die sich mit diesem Zusammenhang befasst haben.
Soja und Sojaprodukte wie z. B. Tofu oder Miso enthalten Soja-Isoflavone, die den weiblichen Hormonen in ihrer Struktur stark ähneln. Während die europäischen Frauen gerade mal höchstens drei Milligramm/Tag von diesen »Phytoestrogenen« (=pflanzliche Estrogene) aufnehmen, verzehren die Asiatinnen täglich bis zu 150 Milligramm!

Obwohl Japanerinnen durch ihren zierlichen Körperbau ein erhöhtes Risiko für Osteoporose haben, kommt die Krankheit dort viel seltener vor als bei den Frauen der westlichen Welt

Unbeschwerte Wechseljahre mit Isoflavonen

Die in den sojahaltigen Lebensmitteln enthaltenen Isoflavone gehören zu den Phytoestrogenen – das sind natürlich vorkommende bioaktive Pflanzenstoffe, die beispielsweise in Hülsenfrüchten (z. B. Sojabohnen, Linsen) anzutreffen sind. Da diese ähnlich gebaut sind wie die körpereigenen Estrogene, werden sie von den »Andockstellen« für diese Hormone im Körper akzeptiert und können dort eine sanfte, regulierende Funktion ausüben – denn die Wirkung dieser Phytoestrogene ist bei weitem nicht so stark wie die der körpereigenen Estrogene und sie sind gut verträglich.
Außerdem haben die Phytoestrogene aus Soja auch Knochen schützende Effekte und schließlich ist auch Soja selbst ein guter Kalziumlieferant. In verschiedenen Untersuchungen wurde eine Verbesserung der Knochendichte festgestellt.
Untersuchungen haben gezeigt, dass man lästige Wechseljahresbeschwerden wie beispielsweise Hitzewallungen, Kopfschmerzen und Nervosität durch den Verzehr von Soja-Isoflavonen günstig beeinflussen kann.

Soja-Isoflavone – die sanfte Alternative zur umstrittenen Hormonersatztherapie

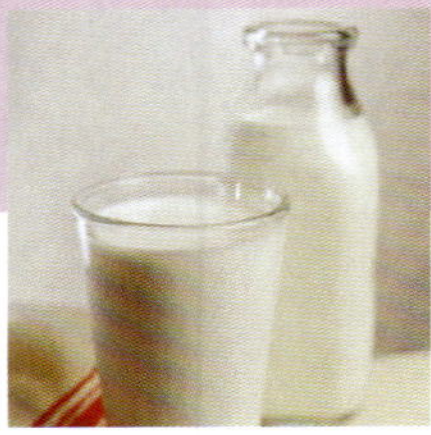

Um diese positiven Effekte zu erzielen, wird die tägliche Zufuhr von 70 bis 100 mg Isoflavone empfohlen. Dafür müsste man jeden Tag etwa 200 bis 250 Gramm Sojabrot verzehren oder etwa 300 bis 400 Gramm Tofu essen. Das ist sicherlich nicht in allen Fällen machbar.

Wer dennoch auf die Phytoestrogene nicht verzichten möchte, kann auf Isoflavone in Kapselform ausweichen. Für die optimale Wirkung wäre es wichtig, dass die Phytoestrogene dem Körper kontinuierlich zur Verfügung gestellt werden. Daher sind Produkte empfehlenswert, welche die Isoflavone möglichst gleichmäßig über den Tag verteilt abgeben (»rund um die Uhr Versorgung«). Solche Präparate sind – in der Dosierung von 70 bis 100 mg Isoflavonen/Kapsel – im Reformhaus erhältlich.

Ihr persönlicher Hormon-Check-up

Befinden Sie sich in einem Hormontief? Machen Sie hier Ihren persönlichen Hormoncheck.
(Zutreffendes bitte ankreuzen.)

Stichwort: »Alter und Gewicht«		
Sind Sie älter als 50 Jahre?	☐ ja	☐ nein
Sind Sie übergewichtig?	☐ ja	☐ nein
Stichwort: »Befindlichkeit«		
Sind Sie oft müde und abgespannt?	☐ ja	☐ nein
Sind Sie antriebs- und lustlos?	☐ ja	☐ nein
Leiden Sie unter »Wechseljahresbeschwerden«?	☐ ja	☐ nein
Altert Ihre Haut stark (z. B. extreme Faltenbildung)?	☐ ja	☐ nein
Vernachlässigen Sie Ihr Aussehen?	☐ ja	☐ nein

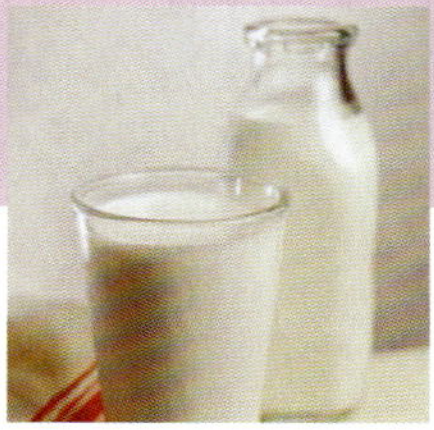

Ist Ihnen die Lust auf Sex vergangen?	☐ ja	☐ nein
Leiden Sie unter Erektionsstörungen?	☐ ja	☐ nein
Kommt es zu einer vorzeitigen Ejakulation?	☐ ja	☐ nein
Haben Sie häufigen Harndrang (z. B. nachts)?	☐ ja	☐ nein

Stichwort: »Stress und Psyche«

Gibt es in Ihrer Partnerschaft öfter Spannungen?	☐ ja	☐ nein
Ist Ihre berufliche Tätigkeit anstrengend?	☐ ja	☐ nein
Gibt es Schwierigkeiten mit Kollegen/Vorgesetzten?	☐ ja	☐ nein
Mussten Sie belastende Schicksalsschläge hinnehmen?	☐ ja	☐ nein
Leiden Sie unter Versagensängsten?	☐ ja	☐ nein
Treten bei Ihnen depressive Verstimmungen auf?	☐ ja	☐ nein
Sind Sie reizbarer als früher?	☐ ja	☐ nein

Stichwort: »Genussmittel«

Konsumieren Sie regelmäßig Alkohol?	☐ ja	☐ nein
Rauchen Sie?	☐ ja	☐ nein

Auswertung:

Haben Sie mehr als 15 Fragen mit »Nein« beantwortet?
Prima – Ihr Hormonhaushalt scheint im Lot zu sein. Offensichtlich sind Sie »gut drauf« und führen vielleicht auch ein ausgeglichenes, wenig stressbelastetes Leben. Damit ist derzeit die Chance, in ein »Hormontief« zu rutschen, eher gering.

Haben Sie zwischen 10 und 15 Fragen mit »Nein« beantwortet?
Offensichtlich liegen bei Ihnen Einflüsse vor, die den Hormonhaushalt negativ belasten. Möglicherweise leiden Sie unter einem Estrogen (Frauen)- bzw. Testosteron (Männer)-

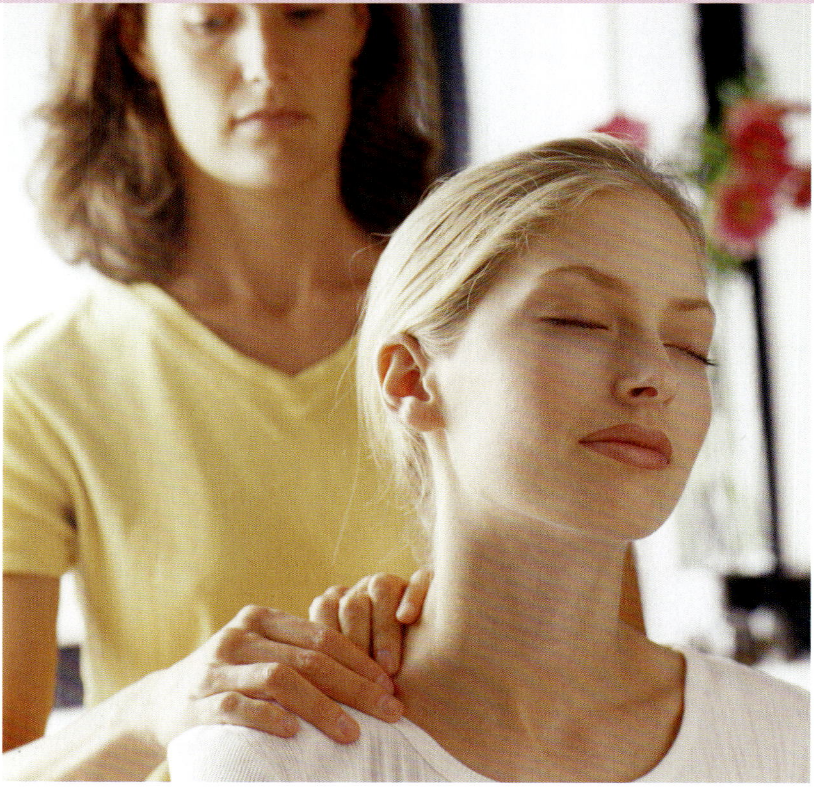

Vermeiden Sie Stress – dieser lässt uns vorzeitig altern.

Mangel. Sprechen Sie mit Ihrem Arzt – eine Laboruntersuchung bringt eventuell mehr Klarheit.

Haben Sie weniger als 10 Fragen mit »Nein« beantwortet?
Sie scheinen im Hormontief zu stecken – Sicherheit kann auch hier nur eine Laboranalyse liefern. Wenn Sie übergewichtig sind, dann sollten Sie unbedingt abspecken. Auch Bewegung und ausreichend Schlaf können helfen, den Hormonspiegel zu stabilisieren bzw. dem drohenden Hormonverlust gegenzusteuern. In jedem Fall sollten Sie mit Ihrem Therapeuten sprechen. Es gibt gute Therapieansätze – auch pflanzliche Alternativen – für die Behandlung der weiblichen hormonmangelbedingten Wechseljahresbeschwerden. Männern kann möglicherweise mit einem Testosterongel geholfen werden.

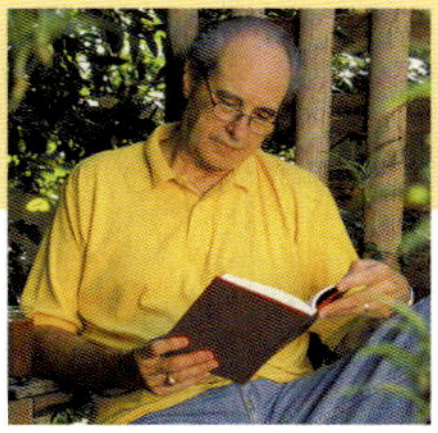

16. Antiaging mit Antioxidantien – Schutz vor altersbedingten Erkrankungen

Wussten Sie, dass

- *nur etwa jeder zweite Herzinfarktpatient den Anfall überlebt?*
- *nur etwa jeder Zweite mit Bluthochdruck von seinem Leiden Kenntnis hat?*
- *»Bauchspeck« besonders das Risiko für den Herzinfarkt erhöht?*
- *ein Mangel an Vitamin E für die Gefäße gefährlicher sein kann als zu viel Cholesterin im Blut?*
- *Menschen mit zu wenig Vitamin C im Blut ein doppelt so hohes Risiko für einen Schlaganfall besitzen als gut versorgte?*
- *der Eiweißbaustein »Homocystein« für die Gefäße 10-mal so gefährlich ist wie Rauchen?*

Todesursache Nummer 1 – Herz-Kreislauf-Erkrankungen

Nicht immer kündigt sich der Herztod durch wahrnehmbare Symptome an

In Deutschland sterben jährlich etwa 450 000 Menschen an den Folgen von Herzinfarkt und Schlaganfall. Nicht immer muss sich ein so lebensbedrohliches Ereignis durch »Vorboten« wie z. B. Atemnot, Brustenge und/oder Schmerzen in der Brust oder im Oberarm ankündigen. Eine repräsentative Umfrage in der Bevölkerung ergab, dass über 50% der Befragten nicht wussten, dass es Warnzeichen gibt, bei

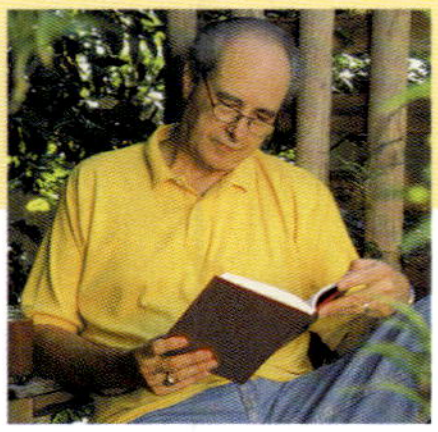

denen der Betroffene sofort in ein Krankenhaus eingeliefert werden sollte. Allerdings kündigen sich die tragischen Ereignisse nicht immer an. Jeder zweite Herztod passiert ohne solche Warnzeichen.

Wenn es einen erst einmal »erwischt« hat, sieht es schlecht aus: Nur etwa die Hälfte der Herzinfarktpatienten überlebt das Ereignis

Die Aussichten sind, rein statistisch gesehen, nicht besonders gut: Von 100 Patienten, die zum ersten Mal einen Herzinfarkt erleiden, sterben 34 noch, bevor sie ein Krankenhaus von innen gesehen haben. Von den 66, die das Krankenhaus lebend erreichen, sterben 14 innerhalb der ersten Woche, zwei weitere im Verlauf der nächsten drei Wochen.

Während die Gefäße in jungen Jahren elastisch sind, werden sie mit zunehmendem Alter spröde und verengen sich durch Ablagerungen. Dadurch werden Durchblutung und Sauerstoffversorgung beeinträchtigt, womit das Risiko für Herzinfarkt oder Schlaganfall ansteigt.

Sind Frauen im Alter gesünder? Nach den Angaben des Robert Koch Institutes haben 60% der Frauen über 50 Jahre zu viel Fett im Blut, fast 40% einen Bluthochdruck, 30% sind übergewichtig und 20% zuckerkrank!

Zu den besonderen Risikofaktoren, die ein solches lebensbedrohliches Ereignis begünstigen, zählen das Alter, erhöhte Blutfett- und Blutdruckwerte, Rauchen, Übergewicht und die Zuckerkrankheit. Bei Männern zwischen dem 45. und dem 65. Lebensjahr ist das Herzinfarktrisiko, im Vergleich zu den gleichaltrigen Frauen, etwa dreimal so hoch! Männer sterben auch doppelt so häufig an den Folgen eines akuten Hirnschlags.

Allerdings darf man sich vom erhöhten Risiko des »starken Geschlechtes« nicht täuschen lassen – auch die Frauen tragen ihre Last. Mit zunehmendem Alter besteht auch hier ein erhöhtes Risiko für den Herztod, da beispielsweise auch der Gefäßschutz durch die körpereigenen Östrogene wegfällt und sich Risikofaktoren wie erhöhte Blutfettwerte und Übergewicht breit machen. Hat es »Frau« erst einmal mit einem Herzinfarkt »erwischt«, dann sieht die Prognose düsterer aus als bei den Männern: Das fatale Ereignis wird – statistisch betrachtet – oft falsch, zu spät und weniger inten-

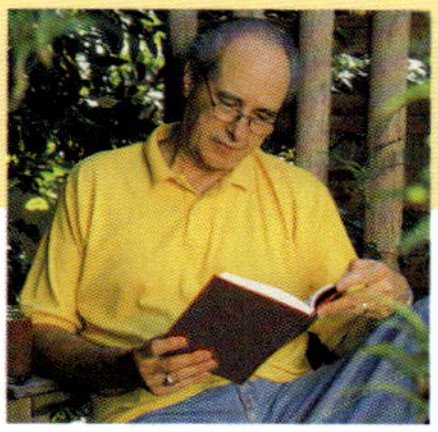

Tabelle 17: Mögliche Warnzeichen für Herzinfarkt und Schlaganfall (können einzeln, müssen nicht kombiniert auftreten)	
	Symptome
Herzinfarkt	Schmerzen in der Brust
	Engegefühl in der Brust
	Übelkeit
	Schweißausbrüche
	Atemnot
	Angst
Schlaganfall	Taubheitsgefühl (Gesicht, Arme, Beine)
	Lähmungserscheinungen (vorübergehend)
	Sehstörungen, Doppelbilder
	Verlust der Sprechfähigkeit
	Plötzlich auftretender, extrem starker
	Kopfschmerz
	Drehschwindel
	Gangunsicherheit

siv behandelt als bei Männern – insgesamt liegt die Todesrate damit höher als bei den männlichen Zeitgenossen.

Die Lebenszeitkiller fordern ihren Tribut

Die erbliche Veranlagung zu den Herz-Kreislauf-Erkrankungen kann durch eine gesunde Lebensweise »überlistet« oder verschärft werden. Wer sich jahrelang keine Gedanken um seine Ernährung gemacht hat, viel Stress hat, raucht, Alkohol trinkt und sich kaum bewegt, erhält irgendwann die Quittung: Fettstoffwechselstörungen und Übergewicht können sich einstellen und mit ihnen weitere Risikofaktoren wie Bluthochdruck und die Zuckerkrankheit.

Wer mit seinem Körper »Raubbau« betrieben hat, muss mit gesundheitlichen Folgen rechnen

Fette werden im Körper zusammen mit Eiweißen transportiert, denn Fett alleine würde von unserem wässrigen Blutsaft nicht weiter befördert werden. Wir unterscheiden zwi-

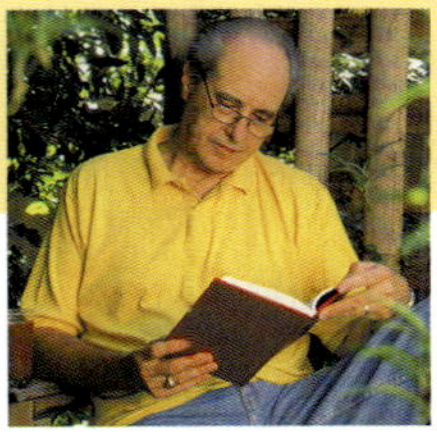

schen dem »guten« Cholesterin (HDL) und dem schlechten Cholesterin (LDL). Während das HDL-Cholesterin sich nützlich macht und das im Blut vorhandene Cholesterin »einsammelt« und zur Leber transportiert, wo dieses schließlich abgebaut wird, hat das LDL-Cholesterin anderes im Sinn: Es lagert sich in den Gefäßen ab und ist an der Entstehung der gefürchteten »Plaques« mitbeteiligt. Die Erfassung des Gesamtcholesterins im Blut ist nicht besonders aussagekräftig – eine bessere Beurteilung der Blutfette kann über die getrennte Erfassung von LDL- und HDL-Cholesterin erfolgen. Als weiteren Parameter können auch die Neutralfette – die Triglyzeride – erfasst werden, die oft schon – rein optisch – über die »Rettungsringe« in der Bauch-Hüftregion erkennbar werden.

Bei erhöhten Blutfettwerten wird in der Regel ein Fett senkendes Medikament (z. B. aus der Gruppe der »Statine«) verabfolgt und auf eine Cholesterin senkende Diät verwiesen. Man muss sich allerdings darüber im Klaren sein, dass bis zu 90% des Cholesterins »hausgemacht« sind und nur etwa 10 bis 20% über die Nahrung beeinflussbar ist. Der tägliche Kampf »Hühnerei – ja oder nein?« erscheint unter diesem Aspekt doch eher fragwürdig.

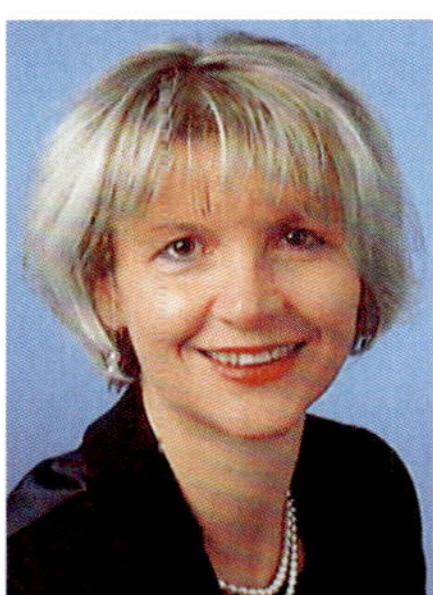

Achten Sie auf die Fettzufuhr, aber übertreiben Sie es nicht – denn den Großteil des Cholesterins stellt der Körper selbst her.

Zeitbombe »Bluthochdruck«

In Deutschland leiden etwa 16 Millionen Menschen – also etwa jeder Fünfte – an einem Bluthochdruck – bei älteren Menschen ist sogar jeder Zweite betroffen.

Ein erhöhter Blutdruck (Hypertonie) gilt als »stummer Killer«, er besteht oft jahrelang, bevor er entdeckt wird. Wenn das

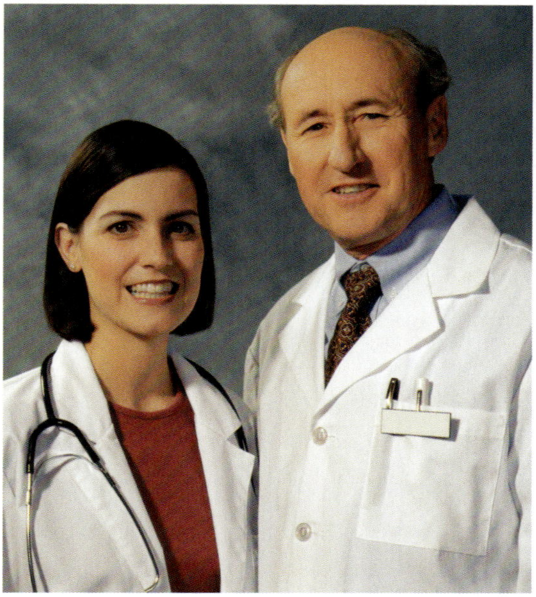

Ein Bluthochdruck sollte ärztlich behandelt und überwacht werden.

Blut ständig mit einem erhöhten Druck durch die Adern gejagt wird, leiden irgendwann die Gefäßwände. An den beschädigten Stellen kommt es besonders leicht zu Ablagerungen (Blutfette, Kalk). Die Blutplättchen versuchen die betroffenen Stellen der Gefäßwand abzudichten und verklumpen sich für diesen Flächenschutz. Damit verschlimmert sich die Situation: Die Gefäßwand wird immer dicker und unelastischer und das Gefäß verengt sich immer mehr. Damit kann das Blut nicht mehr ungehindert durch diese »Kanäle« fließen und es kann zu gefährlichen Engpässen kommen. Ist das Blutgefäß vollständig verstopft, kann es zum Herzinfarkt kommen, dessen Name sich aus dem Lateinischen »infarcere« (= verstopfen) ableitet. Besonders gefährlich sind solche Verengungen für die Blutbahnen des Herzens, des Gehirns, der Nieren und der Augen.

Ist ein Gehirngefäß betroffen, so kann es zum Schlaganfall (Hirninfarkt) kommen, der in 80% aller Fälle auf eine solche »Minderdurchblutung« zurückgeführt werden kann. Die zweitmögliche Ursache für den Schlaganfall – die Gehirnblutung – ist auf einen über längere Zeit bestehenden Bluthochdruck zurückzuführen, der schließlich zum Platzen eines Gehirngefäßes führen kann. Ob Hirninfarkt oder Hirnblutung – in beiden Fällen sterben an den betroffenen Stellen sofort Nervenzellen ab, weil der Nachschub an Sauerstoff und Nährstoffen fehlt. Das Schadensmaß richtet sich in erster Linie danach, wie schnell ein solcher Hirninfarkt behandelt wird und wie groß der geschädigte Bereich ist.

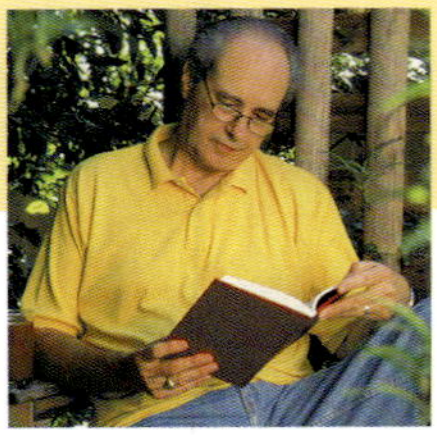

Wut im Bauch? Eine neuveröffentlichte amerikanische Studie mit 13 000 Menschen brachte es an den Tag. Die »Hitzköpfe« erlitten 2,7-mal häufiger einen Herzinfarkt als ihre gelassenen Zeitgenossen

Viele Betroffene (80%) erholen sich nicht wieder vollständig von diesem Ereignis und werden zu Pflegefällen. Mehr als 30% der Patienten können nach einem Schlaganfall nicht gehen, weitere 30% sind bettlägerig. Jeder dritte bis vierte Patient, der einen Schlaganfall erleidet, stirbt in den ersten Wochen danach. In Deutschland stellt der Schlaganfall die dritthäufigste Todesursache dar. Die Gefahr steigt mit zunehmendem Alter – allerdings sind vier von hundert Schlaganfallpatienten zwischen 30 und 45 Jahre alt.
Dem Bluthochdruck kommt hier als Risikofaktor eine sehr große Bedeutung zu. Aber nur etwa jeder zweite Hypertoniker weiß, dass sein Blutdruck zu hoch ist und von denen, die Kenntnis von dieser Krankheit haben, werden wiederum nur 50% ausreichend therapiert.

Übergewichtige tragen eine schwere Last

Wer langfristig mehr Energie zuführt, als er benötigt, läuft Gefahr, übergewichtig zu werden. Das ist offensichtlich bei vielen Deutschen der Fall, denn es trifft praktisch jeden Zweiten. Als Maß für die Beurteilung des Gewichtes hat sich der Body Mass Index (BMI) etabliert. Dieser errechnet sich, indem das Körpergewicht (kg) durch Körpergröße (m) x Körpergröße (m) geteilt wird. Ein normaler BMI liegt zwischen 19 und 24 (Frauen) bzw. 20 und 25 (Männer), (Tabelle 18).

Übergewicht begünstigt u. a. auch Diabetes – Diabetiker haben ein etwa zwei- bis viermal so großes Risiko für den Herz-, Hirntod wie Nichtdiabetiker

Mit zunehmendem Alter nimmt auch die Tendenz zur Anhäufung von überschüssigen Pfunden zu. Die Empfehlungen zum BMI sehen daher für ältere Menschen etwas anders aus (Tabelle 19).
Wissenschaftliche Studien haben es gezeigt: Mit der Zunahme der überflüssigen Pfunde steigt auch das Risiko für Fettstoffwechselstörungen, Bluthochdruck und damit insgesamt für Herz-Kreislauf-Erkrankungen. Gleichzeitig

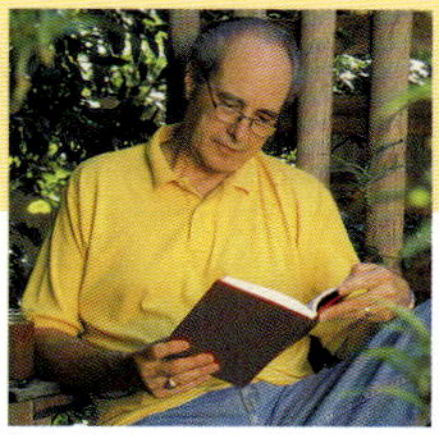

Tabelle 18: Beurteilung des Körpergewichtes nach dem Body Mass Index (BMI)*

Geschlecht	BMI (kg/m^2)	Beurteilung
Frauen	< 19	Untergewicht
	19–24	Normalgewicht
	25–30	Übergewicht
	31–40	Fettsucht
	> 40	massive Fettsucht
Männer	< 20	Untergewicht
	20–25	Normalgewicht
	26–30	Übergewicht
	31–40	Fettsucht
	> 40	massive Fettsucht

* BMI = Körpergewicht (kg) : Körpergröße (m) x Körpergröße (m)

Wer einen Bluthochdruck hat, raucht und erhöhte Blutfettwerte aufweist, hat ein 11-fach erhöhtes Risiko für Schlaganfall und Herzinfarkt

erhöht sich die Gefahr für die Ausbildung des Diabetes mellitus, welcher den Gefäßen zusätzlich schadet. Der Blick in die Zukunft ist düster: Im Jahr 2015 werden wir schätzungsweise 15 Millionen Diabetiker haben, derzeit sind es etwa sechs Millionen. Diese Entwicklung wäre nur über eine Änderung des Lebensstils, die mehr Bewegung, den Abbau von Übergewicht und eine vitalstoffreiche Ernährung mit einschließen sollte, aufzuhalten.

Tabelle 19: Empfehlungen zum Body Mass Index (BMI) in Abhängigkeit vom Alter

Alter	Empfohlener BMI (kg/m2)
19–24 Jahre	19–24
25–34 Jahre	20–25
35–44 Jahre	21–26
45–54 Jahre	22–27
55–65 Jahre	23–28
> 65 Jahre	24–29

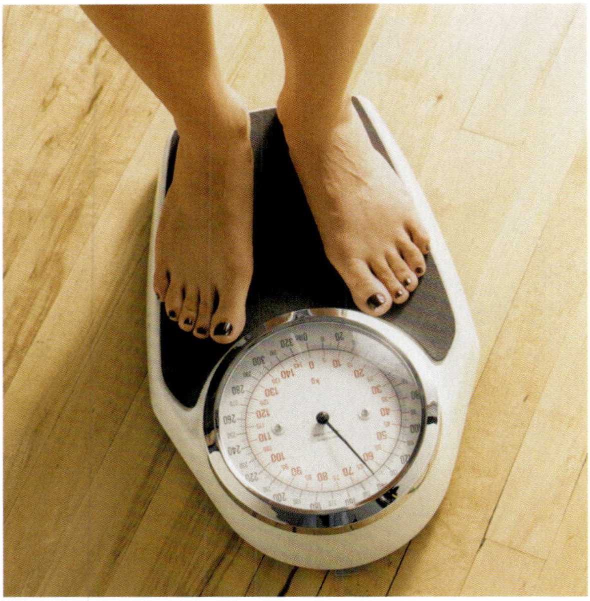

In einer finnischen Untersuchung wurden 520 übergewichtige Personen über zwei Jahre hinweg beobachtet. Durch Gewichtsreduktion und eine tägliche Ausdauerbelastung von 30 Minuten, kombiniert mit einer gesünderen Ernährung, traten 58% weniger Diabetes-Fälle auf als erwartet!

Im wahrsten Sinn des Wortes »eng« wird es für die Gefäße, wenn mehrere Risikofaktoren aufeinander treffen. Wer unter Übergewicht, Fettstoffwechselstörungen, Diabetes mellitus und Bluthochdruck (»deadly quartet«) leidet, der trägt, zusammen mit den Pfunden, ein sehr hohes Risiko für den Herzinfarkt oder Schlaganfall mit sich herum.

Übergewichtige sind von verschiedenen gesundheitlichen Risiken betroffen.

Warum »Bauchspeck« medizinisch von besonderem Interesse ist

»Waist-to-Hip-Ratio«: Messen Sie Ihren Taillen- und Hüftumfang und Sie wissen, wie es mit Ihrem Gefäßrisiko aussieht!

Bestimmen Sie Ihren Body Mass Index nach der oben angegebenen Formel. Er liefert einen guten Hinweis darauf, ob Sie zu den Normal- oder Übergewichtigen zählen. Allerdings sagt dieser Wert nichts über den Anteil und die Verteilung des Körperfettes aus. Der Körperfettgehalt – der beispielsweise über spezielle Körperfettmessungen (Praxis, Klinik, spezielle Waagen) bestimmt werden kann, sollte bei Frauen den Anteil von 30% und bei Männern von 20% nicht überschreiten. Richtig interessant wird es aber erst bei der Betrachtung der Fettverteilung. Der so genannte »Apfeltyp« ist durch die »Schwimmringe« am Bauch charakterisiert

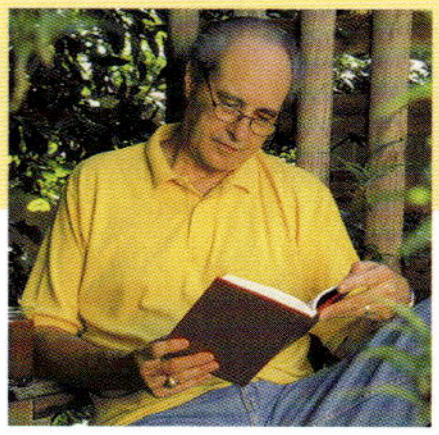

und kommt besonders bei Männern vor. Die Anhäufung des Fettes im Bauchbereich geht mit einer erhöhten Gefahr für Bluthochdruck, Fettstoffwechselstörungen, Gefäßkrankheiten, Diabetes mellitus und Gallensteinen einher. Einige der übergewichtigen Frauen (etwa 15%) schieben – mit dem gleichen Risiko – einen Bauch vor sich her. Bei ihnen ist allerdings eher der »Birnentyp« vorrangig: Das Fett sammelt sich auf der Hüfte und an den Oberschenkeln. Der Hüftspeck bringt ein erhöhtes Risiko für Venenerkrankungen und Wasseransammlungen im Körper mit sich.

Welchem Fettverteilungstyp Sie angehören, können Sie leicht selbst feststellen: Sie müssen nur Ihren Taillen- und Hüftumfang messen und das Verhältnis (»Waist-to-Hip-Ratio«) aus beiden Zahlen bilden. Der »Apfeltyp« ist durch Werte von > 0,85 (Frauen) bzw. > 1,0 (Männer) charakterisiert. Liegt Ihr Wert unter 0,85 (Frauen) bzw. unter 1,0 (Männer), dann sind Sie ein »Birnentyp«.

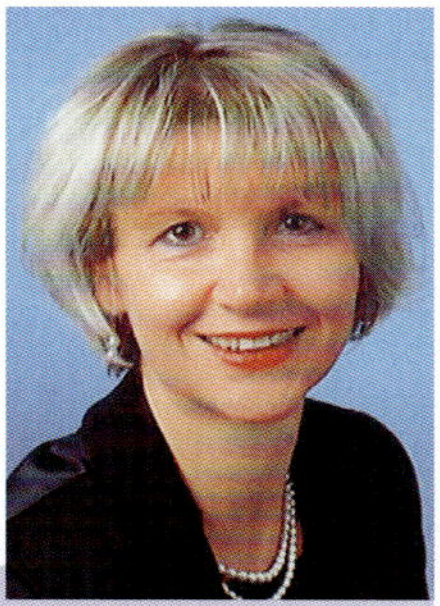

Bauchspeck ist besonders problematisch – hier besteht ein erhöhtes Risiko für Herz-Kreislauf-Erkrankungen und Diabetes mellitus.

Zu viel und falsche Fette machen fett

Das Ernährungsverhalten hat sich in den vergangenen Jahrzehnten extrem gewandelt – das betrifft auch den Fettkonsum. Während der Anteil an diesen Brennstoffen früher mit etwa 10 bis 20% an der Gesamtenergiezufuhr beteiligt war, nimmt der anteilige Wert inzwischen 40% ein. Aus einer Verzehrsstudie, in der die Essgewohnheiten und die verzehrten Lebensmittel der Teilnehmer beobachtet und ausgewertet wurden, geht hervor, dass drei Viertel der Fette als »versteckte Fette« (z. B. in Wurst, Käse, Soßen etc.) aufgenommen werden. Fett ist nicht nur ein gut verwertbarer Brennstoff, son-

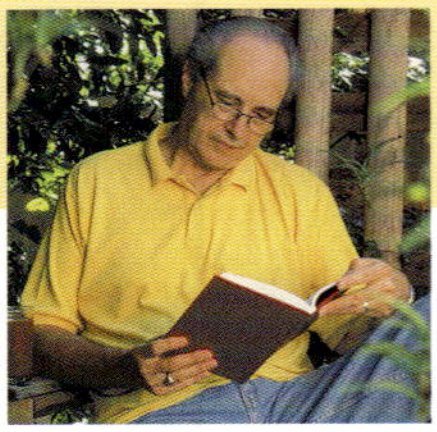

dern auch ein hervorragender Geschmacksträger, der vielen »Genussmenschen« den Verzicht schwer macht.
Solche Fette haben allerdings ihre »Tücken«: Eine chronisch fettreiche Kost führt zu einer Vergrößerung der Fettzellen – haben diese ein bestimmtes Ausmaß erreicht, so reagiert der Körper mit einer Vermehrung dieser Fettzellen. Auch beim Erwachsenen können noch ständig neue Fettzellen gebildet werden. Sind diese erst einmal neu angelegt, dann sind sie praktisch unzerstörbar. Sie können weder durch Diäten noch durch Bewegung oder Medikamente wieder rückgängig gemacht werden. Die einzig mögliche Konsequenz aus diesen Erkenntnissen besteht darin, »es gar nicht erst so weit kommen zu lassen« und die Aufnahme solcher »gesättigten« Fette zu minimieren.

Diäten sind oft nicht erfolgversprechend– nur etwa jeder Dritte »kriegt dauerhaft sein Fett weg«!

Die tägliche Zufuhr von 80 Gramm Gesamtfett sollte nicht überschritten werden. Erfahrungsgemäß fällt es gerade übergewichtigen Personen schwer, »vom Fett zu lassen«. In diesen Fällen kann der Einsatz von Fettbindungsstoffen sinnvoll sein, welche die aufgenommenen Fette im Verdauungstrakt »abfangen« und damit die Aufnahme über das Blut verhindern. Aus Schalentieren wie Krabben, Langusten oder Krebsen wird beispielsweise der Faserstoff 112 (z. B. in »formoline L112®« enthalten, Fa. Biomedica, in der Apotheke erhältlich) gewonnen. Mithilfe dieses »Fettbinders« können täglich Fett und Kalorien eingespart werden. Der Erfolg hinsichtlich einer Gewichtsreduktion kann sicherlich zusätzlich durch eine Ernährungsumstellung und vermehrte Bewegung optimiert werden.

Omega-3-Fettsäuren – »königliche« Fettbestandteile mit Herzschutz

Statt der »gesättigten« Fette, die vorzugsweise in tierischen (Fleisch-) Produkten, aber auch beispielsweise in Kokosfett

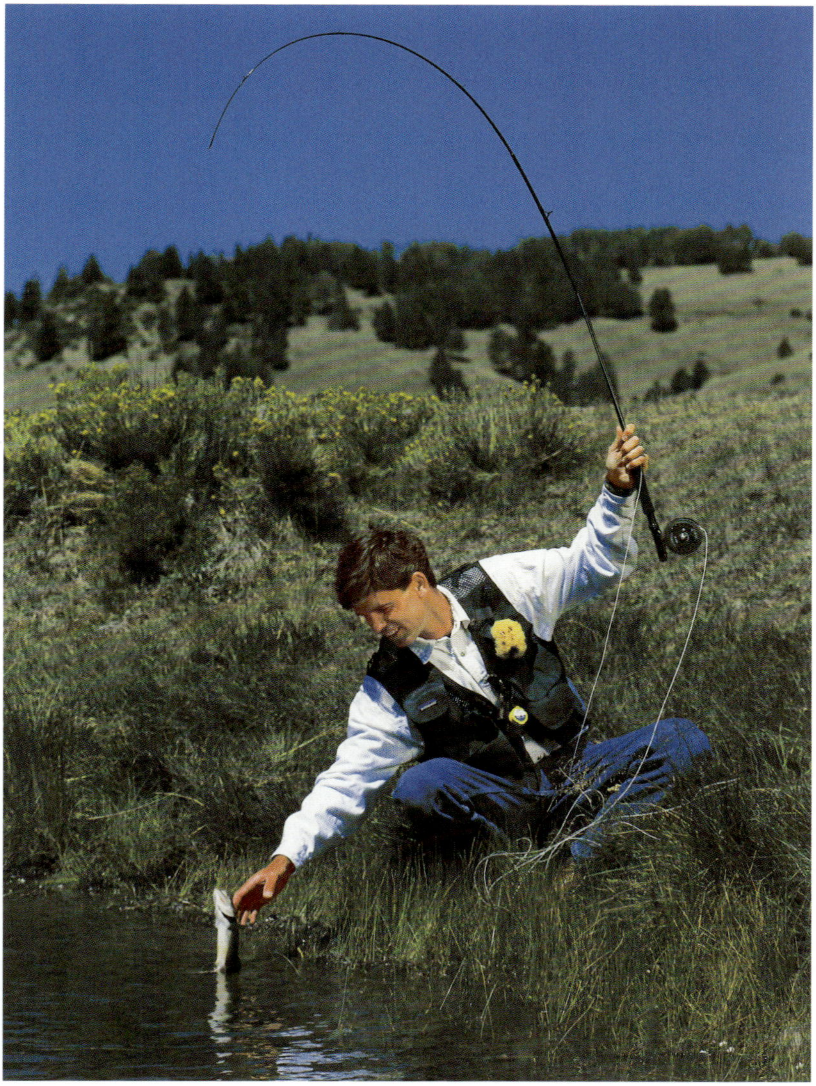

Fischmahlzeiten sind gesund, denn Fische enthalten die »mehrfach ungesättigten« Fettsäuren.

vorkommen, sollten wir uns mehr auf Fisch und die pflanzlichen Fette stürzen. Diese enthalten die »mehrfach ungesättigten« Fettsäuren (= MUFS), aus denen der Körper wichtige Gewebshormone herstellt, die wiederum zahlreiche Regulationsprozesse (z. B. Gefäßerweiterung, Nierentätigkeit) im Körper übernehmen und für gesundes Wachstum

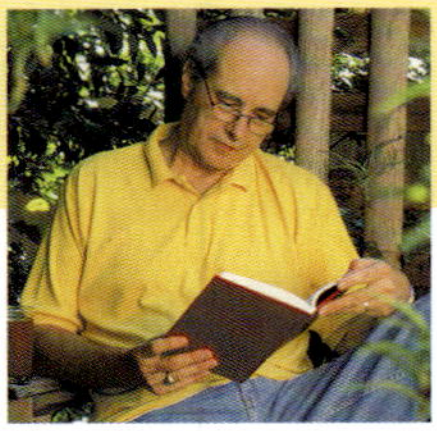

und die Entwicklung von Gehirn und Nervensystem notwendig sind.

Fett ist nicht gleich Fett

Die Familie der MUFS lässt sich im Wesentlichen in zwei große Gruppen einteilen: in die Omega-3- und die Omega-6-Fettsäuren. Die Omega-3-Fettsäuren kommen bevorzugt in Kaltwasserfischen (z. B. Makrele, Hering, Lachs) und Leinöl vor, während die Omega-6-Fettsäuren in pflanzlichen Ölen (z. B. Sonnenblumen-, Soja- und Nachtkerzenöl) zu finden sind. Da der Fischverzehr im Allgemeinen doch sehr zu wünschen übrig lässt, liegt leider ein Missverhältnis zwischen den beiden Fettsäuregruppen vor: Der empfohlene Verhältniswert (Omega-3/Omega-6-Fettsäuren) wäre etwa 1:5, liegt aber in der Bevölkerung bei etwa 1:20 (bis 50). Es werden also – im Verhältnis – zu viele Omega-6-Fettsäuren konsumiert und die Omega-3-Fettsäuren bleiben auf der Strecke.

Ernährungswissenschaftler empfehlen die Aufnahme von ein bis zwei Gramm Omega-3-Fettsäuren pro Tag. Diese stecken in 100 Gramm Lachs oder 300 Gramm Dorsch bzw. in einem Teelöffel Leinöl

Das ist von großem Nachteil für das Herz-Kreislauf-System, denn die langkettigen Omega-3-Fettsäuren haben eine Reihe von Schutzwirkungen für unsere Gefäße (Tabelle 20). So verbessern sie beispielsweise die Verformbarkeit der roten Blutkörperchen und erleichtern damit den Blutfluss in den Gefäßen. Außerdem senken sie den Blutdruck und die Blutfette (Triglyzeride, »schlechtes« Cholesterin) und hemmen die Verklumpung der Blutplättchen. Damit senken die Omega-3-Fettsäuren insgesamt das Risiko für einen Gefäßverschluss und den damit verbundenen fatalen Folgen (z. B. Herzinfarkt).

In Ländern mit hohem Fischkonsum (z. B. Alaska oder Grönland) treten Herzerkrankungen viel seltener auf als bei uns. Aber auch die Europäer könnten von den schützenden Omega-3-Fettsäuren profitieren, wenn sie mehr von diesen aufnehmen würden. In einer großen italienischen Studie, an der mehr als 11 000 Personen aus 172 Kranken-

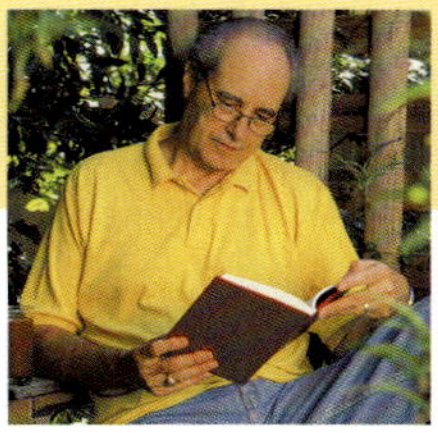

häusern, die drei Monate zuvor einen Herzinfarkt erlitten, teilnahmen, prüfte man, ob die Einnahme von Omega-3-Fettsäuren einen Vorteil bieten könnte. Tatsächlich sank das Sterberisiko insgesamt um 15%. Auch die Gefahr für einen weiteren Herzinfarkt oder einen Schlaganfall, die nicht tödlich waren, reduzierte sich um diesen Prozentsatz. Für den Herztod allein ergab sich sogar eine Verringerung um 30%.

Empfohlen werden mindestens zwei Portionen fetter Seefisch (z. B. Makrele, Thunfisch) pro Woche, allerdings werden mit diesen Fischmahlzeiten auch die von den Fischen aufgenommenen Schadstoffe (z. B. Quecksilber) verzehrt. Möglicherweise ist daher die Aufnahme über »Fischölkapseln« (z. B. »Omegarenal®« mit 500 mg Fischölkonzentrat pro Kapsel, Marmisch GmbH, in der Apotheke erhältlich) eine gute Alternative, vor allem für jene, die kein oder wenig Fisch verzehren.

Wer keinen oder wenig Fisch isst, sollte die Omega-3-Fettsäuren in Kapselform zuführen

Nach den aktuellen Angaben der »American Heart Association« sollten nicht nur Risikopatienten (z. B. nach Herzinfarkt, Schlaganfall, bei bestehendem Bluthochdruck, Angina Pectoris) auf eine regelmäßige Zufuhr der langkettigen Omega-3-Fettsäuren achten, sondern generell auch die Allgemeinbevölkerung, um die Gefahr für die Entstehung von Herz-Kreislauf-Erkrankungen zu verringern.

Tabelle 20: Wirkungen von Omega-3-Fettsäuren auf das Herz-Kreislauf-System
Hemmung der Verklumpung von Blutplättchen
Senkung des Blutdrucks
Senkung der Blutfette
Verbesserung des Blutflusses
Positiver Einfluss auf Herzrhythmusstörungen

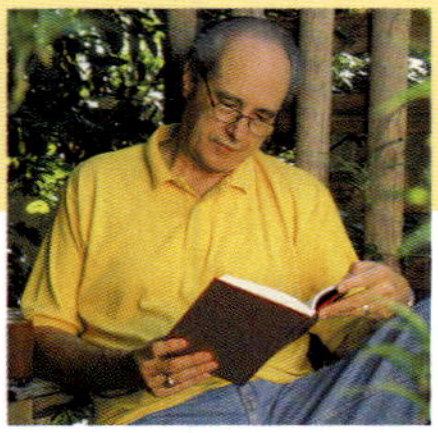

Ihr persönlicher Herzinfarkt- und Schlaganfall-Check-up

Sind Sie herzinfarkt- oder schlaganfallgefährdet?
Testen Sie Ihr Risiko!
(Zutreffendes bitte ankreuzen.)

Stichwort: »Veranlagung«

Sind Ihre Eltern, Geschwister oder Großeltern von Herzinfarkten oder Schlaganfällen bisher verschont geblieben? ☐ ja ☐ nein

Stichwort: »Alter und Gewicht«

Sie sind jünger als 50 Jahre? ☐ ja ☐ nein

Sie sind normalgewichtig? ☐ ja ☐ nein

Stichwort: »Ernährung«

Ernähren Sie sich vorwiegend pflanzlich? ☐ ja ☐ nein

Essen Sie viel »Frischkost«? ☐ ja ☐ nein

Verzehren Sie wenig »gesättigte Fette«? (in Wurstwaren, Käse, Butter, Schmalz) ☐ ja ☐ nein

Essen Sie mindestens zweimal in der Woche Fisch? ☐ ja ☐ nein

Stichwort: »sonstige Risikofaktoren«

Sie haben einen normalen Blutdruck? ☐ ja ☐ nein ☐ weiß ich nicht

Sie haben normale Blutfettspiegel? ☐ ja ☐ nein ☐ weiß ich nicht

Folgende Krankheiten lassen sich bei Ihnen ausschließen:

Diabetes mellitus ☐ ja ☐ nein ☐ weiß ich nicht

Verengung der Herzkranzgefäße ☐ ja ☐ nein ☐ weiß ich nicht

Durchblutungsstörungen ☐ ja ☐ nein ☐ weiß ich nicht

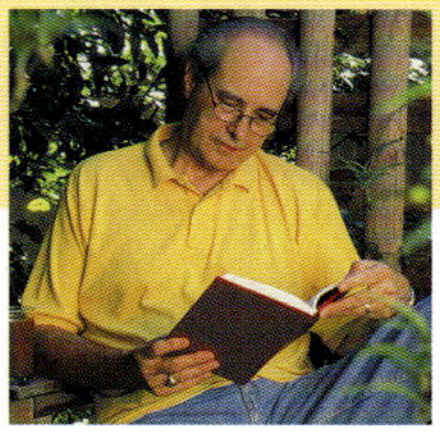

Sie führen ein ausgeglichenes, stressfreies Leben?	☐ ja	☐ nein
Sie sind Nichtraucher?	☐ ja	☐ nein
Sie können auf die Einnahme der Antibabypille verzichten?	☐ ja	☐ nein

Stichwort: »körperliche Fitness«

Sie fühlen sich fit und leistungsfähig?	☐ ja	☐ nein
Sie bewegen sich regelmäßig (mindestens täglich 20 Minuten spazieren gehen, Rad fahren etc.)	☐ ja	☐ nein
Sie können zügig längereTreppen hinaufsteigen, ohne in Atemnot zu geraten?	☐ ja	☐ nein
Sie können laufen, ohne dass sich in den Beinen Schmerzen einstellen, die Sie zum Stehenbleiben zwingen?	☐ ja	☐ nein
Schmerzen in der Brust oder im linken Arm können bei Ihnen nach körperlicher Anstrengung ausgeschlossen werden?	☐ ja	☐ nein

Auswertung:

Haben Sie mindestens 15 Fragen mit »Ja« beantwortet?
Ihre »Herzfitness« scheint gut zu sein. Offensichtlich pflegen Sie einen »herzgesunden« Lebensstil und haben wenig Risikofaktoren, die den Gefäßen schaden könnten. Beachten Sie aber bitte, dass dieser Test nur einen ganz groben Hinweis darstellt und auf gar keinen Fall einen ärztlichen Check-up ersetzt.

Haben Sie 10 bis 15 Fragen mit »Ja« beantwortet?
Ihr Risiko ist offensichtlich erhöht. Achten Sie auf Ihren Lebensstil und sprechen Sie mit Ihrem Arzt über Strategien zur Senkung des Risikos. Sollten Sie zu den Rauchern gehö-

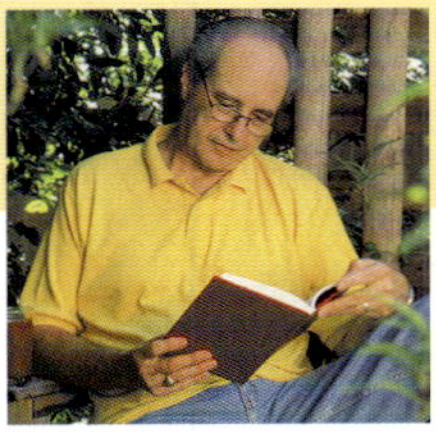

ren, wäre es vielleicht an der Zeit, über das Aufhören nachzudenken! Falls Sie Ihre Blutwerte zu den Risikofaktoren nicht kennen, sollten Sie diese beim nächsten Arztbesuch unbedingt abklären lassen.

Haben Sie weniger als 10 Fragen mit »Ja« beantwortet?
Das sieht nicht sehr gut aus. Möglicherweise praktizieren Sie einen »herzfeindlichen« Lebensstil oder Sie haben Risikofaktoren, die einen Herzinfarkt oder Schlaganfall begünstigen können. Es könnte auch sein, dass Ihre Gefäße unter diesen Bedingungen bereits Schaden genommen haben und sich vielleicht sogar schon ein Symptom (z. B. Schmerzen in den Beinen, der Brust) eingestellt hat, welches darauf hindeutet, dass Ihr Herz-Kreislauf-System nicht optimal funktioniert. Sprechen Sie in jedem Fall mit Ihrem Arzt. Er kann Ihnen dabei helfen, die riskanten Einflussgrößen zu minimieren und das »Herzblatt zu wenden«.

Bewegung trainiert Herz und Kreislauf.

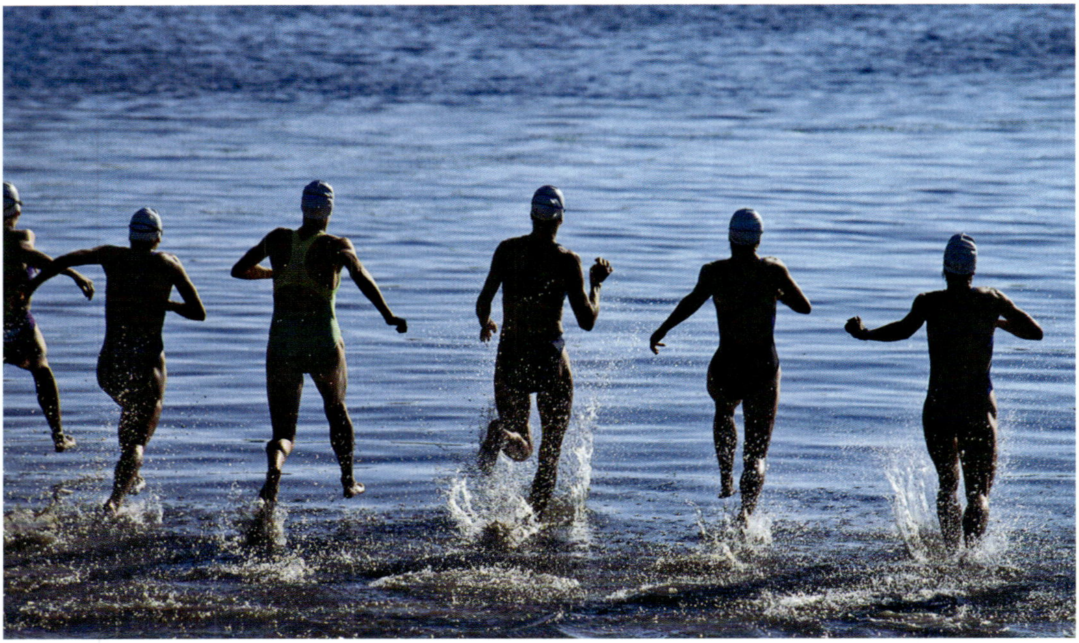

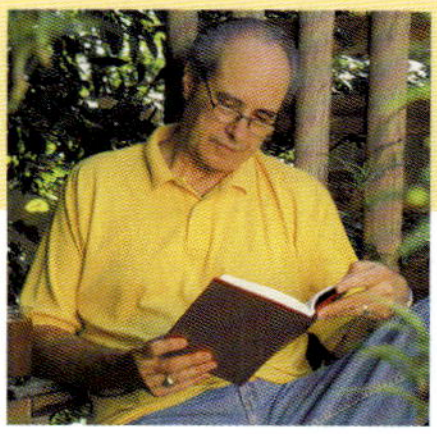

Ein bislang zu wenig beachteter Risikofaktor: Antioxidantienmangel

Die bislang genannten Faktoren wie Bluthochdruck, Fettstoffwechselstörungen und Übergewicht können den Gefäßen – ohne Frage – enorm zusetzen. Doch leider ist das längst nicht alles. Von ganz entscheidendem Einfluss ist hier auch die Versorgung mit Antioxidantien, denn die im Blut vorhandenen freien Radikale »nagen« an den ebenfalls dort transportierten Fetten – vor allem am Cholesterin, welches in den LDL-»Fett-Protein-Paketen« befördert wird. Diese LDL-Partikel enthalten aber nicht nur Cholesterin, sondern auch noch die extrem empfindlichen mehrfach ungesättigten Fettsäuren – zusammen mit dem Cholesterin ideale Angriffsziele für die aggressiven freien Radikale. Glücklicherweise hat die Natur auch hier vorgesorgt: Fettlösliche Antioxidantien wie Vitamin E und Carotinoide, die wir über die Nahrung aufnehmen, sitzen ebenfalls in den LDL-Fett-Protein-Paketen und wehren die zerstörerischen Winzlinge ab. Diese können dem Cholesterin und den Fettsäuren nichts anhaben, solange wir unseren Körper in ausreichendem Maß mit den Radikalfängern versorgen.

Freie Radikale oxidieren Cholesterin – und das ist die eigentliche »Fettgefahr« für die Gefäße

Bei einem Defizit an diesen »bodyguards« werden die Fette durch die freien Radikale verändert – »oxidiert«. Das ruft sofort die Körperpolizei, speziell die »Fresszellen« auf den Plan, die zur Aufgabe haben, »Fremdes« aus dem Körper zu verbannen. Dazu sind diese speziellen Zellen unseres Abwehrsystems so trainiert, dass sie alles »umfließen«, was »fremd« aussieht, und wie eine Art Müllschlucker mit einem übergroßen Schlund in ihr Inneres aufnehmen. Nun sitzen sie also da, diese »aufgeschäumten« Zellen – prall gefüllt mit oxidiertem LDL-Cholesterin. Sie sammeln sich und heften sich an die Gefäßwände, wo sie an der Ausbildung der »atherosklerotischen Plaques« maßgeblich mitbeteiligt sind.

In meinen Vorträgen erlebe ich immer wieder erstaunte Gesichter, wenn ich erläutere, warum der in der üblichen Weise gemessene Cholesterinwert nicht unbedingt von Relevanz ist

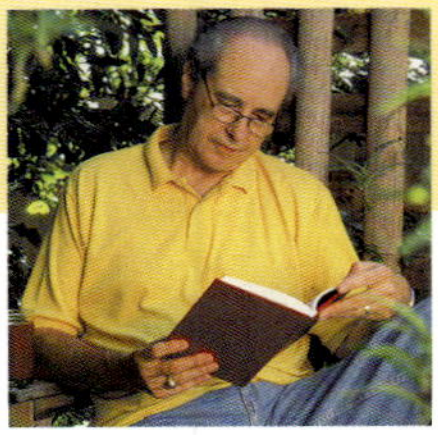

Unser eigentliches Problem besteht also nicht in einem erhöhten Cholesterinspiegel, sondern in der Frage, wie viel von diesem Cholesterin durch freie Radikale »oxidiert« worden ist. Und dieser Zerstörungsgrad ist wiederum abhängig von den »bodyguards«, die daher zur Gesunderhaltung unserer Gefäße so wichtig sind. Dass Vitamin E genau diese Fettoxidation durch freie Radikale verhindert, ist inzwischen vielfach gezeigt worden.

Fettgebackenes beschert uns nicht nur Acrylamid, sondern auch »oxidiertes«, Gefäß schädigendes Cholesterin

Schließlich passiert beim Erhitzen von Fetten in der Küche der gleiche Vorgang: Die Fette werden durch die Einwirkung von Hitze und Luftsauerstoff oxidiert. Damit verzehren wir mit heiß ausgebackener, fettiger Ware (z. B. Pommes frites, Bratwurst etc.) nicht nur das gesundheitsgefährdende Acrylamid, sondern verleiben uns gleichzeitig das dem Frittiergut anhaftende oxidierte Fett mit ein. Dazu kommt noch, dass eine solche Ernährungsweise arm an Vitalstoffen und Radikalfängern ist.

Schutz vor Herzinfarkt durch Vitamin E, Carotinoide und Selen

Bislang wurden weit mehr als 1000 wissenschaftliche Studien zur Aufklärung des Zusammenhangs zwischen dem Auftreten von Herz-Kreislauf-Erkrankungen und der Versorgung mit Radikalfängern durchgeführt. Es ist unmöglich, an dieser Stelle auf alle Untersuchungen einzugehen. Aber einige der interessantesten Studienergebnisse möchte ich doch anführen.

Beispielsweise war da die »Krankenschwesterstudie«, die mit fast 90 000 Frauen durchgeführt wurde und gezeigt hat,

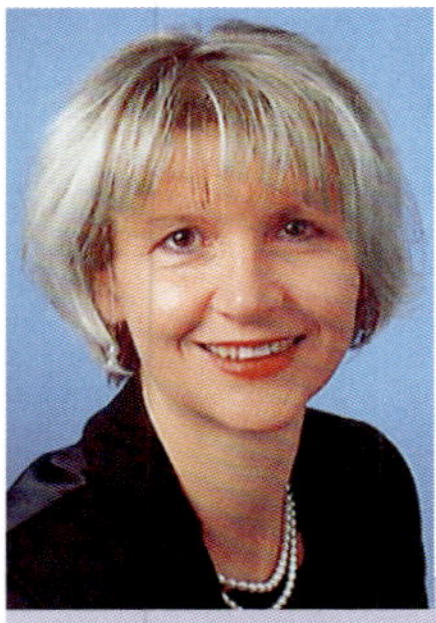

Antioxidantien schützen die Gefäße und können helfen, das Risiko für Herz-Kreislauf-Erkrankungen zu senken.

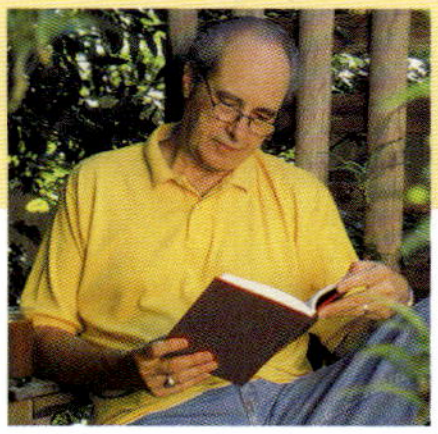

dass das Risiko für einen Herzinfarkt um 41% reduziert werden kann, wenn über einen längeren Zeitraum (die Studie lief acht Jahre) täglich 100 IE Vitamin E zugeführt wird. Die zeitgleich mit etwa 40000 Männern durchgeführte Untersuchung erbrachte nach der Beobachtungsdauer von vier Jahren ein vergleichbares Ergebnis: 37% weniger Herzinfarkte durch 100 IE Vitamin E/Tag.

Um festzustellen, ob die Einnahme von Vitamin E auch bei bereits bestehenden gesundheitlichen Problemen einen Vorteil bringen kann, wurde Vitamin E in höherer Dosierung (400 bis 800 IE) bei herzkranken Menschen angewendet. Auch hier konnte man eine ganz klare Risikosenkung (um 77% für den nichttödlichen Herzinfarkt) beobachten.

Mit den oben genannten »klassischen Risikofaktoren« für Herz-Kreislauf-Erkrankungen lassen sich gerade mal die Hälfte aller Todesraten erklären

Es empfiehlt sich hier, wie bereits erwähnt, auf ein natürliches Vitamin E (z. B. Flexal® Vitamin E, Biocur Arzneimittel GmbH, in der Apotheke erhältlich) zu achten.

Auch die Carotinoide scheinen, den vorliegenden Daten zufolge, einen Gefäß schützenden Effekt zu haben. Wer erniedrigte Blutspiegel an β-Carotin hat, muss mit einer Verdopplung des Risikos für den Herzinfarkt rechnen. Eine Langzeitstudie mit 1500 Männern hat gezeigt, dass die kombinierte tägliche Zufuhr von etwa 5 mg β-Carotin und etwa 140 mg Vitamin C die Sterblichkeit an Herzerkrankungen um ein Drittel senken kann. Sogar Personen mit Brustenge (»Angina Pectoris«) profitierten von der β-Carotin-Gabe (50 mg jeden zweiten Tag): 50% weniger Herz-Kreislauf-Komplikationen als in der Gruppe, welche die »Zuckerpille« (Placebo) erhalten hatte.

Ebenso scheint Selen für die Gefäße wichtig zu sein, da nur dann die Glutathionperoxidase optimal arbeiten und freie Radikale abfangen kann. In Ländern mit schlechter Selenaufnahme (z. B. Finnland) treten häufig Herz-Kreislauf-Erkrankungen auf. Mit einer Verbesserung des Selenstatus

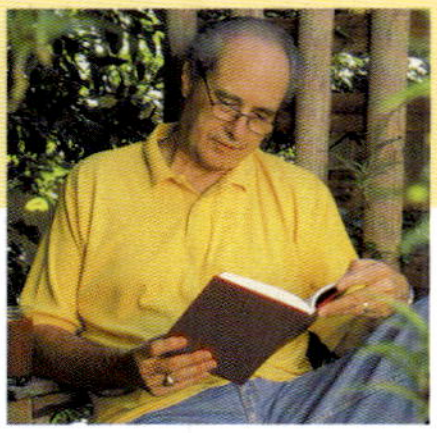

verringert sich das Risiko. In kleineren Studien wurde zudem gezeigt, dass Selen die Wahrscheinlichkeit für den Herztod in den Monaten nach einem überstandenen Herzinfarkt reduziert.

Wer besser mit Vitamin C versorgt ist, hat ein niedrigeres Schlaganfallrisiko!

Achtung, Herzinfarkt und Schlaganfall: Wer wenig Vitamin C aufnimmt, hat ein drei- bzw. zweifach erhöhtes Risiko

Interessant ist, dass auch Vitamin C im Gefäßschutz eine Rolle spielt: Wer von diesem Antioxidans ausreichend aufnimmt, hat gute Chancen, dem Herzinfarkt ein Schnippchen zu schlagen. Wer dagegen wenig Vitamin C (< 12 μmol/l) im Blut hat, der muss mit einem 3,5fach erhöhten Herzinfarktrisiko leben.
Untersuchungen haben gezeigt, dass Vitamin C (1000 mg/Tag) den Blutdruck senken kann. Außerdem ist es an der Bildung von Kollagen beteiligt, welches die Gefäße innen auskleidet, und trägt damit zur Gesunderhaltung der Gefäßwände bei.
Schließlich hilft Vitamin C auch beim Abbau des Cholesterins und verringert damit auch das Risiko für die Bildung von »oxidiertem« Cholesterin. Studien haben gezeigt, dass Vitamin C (500 mg/Tag) den Cholesterinwert um 21% und den Triglyzeridwert sogar um 50% verringern können.
In einer im letzten Jahr gerade erst veröffentlichten Untersuchung mit 2400 Männern wurde festgestellt, dass das Schlaganfallrisiko jener Personen mit einem niedrigen Vitamin C-Spiegel im Blut, im Vergleich zu denen mit den höchsten Werten, um Faktor 2,4 erhöht war.
Ganz besonders wichtig ist Vitamin C für Diabetiker, die, in Folge ihrer »gefäßfeindlichen« Stoffwechsellage, mit einem erhöhten Risiko für Herzinfarkte und Schlaganfälle leben müssen. Dort herrscht auch ein erhöhter »oxidativer Stress« in den Gefäßen, der durch Vitamin C bekämpft werden

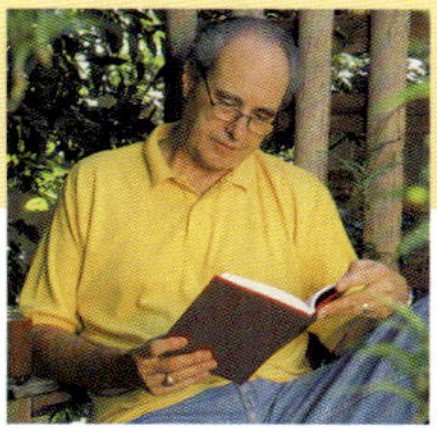

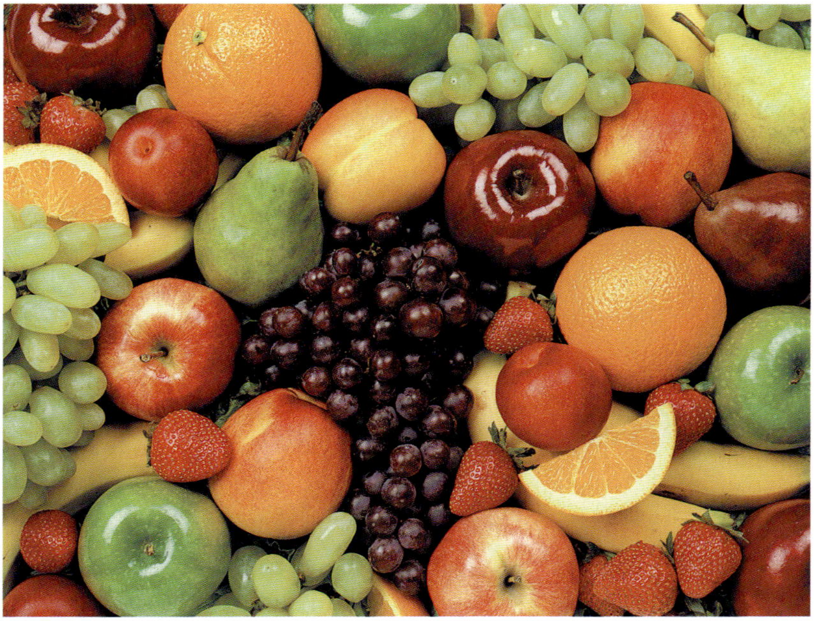

Eine Vitamin C-reiche Kost schützt die Gefäße und senkt das Risiko für Herz-Kreislauf-Erkrankungen.

kann. Das Antioxidans mindert u. a. auch die »Verzuckerungen« von Eiweiß (Stichwort »HbA_{1c}-Wert«) und schützt damit vor den diabetischen Gefäßschäden, die eine Verschlechterung der Durchblutung (z.B. in den Augen) zur Folge haben können. Mit täglich 1000 mg Vitamin C kann die Gefäß schädigende »Eiweißverzuckerung« (Verringerung des HbA_{1c}-Wertes) um bis etwa 20% reduziert werden!

Diabetiker haben ein doppelt bis dreifach erhöhtes Risiko für einen Schlaganfall – gleichzeitig sind sie von einem Vitamin C-Mangel bedroht

Coenzym Q_{10} – Herz- und Gefäßschutz pur!

Auch Coenzym Q_{10} ist ein herzwirksamer Schutzstoff, der die Gefahr für Gefäßerkrankungen reduzieren kann. Der natürliche »Blutdruckregler« senkt den Blutdruck und kann bei grenzwertig erhöhten Blutdruckwerten genügen, um diese in den Normbereich zu bringen. In amerikanischen und japanischen Untersuchungen konnte durch Coenzym Q_{10} der obere (systolische) Blutdruckwert um etwa 15 mm

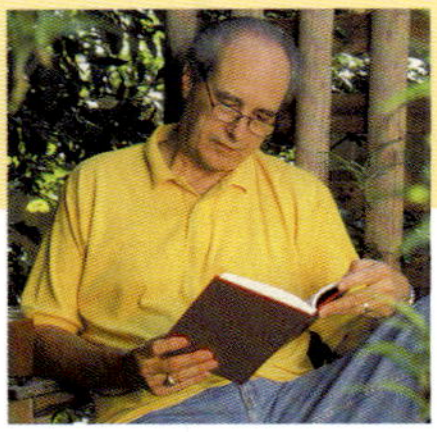

Hg, der untere (diastolische) Blutdruckwert um etwa 10 mm Hg gesenkt werden.

Patienten mit akutem Herzinfarkt wurde über einen Zeitraum von vier Wochen täglich 120 mg Coenzym Q_{10} gegeben. Im Vergleich zu den Personen der Placebogruppe traten während dieser Beobachtungszeit nur halb so viele Herzattacken auf. Auch bei Angina-Pectoris-Patienten nahmen während der Einnahme von Coenzym Q_{10} die bedrohlichen Anfälle ab.

Bei 75% aller Herzkranken verbessert Coenzym Q_{10} die Herzleistung

In 10 großen Herzzentren hat man Personen mit Herzkranzgefäßverengung täglich 150–300 mg Coenzym Q_{10} verabreicht. Eine etwa gleich große Gruppe erhielt zum Vergleich ein Scheinpräparat. Bereits nach wenigen Wochen war eine deutliche Verbesserung der Belastungssituation und damit auch der Lebensqualität in der Coenzym Q_{10}-Gruppe zu verzeichnen.

Insgesamt betrachtet ist die Anwendung von Coenzym Q_{10} – begleitend – bei einer Reihe von Herz-Kreislauf-Erkrankungen sinnvoll. Allerdings sollte auch das »Altersherz«, welches u.a. durch eine verminderte Dehnbarkeit und eine schlechtere Stressanpassung charakterisiert ist, durch eine regelmäßige und ausreichende Versorgung mit Coenzym Q_{10} unterstützt werden.

Homocystein – Gefahr für Herz und Hirn

Als ein neuer, gefährlicher Risikofaktor für Gefäßerkrankung gilt, nach neueren Erkenntnissen, der Eiweißbaustein Homocystein, der beim Umbau von Eiweißen im Körper entsteht. Homocystein schädigt die Gefäßwände und aktiviert die Blutplättchen – die Gefahr für eine Gefäßverstopfung steigt dadurch. Hierbei kann das Homocystein seine Attacken ganz alleine ausführen – es benötigt weder das Cholesterin noch den erhöhten Blutdruck. Der Eiweißstoff

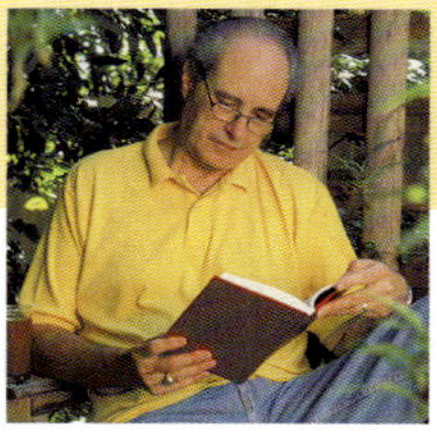

wird als völlig eigenständige Einflussgröße betrachtet, die unabhängig von den sonstigen Risikofaktoren den Gefäßen zusetzen kann. Unterstützt wird Homocystein dabei von den freien Radikalen.

Mit zunehmendem Alter steigt die Konzentration dieses Gefäß schädigenden Stoffes an. Experten schätzen heute, auf Grund neuerer Erkenntnisse, dass von einem erhöhten Homocysteinspiegel ein dreimal höheres Herz-Kreislauf-Risiko ausgeht als von einem erhöhten Cholesterinspiegel und dass zu viel Homocystein sogar ein doppelt so hohes Schlaganfallrisiko darstellt wie der ernst zu nehmende Bluthochdruck. Untersuchungen an Herzinfarkt- und Schlaganfallpatienten ergaben in 40 bis 50% der Fälle erhöhte Homocysteinwerte.

Homocystein schädigt Herz und Hirn.

Dass Rauchen die Durchblutung verschlechtert und das Risiko für Herz-Kreislauf-Erkrankungen drastisch erhöht, ist bekannt. Aber kaum einer weiß, dass Homocystein für die Gefäße schätzungsweise zehnmal so schädlich ist wie der »blaue Dunst«.

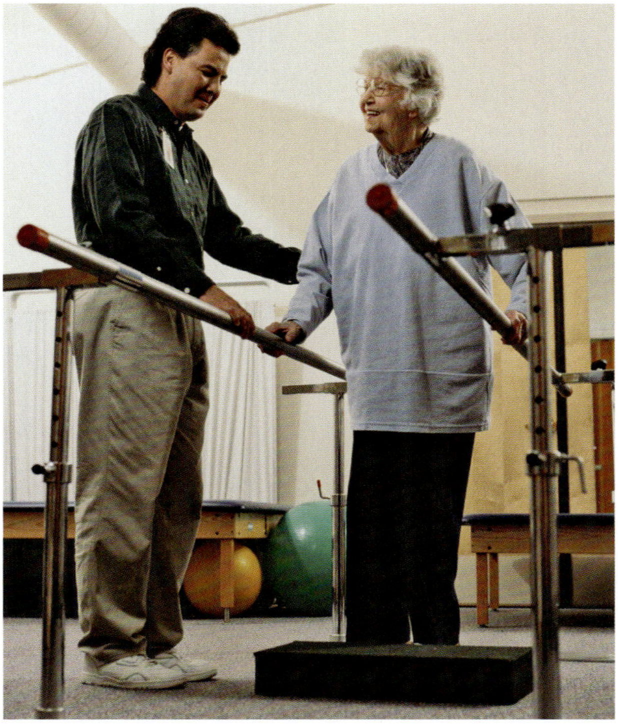

Gute Versorgung mit B-Vitaminen – wenig Homocystein

Das im Körper anfallende schädliche Homocystein kann durch Enzyme abgebaut werden. Diese benötigen allerdings bestimmte B-Vitamine als »Hilfsstoffe« – ohne Vitamin B_6, B_{12} und die Folsäure

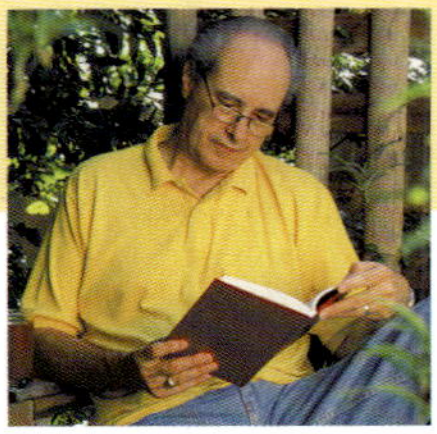

(ebenfalls ein B-Vitamin) sind diese Enzyme »faul« und schauen zu, wie sich das gefährliche Homocystein im Blut anhäuft. Nehmen wir diese Vitamine allerdings in ausreichendem Maß auf, dann geraten die Homocystein abbauenden Enzyme so richtig in Schwung. Der Gefäß schädigende Eiweißstoff wird abgebaut und in andere »gute« Eiweißbausteine überführt, die der Körper sehr gut gebrauchen kann.

Unter den »Hilfsstoffen« der Enzyme kommt der Folsäure die größte Bedeutung zu. Wer zu wenig Blattgemüse (Tabelle 21) verzehrt, der entwickelt leicht einen Mangel an Folsäure – und ohne die geht nichts bei der Entsorgung des gefährlichen Stoffes. Dazu kommt noch, dass dieses B-Vitamin zu den »Mimosen« unter den Vitaminen zählt und sehr leicht durch Luftsauerstoff, Hitze und Lagerung zerstört werden kann. Die Verluste durch übliche Zubereitungsarten (Dünsten, Braten) können zwischen 30 und 90% betragen. Kein Wunder also, dass Untersuchungen, die vom Bundesministerium für Forschung und Technologie durchgeführt wurden, ergaben, dass über 95% der deutschen Frauen und Männer einen Folsäuremangel haben.

Moderne Küche: Mikrowellenkost ist garantiert folsäurefrei!

Personen, welche beispielsweise die Antibabypille oder andere Hormone, bestimmte Antibiotika oder Schmerzmittel (Acetylsalicylsäure) einnehmen, verschlechtern gleichzeitig ihre Folsäureversorgung.

Tabelle 21: Lebensmittel, die reich an Folsäure, Vitamin B_6 und Vitamin B_{12} sind

	Lebensmittel
Folsäure	Spinat, Salat, Weißkohl, Tomaten, Innereien
Vitamin B_6	Weizenkleie, Innereien, Fisch, Fleisch, Walnüsse
Vitamin B_{12}	Innereien, Fleisch, Fisch, Milchprodukte

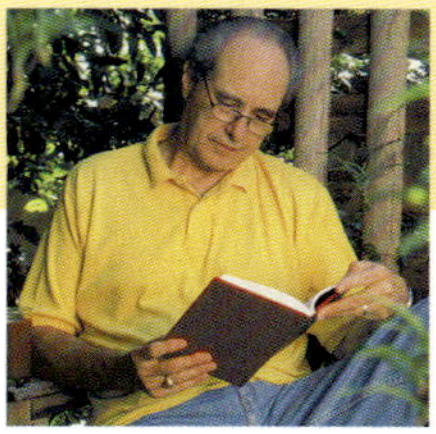

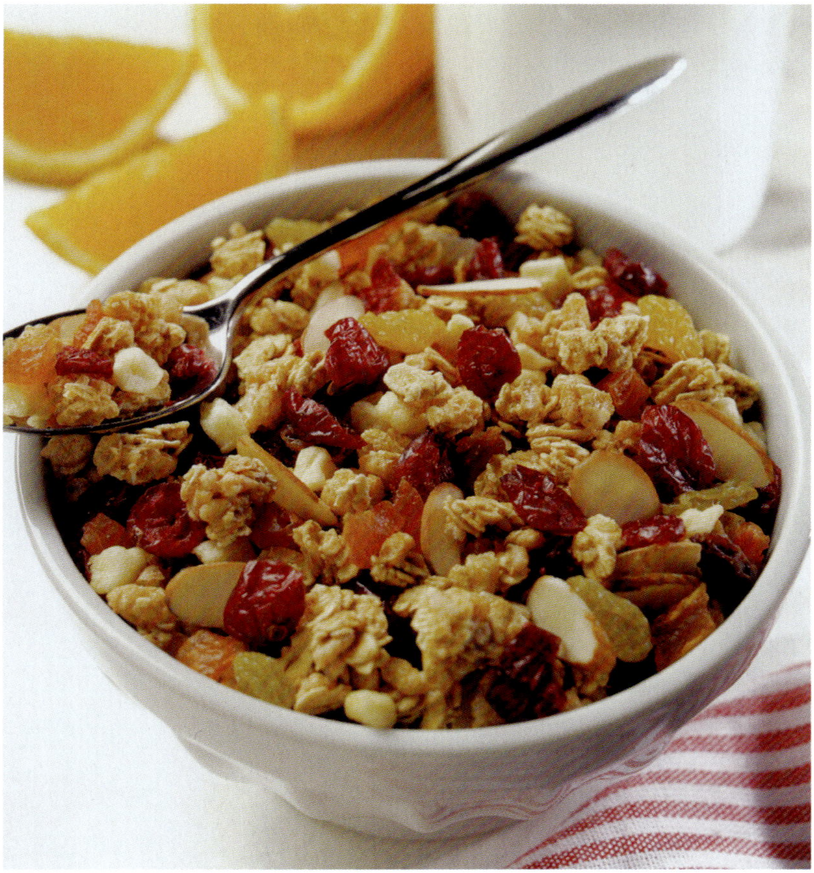

Getreide enthält B-Vitamine.

Übrigens: Wer viel schwarzen Tee und Kaffee trinkt, ist Vitamin B_6-mangelgefährdet. Die darin enthaltenen Stoffe hemmen die Aufnahme von Vitamin B_6 über den Darm. Kombinationspräparate, die das Vitamin enthalten, sollten Sie daher nicht mit Tee oder Kaffee »hinunterspülen«. Auch der Alkohol raubt dem Körper die Vitamine B_6, B_{12} und die Folsäure.

Mit der schlechten Versorgungslage steigt die Gefahr für die Anhäufung von Homocystein und die damit verbundenen Risiken für Herzinfarkt, Schlaganfall und Durchblutungsstörungen (z. B. Verschlusskrankheiten).

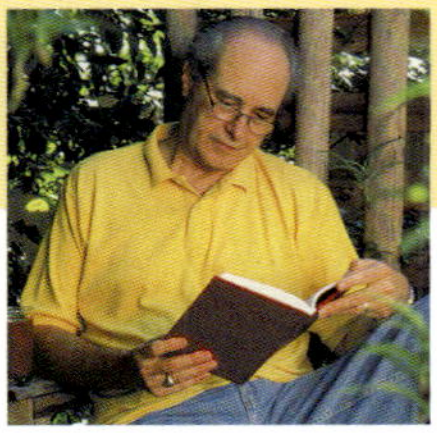

Geißel Krebs – auch nach jahrzehntelanger Forschung keine Lösung in Sicht

Wussten Sie, dass

- *nur etwa fünf bis acht Prozent aller Krebserkrankungen erblich bedingt sind?*
- *der Einfluss von Umwelt- und Ernährungsfaktoren bei geschätzten 90% liegt?*
- *in Deutschland jährlich etwa 130 000 Krebsfälle durch die richtige Ernährung und Lebensweise verhindert werden könnten?*
- *Frauen möglichst wenig Alkohol trinken sollten, da dieser die Entstehung von Brustkrebs begünstigt?*
- *Antioxidantien in der Krebsvorbeugung eine besondere Rolle spielen?*
- *Brokkoli, Weißkraut und Co. einen fantastischen Krebsschutz bieten?*

Krebs ist in Deutschland die zweithäufigste Todesursache. Eine steile Zunahme der Neuerkrankungen wird für die nächsten Jahrzehnte vorhergesagt

Krebserkrankungen werden künftig zunehmen

In Deutschland erkranken derzeit jährlich etwa 350 000 Menschen neu an Krebs. Etwa 200 000 pro Jahr sterben an dieser Krankheit. Von der Weltgesundheitsorganisation (WHO) liegen düstere Prognosen vor: Bis zum Jahr 2020 sollen die Krebsneuerkrankungen um 50% ansteigen.

Mit zunehmendem Alter steigt das Risiko für die Entwicklung von Tumoren an, allerdings kann der Einzelne hier eine Menge tun und muss sich nicht »gottergeben« in ein solches Schicksal fügen. Laut den Aussagen der WHO wären durch einen gesunden Lebensstil etwa ein Drittel dieser Neuerkrankungen vermeidbar, wobei der Verzicht auf das Rauchen die wichtigste »Gegenmaßnahme« wäre.

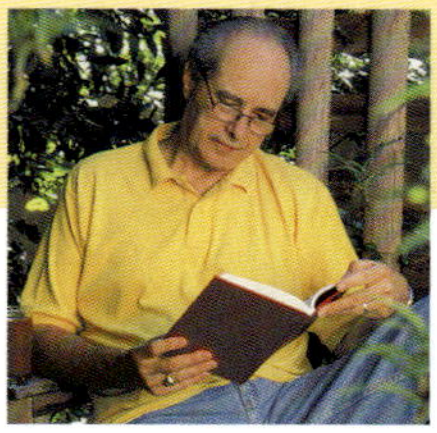

An erster Stelle der Krebserkrankungen steht in Deutschland bei den Frauen der Brustkrebs, der sich mittlerweile zur alarmierenden »Massenerkrankung« entwickelt hat. Rund 46 000 Frauen erkranken jährlich an dieser Krebsform, etwa 17 000 Frauen sterben daran. Dickdarm- und Mastdarmkrebs ist die zweithäufigste Krebsart beim weiblichen Geschlecht. Bei Männern hat sich mittlerweile der Prostatakrebs auf Platz 1 »hochgearbeitet« – jedes Jahr werden etwa 32 000 Männer mit dieser Diagnose konfrontiert. An zweiter Stelle folgt beim starken Geschlecht der Lungenkrebs, allerdings holen die Frauen hier – dank des stetig steigenden Tabakkonsums – gewaltig auf. Der Darmkrebs steht bei Männern auf Platz 3 – insgesamt erkranken pro Jahr 57 000 Menschen (Frauen und Männer) an Darmkrebs und für 30 000 ist dies die Sterbeursache.

Besonders alarmierend: Die Zahl der »hormonabhängigen« Tumore steigt rasant an!

Ernährung und Krebs: Man schätzt, dass das, was wir täglich auf unseren Tellern haben, einen Einfluss von 40% auf die Tumorentstehung hat

Krebs – in erster Linie eine Frage der Ernährung

Nur etwa fünf bis 10% der Krebserkrankungen sind erblich bedingt! Schätzungen zufolge sind bis zu 90% der Krebserkrankungen das Ergebnis von Umweltgiften und einer ungesunden Lebensweise. Sie können also das Schicksal herausfordern oder sich schützen – das liegt ganz bei Ihnen!

Nach den Daten des Weltkrebsforschungsfonds (World Cancer Research Fund International-WCRF) könnten durch die richtige Ernährung in Deutschland jährlich etwa 130 000 Krebsfälle verhindert werden. Der Einfluss der Ernährung auf die Krebsentstehung scheint von herausragender Bedeutung zu sein. Einwanderer, die ihre Ernährungs- und

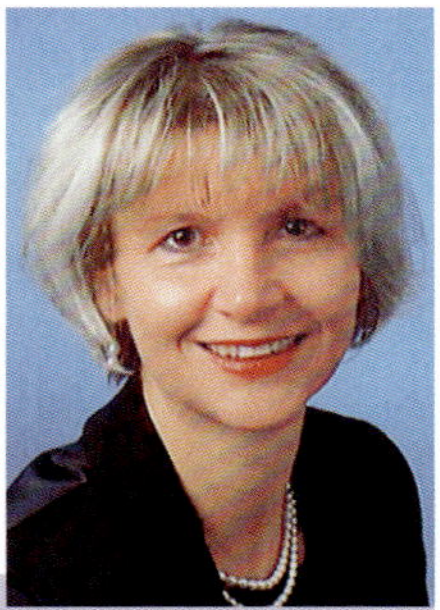

Zu den interessantesten, vor Krebs schützenden Gemüsesorten zählen Knoblauch, Zwiebeln und Kohlarten.

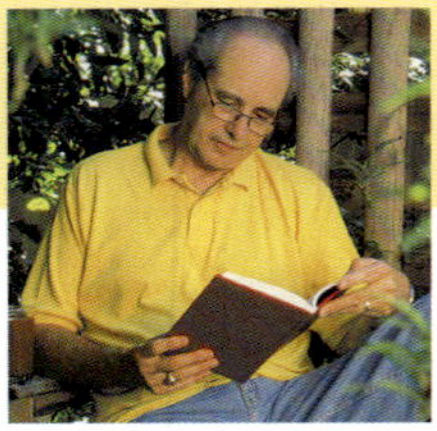

Die einzelnen Krebsarten sind z. T. stark abhängig vom Ernährungsverhalten

Lebensgewohnheiten dem neuen Land anpassen, sind auch bei den dort vorherrschenden Krebsarten mit dabei. Beispielsweise ist Magenkrebs in Japan sehr viel häufiger anzutreffen als in den USA, während bösartige Tumore an Dickdarm, Brust und Prostata dort seltener vorkommen. Wenn jedoch Japaner in die USA einwandern, verlieren sich diese Unterschiede innerhalb von ein oder zwei Generationen, was man in erster Linie auf die veränderten Essgewohnheiten zurückführt.

Interessant: Forscher fanden heraus, dass Grillkräuter (z. B. Thymian, Oregano) die schädlichen Benzpyrene binden und unschädlich machen können

Zu den Nahrungsmitteln, die den Krebs begünstigen können, zählen beispielsweise gesalzene und gepökelte Lebensmittel (z. B. in Salz eingelegtes Fleisch, Wurstwaren), die beispielsweise das Magenkrebsrisiko erhöhen (Tabelle 22). Die gesättigten, »falschen« Fette (z. B. in Wurst, Käse, Bratfett, Soßen etc.) lassen die Gefahr für Darm-, Brust-, Gebärmutter- und Prostatakrebs ansteigen. Wer zu oft Fleisch verzehrt, hat ein höheres Risiko für Darm-, Brust-, Prostata- und Nierentumore. Wird das Fleisch gebraten oder gegrillt, kann es für den Darm, aber auch für den Magen zusätzlich gefährlich werden, denn beim »Rösten« von Fleisch entstehen Krebs erregende Benzpyrene. Auch tierische Produkte wie Milch- und Milchprodukte, die zwar super Kalziumlieferanten sind, sollten wir – möglicherweise auf Grund ihres Fettgehaltes – nicht im Übermaß verzehren.

Mindestens jeder fünfte Krebsfall wäre vermeidbar!

Überhaupt wären wir besser beraten, uns mehr der Pflanzenkost zuzuwenden und Fleisch (zwar wichtig für Zink- und Selenversorgung) nur in Maßen zu genießen. Denn das »Grünzeug« steckt voller schützender Stoffe wie beispielsweise den Antioxidantien und anderen Pflanzeninhaltsstoffen, die bei der Krebsvermeidung helfen können (Tabelle 22).

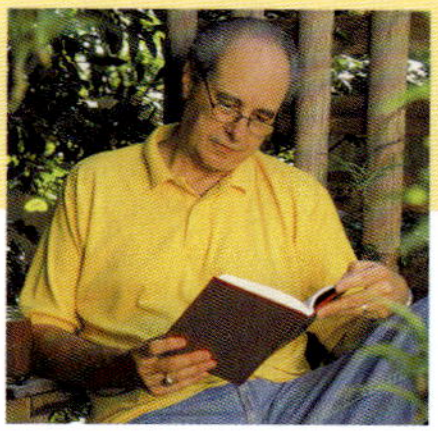

Betrachtet man alle Studien (etwa 170), die bislang zur Aufklärung des Einflusses von Obst und Gemüse auf die Krebshäufigkeit durchgeführt wurden, so lässt sich feststellen, dass die Pflanzenkost bei über 80% der Untersuchungen eine Krebs schützende Wirkung ergeben hat. In einer italienischen Studie hatten diejenigen, die eifrig grünes Gemüse, Karotten und frische Früchte aßen, ein um 50% bis 80% verringertes Risiko, an Krebs zu erkranken.

Kein Zweifel – die in Gemüse und Obst enthaltenen Stoffe schützen vor Krebs!

Die Auswertung einer japanischen Untersuchung mit etwa 260000 Personen, deren Essgewohnheiten über einen Zeitraum von 17 Jahren unter die Lupe genommen wurden, ergab, dass die »Grünzeugesser« weitaus länger lebten als die Verächter der Pflanzenkost. Wer täglich Gemüsesorten wie Karotten, Spinat, Paprika und Brokkoli aß, lebte 10 bis 15 Jahre länger als die fleischreich und gemüsearm Ernährten. Die Sterblichkeit an Krebs war um 60% niedriger. Auch die Raucher und Alkoholkonsumenten waren mit der Pflanzenkost besser daran als ohne – das Auftreten von Krebs und Herzerkrankungen lag 30% unter der Rate von den Personen, die rauchten, Alkohol tranken und wenig Obst und Gemüse verzehrten.

Mit unserem Obst- und Gemüsekonsum ist es allerdings schlecht bestellt. Wir stehen auf Platz 11 (!) der europäischen Rangliste, die von den Griechen, Portugiesen und Spaniern angeführt wird. Während die Südländer im Schnitt etwa 320 Kilogramm Obst und Gemüse pro Person und pro Jahr vertilgen, sind das bei uns gerade mal 190 Kilogramm. Dabei könnten durch einen vermehrten Verzehr der Pflanzenkost, nach Meinung des Deutschen Institutes für Ernährungsforschung (Potsdam-Rehbrücke), sogar bis zu 40% der Krebsfälle vermieden werden!

Trauriges Ende der »Grünfutterliste«: Von den 14 getesteten EU-Ländern belegen wir mit Platz 11 den viertletzten Platz

Empfohlen werden täglich drei Portionen Gemüse (etwa 380 Gramm) – davon etwa die Hälfte roh – und zwei Por-

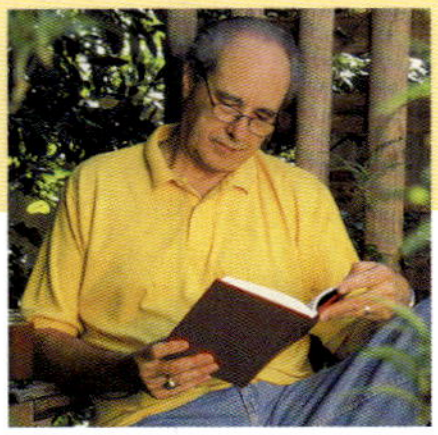

Tabelle 22: Nahrungsmittel, die Krebserkrankungen fördern und Nahrungsmittel, die vor Krebs schützen

Nahrungsmittel	Krebserkrankungen
Risikoerhöhung durch:	*Gehäuftes Auftreten bei folgenden Organen*
Gesalzene und gepökelte Lebensmittel	Magen
Fett	Darm, Brust, Gebärmutter, Prostata
Fleisch	Darm, Brust, Prostata, Niere, Bauchspeicheldrüse
Braten, Grillen	Darm, Magen
Milch, Milchprodukte	Prostata, Niere
Risikosenkung durch:	*Weniger Krebs bei folgenden Organen*
Obst und Gemüse	Mundhöhle, Speiseröhre, Lunge, Magen, Blase, Bauchspeicheldrüse, Darm
Grüner Tee	Magen
Vollkorngetreide	Brust, Magen
Hülsenfrüchte	Brust, Prostata, Darm

»Five a day« – essen Sie täglich mindestens fünf Portionen Obst und Gemüse – das machen allenfalls 15% der Bevölkerung!

tionen (250 Gramm) möglichst frisches Obst. Tatsächlich wird diese Empfehlung allerdings in weiten Teilen der Bevölkerung nicht eingehalten, oder gehören Sie vielleicht zu den wenigen, die das regelmäßig (täglich!) befolgen?

Pflanzenpower – Knoblauch und Kohl führen die »Hitliste« an

In den Neunzigerjahren des vergangenen Jahrhunderts begann in den USA eine umfassende und sehr interessante Untersuchung des Nationalen Krebsforschungszentrums, die derzeit wohl noch andauert. Man wählte für diese Studie 40 pflanzliche Nahrungsmittel aus, die auf Grund von vorhergehenden Beobachtungen und Untersu-

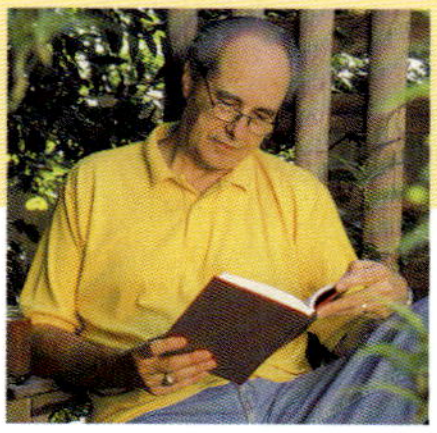

chungen als Lebensmittel mit krebshemmender Wirkung eingestuft worden waren. An vorderster Front steht hier der Knoblauch, gefolgt von den diversen Kohlarten und den Sojabohnen. Auch Karotten, Zwiebeln, Zitrusfrüchte und Vollwertgetreide sind »hitverdächtig«. In verschiedenen Studien ergab sich ein Zusammenhang zwischen dem Knoblauch- und Zwiebelkonsum und dem Auftreten von Magenkrebs. Demnach sank mit zunehmendem Konsum das Krebsrisiko. Während Soja in unserer europäischen Küche kaum eine Rolle spielt, sind diese Hülsenfrüchte aus der traditionellen asiatischen Küche nicht wegzudenken. Brustkrebs kommt dort aber auch viel seltener (fünfmal seltener als in Europa oder Amerika) vor, was man den in Soja und Sojaprodukten vorkommenden hormonähnlichen Stoffen (»Phytoestrogene«) zuschreibt.

Knoblauch enthält schützende bioaktive Pflanzenstoffe.

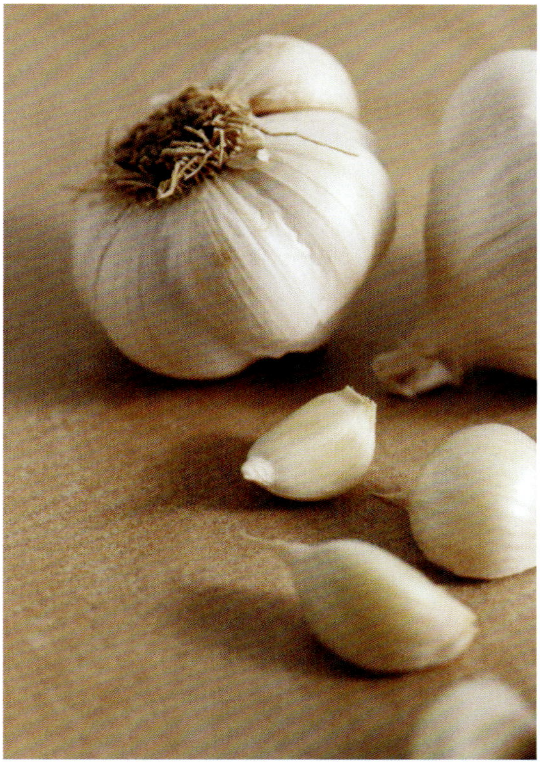

Zitrusfrüchte sind reich an antioxidativ wirksamen Bioflavonoiden und an Radikal fangenden Vitaminen (z. B. Vitamin C). Sie enthalten aber auch die so genannten »Terpene«, die für das feine Aroma sorgen und der Entstehung von Lungen-, Magen- und Darmkrebs entgegenwirken sollen.

In Hülsenfrüchten (z. B. Bohnen, Erbsen, Linsen) sind zudem »seifenartige« Stoffe vorhanden, die nicht nur wie ein natürliches Antibiotikum wirken, sondern auch giftige Gallensäuren binden und vermutlich vor Darmkrebs schützen.

Die Kohlarten gelten ebenfalls als

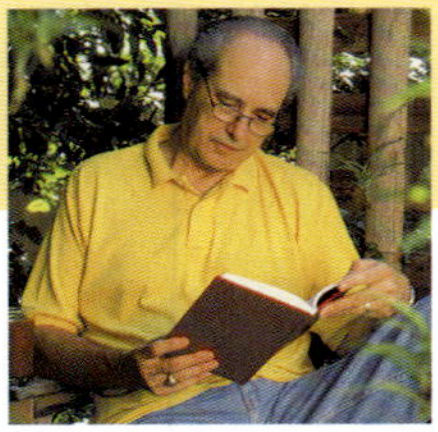

sehr empfehlenswert. In einer Untersuchung mit 1230 Männern (Alter 40 bis 64 Jahre) waren diejenigen am seltensten an Prostatakrebs erkrankt, die vermehrt Weiß-, Grün-, Rot-, Blumen- und Rosenkohl verzehrt hatten. Auch der Brokkoli zählt zu den Hoffnungsträgern. Die Kohlpflanzen enthalten schwefelhaltige Stoffe, welche die Schärfe und den Geruch der Pflanzen ausmachen. Aus diesen Inhaltsstoffen entstehen beim Schneiden und Zerkleinern des Gemüses die so genannten »Senföle«, die nicht nur Bakterien abtöten, sondern auch das Immunsystem auf »Vordermann« bringen, den Körper entgiften und eine krebsschützende Wirkung haben sollen. Leider gehen die gesundheitsfördernden schwefelhaltigen Stoffe bei der Erhitzung und Verarbeitung von Lebensmitteln verloren. Im Sauerkraut ist von diesen Pflanzeninhaltsstoffen praktisch nichts mehr vorhanden – trotzdem ist Sauerkraut wegen der dort vorhandenen Milchsäurebakterien ein wertvolles Nahrungsmittel, das die Darmflora verbessert.

Von wegen »Arme-Leute-Essen«: Angesichts der Tatsache, dass in Brokkoli und Co. krebsschützende Stoffe enthalten sind, sollten wir mehr von diesen Gemüsesorten verzehren

In einer chinesischen Untersuchung mit etwa 18 240 Männern, die über 11 Jahre hinweg beobachtet wurden, zeigte sich, dass die Kohl verzehrenden Vertreter ein um etwa 35% erniedrigtes Risiko für Lungenkrebs aufwiesen.

Vollwertbrot, Müsli und vollwertige Getreideprodukte (z. B. Nudeln) liefern nicht nur mehr Ballaststoffe, Vitamine und Mineralstoffe als die »weißen Brüder und Schwestern«, sondern versorgen uns zudem mit Substanzen, die als »Phytoestrogene« (wie die hormonähnlichen Stoffe aus Soja) den Hormonhaushalt günstig beeinflussen. In einer englischen Studie konnte gezeigt werden, dass Leinsamen das Prostatakrebsrisiko senkt: Der für diese Krebsart typische Tumormarker (»PSA-Wert«) sank, nach etwa fünf Wochen, durch den täglichen Verzehr von drei Esslöffeln Leinsamen.

Scharf, würzig und tränentreibend: Senföle zeigen offenbar auch gegen Krebszellen Schärfe!

Ebenso stehen die »Nachtschattengewächse« wie z. B.

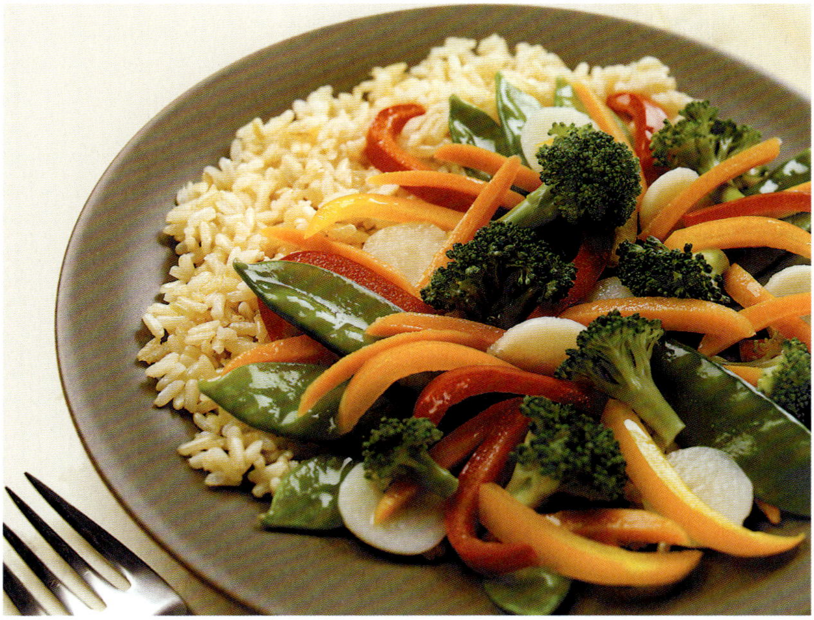

Gemüse bietet durch seine Vitalstoffe einen Schutz vor Krebserkrankungen.

Tomaten, Auberginen und Paprika auf dieser Liste der mutmaßlich krebshemmenden pflanzlichen Gewächse. Diese Pflanzenfamilie ist reich an Antioxidantien wie den bereits erwähnten Carotinoiden und Bioflavonoiden. Die Radikalfänger spüren freie Radikale, aber auch die bereits durch die giftigen Angreifer geschädigte Zellen auf und hemmen deren Wachstum und Ausbreitung.

Besonders antioxidantienreich sind auch die Kerne von Weintrauben. In einer amerikanischen Laboruntersuchung hat man menschliche Brust- und Lungenkrebszellen mit Traubenkernextrakt zusammengebracht – mit dem Erfolg, dass die Anzahl der Krebszellen nach mehrstündigem bis tagelangem Kontakt mit dem Extrakt abnahm. Das ist natürlich noch lange kein Beweis für eine Krebs schützende Wirkung, aber sicherlich ein guter Hinweis und Grund genug, auch die »überflüssigen« Fruchtbestandteile näher zu untersuchen!

Spucken Sie beim Essen von Weintrauben immer die Kerne aus? Das sollten Sie nicht tun, denn darin sind vermutlich Krebs schützende Stoffe enthalten

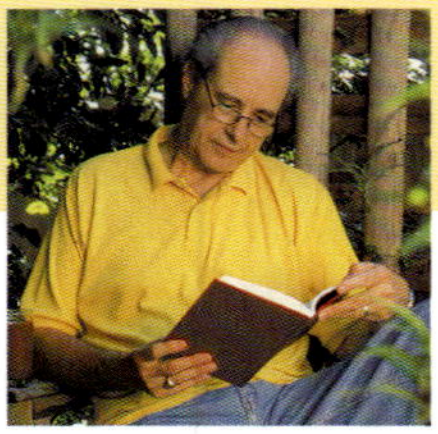

Gesunde, Krebserkrankungen vorbeugende Ernährung – Ihr persönlicher Check-up

Viele sind der Meinung, sich gesund und ausgewogen zu ernähren – tatsächlich tun das aber nur wenige. Wie sieht es mit Ihrer Ernährung aus?
(*Zutreffendes bitte ankreuzen.*)

Stichwort: »Obst und Gemüse«

Essen Sie täglich mindestens zwei Portionen Obst?	☐ ja	☐ nein
Verzehren Sie täglich grünes Gemüse?	☐ ja	☐ nein
Essen Sie täglich rohes Gemüse oder Salat?	☐ ja	☐ nein
Kommt bei Ihnen mehrmals in der Woche ein Kohlgericht auf den Tisch?	☐ ja	☐ nein
Haben Sie oft Gemüse in den »Ampelfarben« (z. B. Karotten, Paprika, Tomaten) auf dem Teller?	☐ ja	☐ nein
Verwenden Sie häufig Zwiebeln und/oder Knoblauch?	☐ ja	☐ nein

Stichwort: »Vollwertgetreide und Hülsenfrüchte«

Bevorzugen Sie vollwertiges Brot und Backwaren?	☐ ja	☐ nein
Essen Sie Vollkornnudeln und/oder Vollwertreis?	☐ ja	☐ nein
Verwenden Sie Vollwertgrieß, Hirse und/oder Buchweizen?	☐ ja	☐ nein
Verzehren Sie öfter mal ein Hülsenfrüchtegericht (z. B. Bohnen, Erbsen, Linsen)?	☐ ja	☐ nein

Stichwort: »Fette«

Verzichten Sie weitgehend auf »gesättigte« Fette (z. B. fette Wurst- und Käsesorten, fettes Fleisch, Schmalz)?	☐ ja	☐ nein
Essen Sie öfter (am besten zweimal/Woche) Fisch?	☐ ja	☐ nein

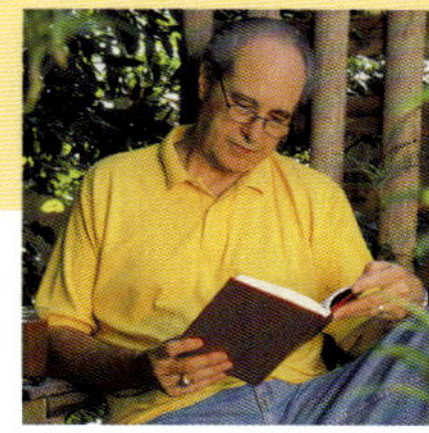

Bevorzugen Sie fettarme Milch bzw. Milchprodukte? ☐ ja ☐ nein

Stichwort: »gesalzene und gepökelte Lebensmittel«

Gehen Sie sparsam mit Salz um? ☐ ja ☐ nein

Verzichten Sie auf gesalzenen Fisch und andere stark gesalzene Lebensmittel (z. B. in Salz eingelegte Bohnen, Oliven etc.)? ☐ ja ☐ nein

Verzichten Sie auf gepökelte Fleisch- und Wurstwaren (z. B. »Kasseler«)? ☐ ja ☐ nein

Stichwort: »Lebensmittelzubereitung«

Vermeiden Sie es, Fleisch stark anzubraten? ☐ ja ☐ nein

Achten Sie auf kurzes Wässern beim Säubern von Gemüse und Salat? ☐ ja ☐ nein

Erhitzen Sie Gemüse schonend und mit wenig Wasser? ☐ ja ☐ nein

Achten Sie auf kurze Garzeiten bei der Zubereitung von Gemüse? ☐ ja ☐ nein

Auswertung:

Haben Sie mindestens 15 der Fragen mit »Ja« beantwortet?
Gratuliere! Sie sind ernährungsbewusst und wissen über eine »krebshemmende« Ernährung gut Bescheid oder/und sind einfach grundlegend gesundheitsbewusst und an Ernährungsfragen interessiert. Wie auch immer – Sie ernähren sich weitgehend gesund.

Haben Sie 10 bis 15 der Fragen mit »Ja« beantwortet?
Ihr Ernährungsverhalten ist nicht durchweg schlecht – es könnte aber besser sein. Achten Sie darauf, mehr Pflanzen-

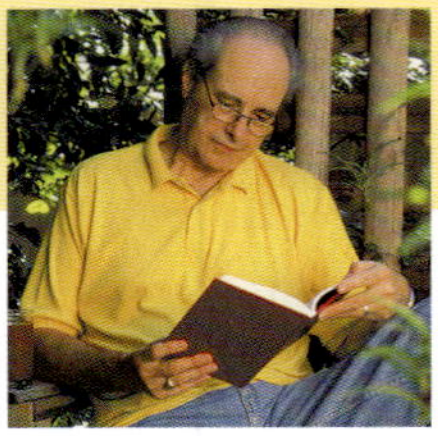

kost zu verzehren und schränken Sie den Fleischkonsum ein. Freunden Sie sich, falls Sie das nicht schon getan haben, mit den Kohlarten an – sie sind für den Krebsschutz besonders interessant. Sicherlich gibt es bei Ihnen »Neins«, die in »Ja« überführt werden könnten. Versuchen Sie es möglichst schon ab heute!

Haben Sie weniger als 10 Fragen mit »Ja« beantwortet?
Hier liegt noch einiges im Argen. Möglicherweise ist Ihre Ernährung zu »fleischlastig« und/oder Sie können dem »Grünzeug« nichts abgewinnen? Dann sieht es schlecht aus, denn dann verzichten Sie gleichzeitig auf die Krebs hemmenden Powerstoffe. Vielleicht essen Sie auch gerne gesalzene und/oder gepökelte Lebensmittel. Gegebenenfalls hatten Sie auch keine Ahnung davon, wie wichtig die schonende Zubereitung von Gemüse ist und hatten bislang nur »totes Material« im Küchentopf?
Nehmen Sie die Fragen als Anlass, Ihre Ernährung grundlegend zu überdenken, um das eine oder andere »Nein« in ein »Ja« umzuändern.

Blauer Dunst – der Glimmstängel fordert auch Nichtraucherleben

Auch »fremde« Zigaretten schädigen das Herz und die Lunge

Es ist müßig, über die schädliche Wirkung des Rauchens zu schreiben – ist diese doch inzwischen auch allen Rauchern bestens bekannt. Trotzdem möchte ich an dieser Stelle nochmals darauf hinweisen, dass Rauchen in 80% aller Fälle die Ursache für den, gerade bei den Frauen rasant zunehmenden, Lungenkrebs darstellt. Wer raucht, hat allerdings auch ein gesteigertes Risiko für Kehlkopf-, Speiseröhren-, Brust-, Blasen-, Nieren- und Bauchspeicheldrüsenkrebs.
Nun gibt es aber auch die »Passiv-« oder »Secondhand«-Raucher, deren Gesundheit durch die Glimmstängel gefähr-

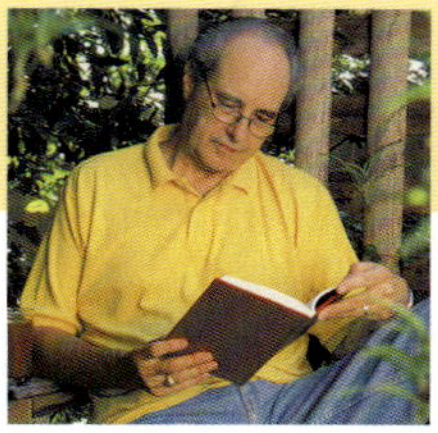

det wird. Beim Verbrennen einer Zigarette werden etwa 4000 verschiedene Stoffe freigesetzt, welche nicht nur die Lunge des Rauchers, sondern auch die Raumluft verpesten. Im Teer sind etwa 50 Krebs erregende Stoffe (z. B. Formaldehyd, Stickoxide) nachgewiesen worden. Interessant ist, dass manche der giftigen Stoffe – wie z. B. das die Durchblutung herabsetzende Kohlenmonoxid oder das Tumor fördernde Formaldehyd – in weit größerem Maße (letzteres etwa um Faktor 150 mal mehr) an die Umgebung abgegeben als in den Körper inhaliert werden. Bereits durch zwei Zigaretten wird das in Räumen normalerweise vorhandene Formaldehyd verdoppelt bis vervierfacht!

Sie achten auf formaldehydfreie Möbel? Dann sollten Sie sich aber auch keinem »Secondhand«-Rauch aussetzen!

Obwohl sie selbst Nichtraucher sind, müssen etwa 22% der Bevölkerung den »blauen Dunst« einatmen. Jährlich sterben in Deutschland etwa 400 Menschen an den Folgen des »Secondhand«-Rauchs. Das Herz-Kreislauf-Risiko eines Passivrauchers ist gegenüber einem »echten« Nichtraucher um Faktor 2 bis 3 erhöht. Auch die Krebsgefahr steigt. Das Lungenkrebsrisiko der »Passiven« ist doppelt so hoch wie das der völlig vom Rauch verschonten.

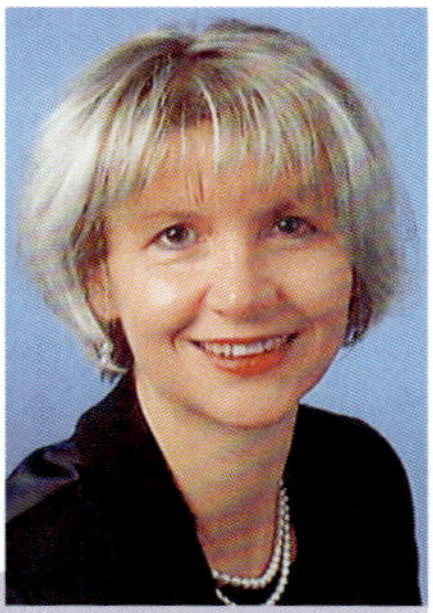

Haben Sie es schon einmal mit »Hilfsmitteln« wie Nikotinpflaster oder -kaugummi versucht? Sie sollten alles daransetzen, mit dem Rauchen aufzuhören.

Alkohol – ein problematischer Seelentröster

Alkohol ist als Krebs erregende Substanz anerkannt. Dabei ist noch unklar, ob die beim Alkoholabbau entstehenden, zellschädigenden Stoffe (z. B. Acetaldehyd) eine Rolle spielen oder ob vielleicht auch eine schlechtere Versorgung mit schützenden Stoffen (z. B. Antioxidantien) ausschlaggebend ist. Wird zusätzlich noch geraucht, verstärkt sich in jedem Fall die schädliche Wirkung – das heißt, die giftigen

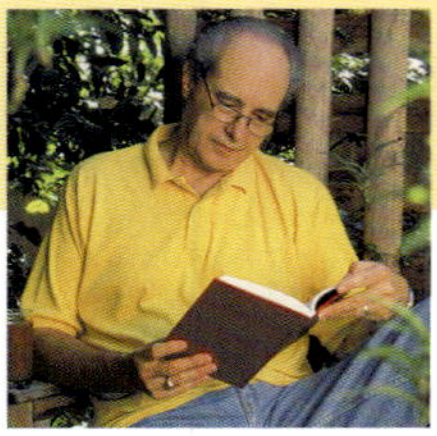

Effekte sind in ihrer Summe größer als die Einzelwirkungen. Wer vom »Stoff« nicht lassen kann, läuft Gefahr, an Krebs der Mundhöhle und des Rachens, an Kehlkopf- oder Speiseröhrenkrebs und/oder Leberkrebs zu erkranken. Mittlerweile ist auch Brustkrebs im Gespräch. Alkohol erhöht möglicherweise die Estrogenausschüttung im Körper der Frau und kann auf diese Weise den Brustkrebs begünstigen. Die Auswertung von großen internationalen Studien mit mehr als 300 000 Teilnehmerinnen zeigte, dass Frauen, die sich täglich mehrere »Drinks« (bis zu fünf) genehmigen, ein um etwa 40% höheres Brustkrebsrisiko haben als die Abstinenzlerinnen.

Männer sollten nicht mehr als höchstens zwei alkoholische Getränke pro Tag konsumieren – Frauen sollten öfter »Nein« sagen bzw. sich höchstens einen »Drink« pro Tag genehmigen

Die Bedeutung des Alkohols unter der Anwendung von Hormonen wurde bislang unterschätzt. Problematisch kann es werden, wenn die Leber durch den Alkohol bereits gelitten hat und als »Entgiftungsorgan« nicht mehr gut funktioniert – dann sieht es nämlich auch schlecht aus mit dem Abbau der Estrogene!

Übergewicht – besonderer Risikofaktor für Frauen

Wer zu viel auf die Waage bringt, gefährdet nicht nur sein Herz-Kreislauf-System und seine Gelenke, sondern riskiert auch Krebserkrankungen. Eine Studie, die in den USA durchgeführt wurde, ergab, dass – bei nichtrauchenden Personen – jeder siebte Krebsfall bei Männern und jeder fünfte bei den Frauen mit einem Zuviel an Kalorien in Verbindung steht. So besteht beispielsweise ein erhöhtes Risiko für Gebärmutterhals- und Brustkrebs. Eine aktuelle Studie hat bestätigt: Frauen mit einem Body Mass Index von 30 und mehr sterben doppelt so häufig an Gebärmutterhalskrebs wie Frauen mit einem BMI von 23. Für Brustkrebs ist das Risiko für Übergewichtige um mehr als 60% erhöht, für Tumore der Leber, des Magens und des Darmes jeweils

Während des gesamten Erwachsenenalters sollte die Gewichtszunahme nicht mehr als maximal fünf kg betragen!

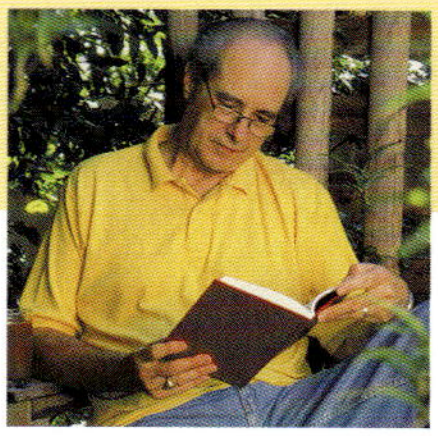

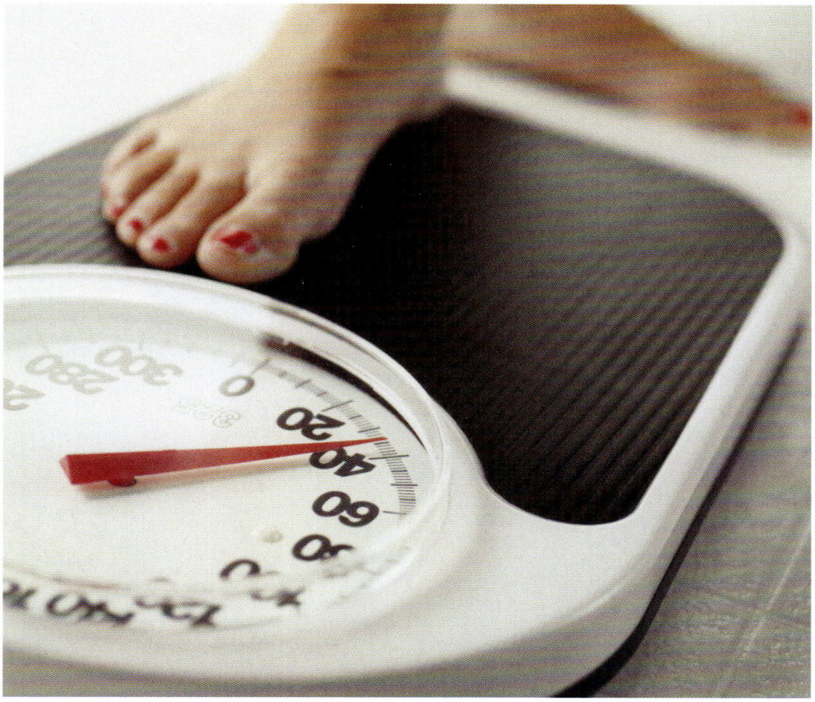

Vermeiden Sie Übergewicht – es erhöht das Risiko für bestimmte Krebsarten.

um etwa 30%. Bei Männern scheint, dieser Untersuchung zufolge, vor allem die Gefahr für Leber-, Nieren-, Gallenblasen-, Bauchspeicheldrüsen-, Magen- und Darmkrebs durch Übergewicht deutlich zuzunehmen.

Die Ansammlung der Fettpölsterchen, die oft auf einem vermehrten Fett- und Zuckerkonsum beruhen, hat vor allem für Frauen weit reichende Konsequenzen. Das weibliche Geschlecht kann nämlich auch mit männlichen Geschlechtshormonen protzen. Diese werden im Fettgewebe in die weiblichen Hormone (Estrogene) umgewandelt. Damit avancieren die Fettansammlungen – nach den Eierstöcken – zu den zweitwichtigsten Hormonfabriken. Das kann problematisch werden, da zu viele Estrogene Krebs fördernd wirken. Wer zu dick ist, hat in der Regel auch einen erhöhten Estrogenspiegel.

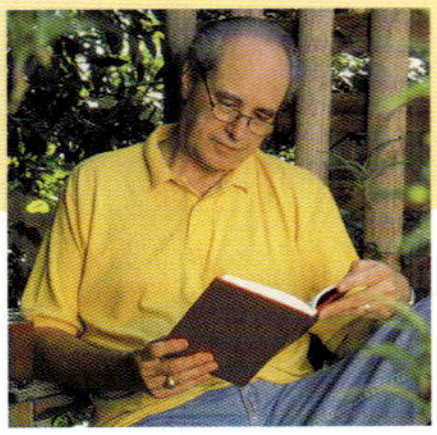

Dicke Frauen in den Wechseljahren sind besonders gefährdet. Während die Eierstöcke die Produktion der weiblichen Geschlechtshormone in dieser Zeit einstellen, werden dort (und in der Nebennierenrinde) aber weiterhin die männlichen Hormone gebildet. Damit können nun die Fettpölsterchen – durch entsprechende »Umwandlungsmaßnahmen« – weiterhin Estrogene ausschütten, wodurch sich die Gefahr für Gebärmutter- und Brustkrebs erhöht.

Runter mit den Pfunden – die Fettpolster sind Hormonfabriken!

Bewegung heißt die Devise – körperliche Aktivität schützt!

Das Thema »Sport« habe ich bereits zu Beginn des Buches – in Zusammenhang mit den schädlichen »freien Radikalen« – erwähnt. Extreme körperliche Betätigung kann zu einer massiven Ansammlung der aggressiven Winzlinge führen, daher möchte ich auch an dieser Stelle von völlig übertriebenen Aktivitäten abraten.

Unbestritten ist, dass Bewegung für das Herz-Kreislauf-System, für den Haltungsapparat und zur Vermeidung von Übergewicht grundsätzlich eine gute Sache ist. Auch Krebserkrankungen kann vorgebeugt werden. Die Auswertung von fast 40 Studien ergab, dass »bewegte Menschen«, im Vergleich zu den »Couchpotatoes« ein um 70% geringeres Darmkrebsrisiko haben. Auch im Hinblick auf die Vermeidung von Brust- und Prostatakrebs kann sich der Aufwand lohnen: Senkung des Risikos um 30% (Brustkrebs) bzw. sogar um bis zu 70% (Prostatakrebs) für diejenigen, die sich regelmäßig körperlich betätigten.

Die größte Hürde ist die Bequemlichkeit: Bei einer Umfrage gaben 30% der Befragten zu, dass sie zu bequem für körperliche Aktivitäten sind, 20% nannten »zu alt sein« als Grund

Wer seinen Körper regelmäßig beansprucht, beeinflusst nicht nur seinen Energiestoff- und Verdauungsstoffwechsel positiv, sondern auch seinen Hormonhaushalt und das Immunsystem. Interessanterweise werden beispielsweise vermehrt Eiweiße hergestellt, die im Blut zirkulierende Hor-

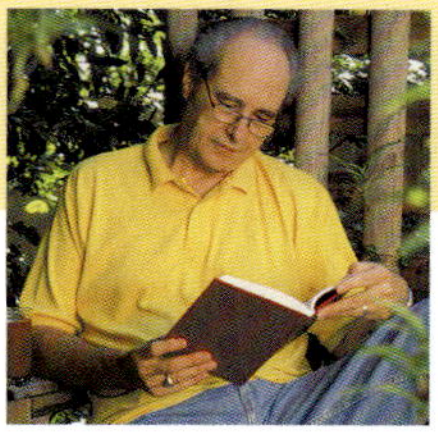

mone »einfangen«. Außerdem wird dem Fettgewebe – und damit der zweitwichtigsten Hormonfabrik – zu Leibe gerückt. Bei Leistungssportlerinnen kann dieser Effekt sogar so weit gehen, dass die Regelblutung ausbleibt.

Wie sollte nun ein solches »Bewegungsprogramm« aussehen? Die Empfehlung lautet: täglich mindestens eine Stunde körperlich aktiv sein. Dazu reicht es, beispielsweise einen zügigen Spaziergang zu unternehmen. Sie können auch Walking oder – noch besser – »Nordic Walking« mit Stöcken betreiben. Das bringt den Kreislauf in Schwung, trainiert Ihre Muskeln und hilft den Hormonhaushalt zu normalisieren. Sie müssen die geforderte Stunde auch nicht

Unsere Ernährungs- und Bewegungsgewohnheiten müssen Teil der Altersvorsorge werden!

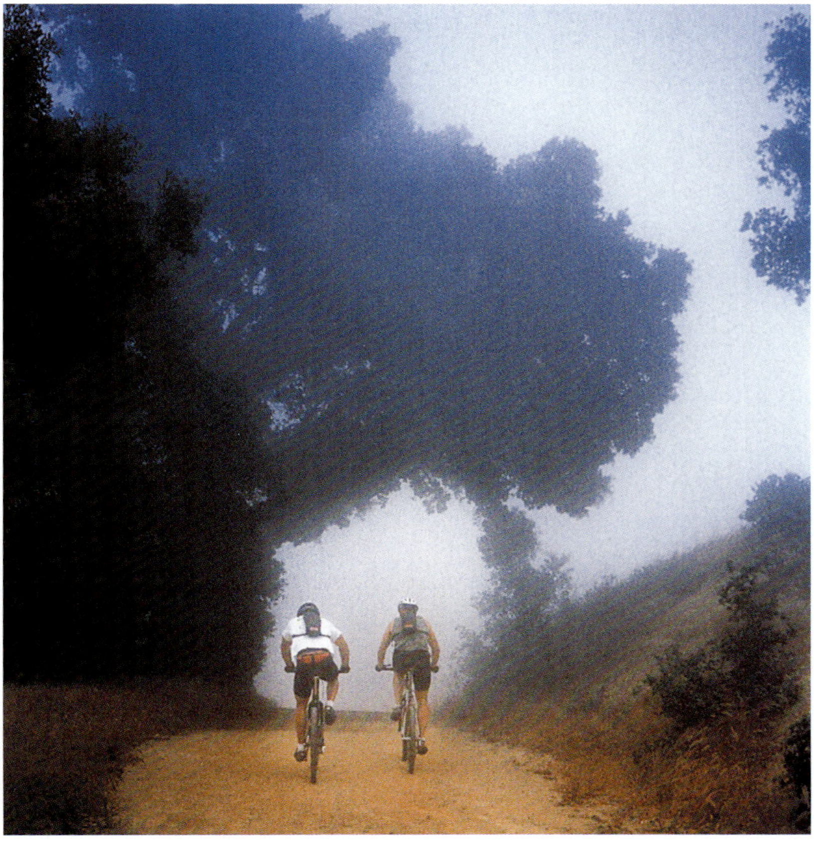

Ausgleichssportarten wie Radfahren, Wandern und Schwimmen sind besonders zu empfehlen.

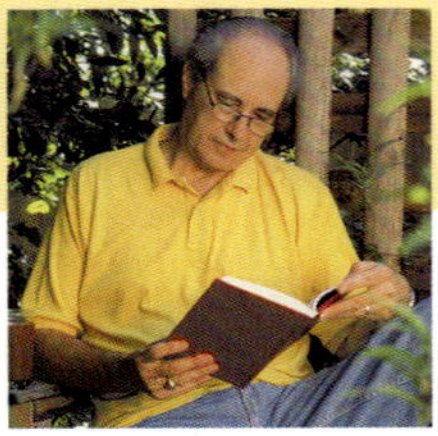

»Das Ziel besteht darin, das ganze Leben lang ein körperliches Aktivitätsniveau zu erreichen, das zum Beispiel dem eines Briefträgers entspricht.« (Quelle: Weltkrebsforschungsfond Deutschland)

»am Stück abarbeiten«. Es zählt auch, wenn Sie – durch Ihren Alltag bedingt – dazwischen Pausen einlegen müssen und beispielsweise morgens und abends jeweils eine halbe Stunde spazieren gehen oder dafür in dieser Zeit Gartenarbeit erledigen, Fenster putzen und mit dem Fahrrad zum Einkaufen fahren. Einmal wöchentlich darf es dann etwas mehr sein: Vielleicht suchen Sie sich hier eine Bewegungsart aus (z.B. ausgedehntere Radtouren, Gymnastik, Schwimmen), die Ihnen Spaß macht, Sie aber nicht allzu sehr außer Puste bringt – denn in diesem Fall lauern schon wieder die schädlichen (und auch Krebs fördernden) freien Radikale.

Vitamin C – Powerantioxidans mit Krebsschutzwirkung

Es liegen wohl zu keinem anderen Antioxidans so viele Untersuchungen zum Krebsschutz vor wie beim Vitamin C. Einen besonderen Anteil an der ungebrochenen Popularität des Radikalfängers hat sicherlich der zweifache Nobelpreisträger Linus Pauling, der auf Megadosen von mehreren Gramm Vitamin C pro Tag »geschworen« hat.

Vitamin C schützt vor Magenkrebs – der Schutz ist dann am besten ausgeprägt, wenn sich dort nicht der Helicobacter pylori-Keim eingenistet hat

Man könnte hier viele Studien anführen, die einen deutlichen Hinweis auf die Krebs hemmende Wirkung des Schutzstoffes geliefert haben. Ihnen zufolge ist das Risiko, an Speiseröhren-, Mundhöhlen-, Lungen-, Bauchspeicheldrüsen-, Darm-, Brust- und Gebärmutterkrebs zu erkranken, bei einer schlechten Vitamin C-Versorgung erhöht.

Vitamin C scheint besonders zur Vermeidung von Magenkrebs wichtig zu sein. Wer viel nitrathaltiges Gemüse (z.B. Winterkopfsalat, rote Beete) verzehrt, lebt gefährlich: Dort werden jene Krebs erregenden Nitrosamine gebildet. Deren Bildung wird durch Vitamin C verhindert. Das Supervitamin entfaltet seine Schutzwirkung im Magen am ehes-

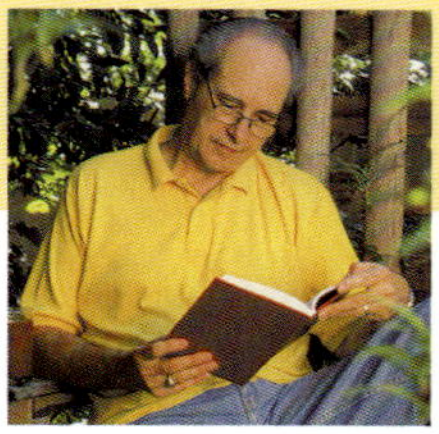

ten, wenn der Magen frei von Krebs erregenden Keimen (Helicobacter pylori) ist. Sollten Sie also mit diesen infiziert sein (Laboruntersuchung!), dann wären Sie gut beraten, diese problematischen Keime über eine geeignete Therapie (Arzt!) erst einmal loszuwerden. Erst dann hat das Vitamin C freie Fahrt beim Magenkrebsschutz!

Dass Vitamin C die Wahrscheinlichkeit, an Krebs zu erkranken reduzieren kann und lebensverlängernd wirkt, wurde nun auch in der EPIC-Studie (»European Prospective Investigation into Cancer and Nutrition«), die in Großbritannien durchgeführt wurde, bestätigt. Von den etwa 19 500 untersuchten Personen hatten diejenigen, die gut mit Vitamin C versorgt waren, weniger Krebs (und Kreislauferkrankungen) als jene, die niedrige Vitamin C-Blutwerte aufwiesen. Auch das Sterberisiko war bei den gut versorgten niedriger – 25 mg Vitamin C mehr täglich senkte die Sterblichkeit um 20%!

Auch Vitamin E und die Carotinoide senken das Krebsrisiko

Vitamin E und Carotinoidgemische senken, Studien zufolge, ebenfalls das Krebsrisiko

Wer auf eine gute Vitamin E-Zufuhr achtet, tut ebenfalls etwas für die Senkung des Krebsrisikos. Krebs der Mundhöhle, der Brust, des Darmes und des Magens scheinen bei hoher Aufnahme an diesem Antioxidans seltener vorzukommen. Auch Blasenkrebs ist häufig mit einem Mangel an Vitamin E verknüpft: In einer Studie mit 40 000 Ärzten, die mehrere Jahre lang täglich Vitamin E einnahmen, war die Häufigkeit von Blasenkrebs – im Vergleich zu jenen, die auf eine Einnahme verzichtet hatten – um 30% erniedrigt.

Wie wichtig die »Unterhaltung« der Zellen untereinander ist, haben wir bereits in Kapitel 7 gehört. β-Carotin sorgt dafür, dass die »Sprechkanäle« zwischen den Zellen geöffnet bleiben und damit auch dafür, dass eine wechselseitige

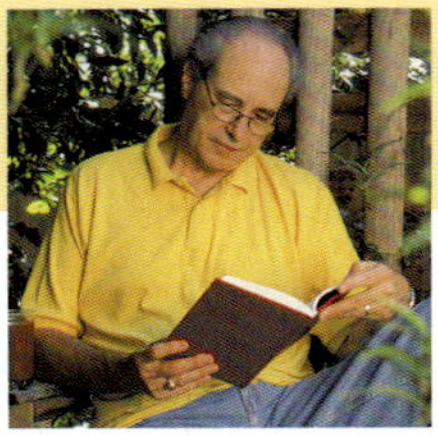

Kontrolle des Wachstums stattfinden kann. Es ist daher nicht verwunderlich, dass auch die Carotinoide, zu denen das β-Carotin ja gehört, möglicherweise einen Schutz vor Tumorerkrankungen bieten. Jedenfalls erkranken Personen, die sich carotinoidreich ernähren, seltener an Brust-, Lungen-, Magen-, Darm- und Prostatakrebs.

In Schweden wurde eine Untersuchung (»Swedish Mammography Screening Cohort«) mit knapp 60000 Frauen durchgeführt und deren Essgewohnheiten über Jahre hinweg festgehalten. Frauen, die viel β-Carotin (und Vitamin A), Vitamin C und Vitamin E aufnahmen, wurden deutlich seltener mit der Diagnose »Brustkrebs« konfrontiert als die antioxidantienarm ernährten Zeitgenossinnen.

Sogar bereits entartete Zellen können durch β-Carotin anscheinend wieder in normale Zellen überführt werden. So hat man Tabakkauern, bei denen Vorstufen von Krebszellen der Mundschleimhaut festgestellt wurde, sechs Monate lang β-Carotin (und Vitamin A) gegeben, mit dem Erfolg, dass sich die bereits entarteten Zellen zum Teil wieder zurückgebildet hatten und sich weniger neue Krebsvorstufen bildeten.

Erstaunlich: Lycopin übersteht Hitzeprozeduren sehr gut – es wird sogar aus erhitzten Tomatenprodukten besser verwertet als aus der rohen Tomate

Tomatensauce gegen Krebs

Interessant sind auch die anderen Carotinoide wie beispielsweise das in den Tomaten und Tomatenprodukten (z. B. Tomatenmark, Tomatensauce) vorkommende Lycopin. Der natürliche Pflanzenfarbstoff bietet offensichtlich einen Schutz vor Prostata-, Brust-, Blasen- und Bauchspeicheldrüsenkrebs.

Auch für den Darmkrebs liegen Hinweise auf eine Schutzwirkung vor. Wer bei den roten Früchten und seinen Produkten mehr hingreift, kann sein Darmkrebsrisiko um bis zu 60% senken.

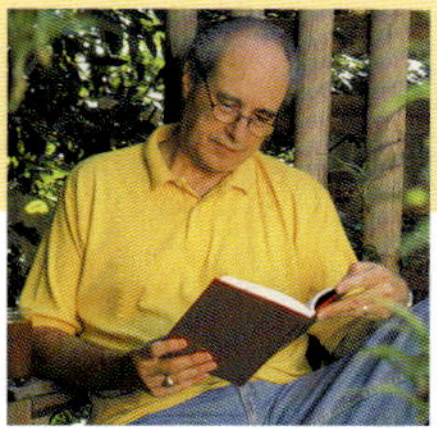

Frauen, die sich lycopinreich ernähren, erkranken um knapp die Hälfte seltener an Gebärmutterhalskrebs. Männer, die mehr als zwei Portionen Tomatensauce pro Woche konsumieren, leiden deutlich seltener an Prostatakrebs als Männer, die von der roten Sauce »nichts wissen wollen« – das hat eine amerikanische Untersuchung mit 50 000 Männern gezeigt. Die typische Nudelbeigabe senkte das Risiko für diese Krebsart um fast ein Viertel und für Tochtergeschwülste (Metastasen) sogar um mehr als ein Drittel. Also, Männer: Ran an die Tomatensauce – am besten mit einem Schuss gutem Pflanzenöl, damit die Verwertung des fettlöslichen Lycopins im Körper auch optimal vonstatten gehen kann.

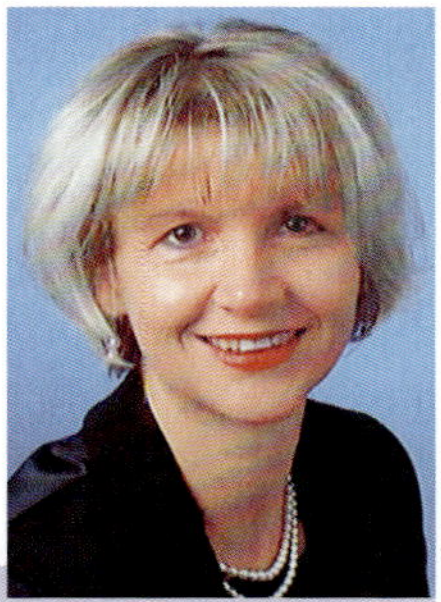

Männer sollten zweimal in der Woche eine Tomatenmahlzeit zu sich nehmen – das schützt die Prostata.

Forscher der Freien Universität Berlin und des renommierten Krankenhauses Charité haben einen Hauttest entwickelt, mit dem – per Laser – die Konzentration an β-Carotin und Lycopin in der Haut bestimmt werden kann. Mit den ermittelten Werten wollen die Wissenschaftler im frühesten Stadium Brust- und Prostatakrebs diagnostizieren, denn die Konzentration dieser Antioxidantien ist ihren Beobachtungen zufolge bei diesen Krebsarten häufig erniedrigt.

Verminderte Carotinoidspiegel werden als Risikofaktor für Krebserkrankungen betrachtet

Risikofaktor Selenmangel!

Zum Selen gibt es interessante Untersuchungen, die einen Zusammenhang zur Krebshäufigkeit aufzeigen.

So hat beispielsweise eine Untersuchung mit etwa 1300 Hautkrebspatienten gezeigt, dass durch die tägliche Gabe

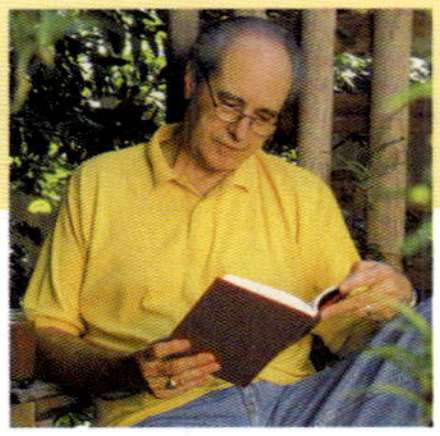

von Selen über einen Zeitraum von 4,5 Jahren das Auftreten von Zweittumoren der Lunge um 45%, der Prostata um 63% und des Darmes um 58% vermindert werden konnte. Insgesamt starben in der »Selengruppe« halb so viele Menschen an Krebs wie in der »Placebogruppe«.

Selen spielt bei der Krebsverhütung eine ganz entscheidende Rolle – wer wenig Selen aufnimmt, ist gefährdet!

In einer groß angelegten gerade erst veröffentlichten Studie mit 121 000 Frauen und Männern, die sechs Jahre lang beobachtet wurden, ergab sich, dass das Risiko für Harnblasenkrebs unter einer schlechten Selenzufuhr deutlich ansteigt: Je besser deren Selen-Blutspiegel waren, desto seltener trat diese Krebsart auf.

Auch hier gilt – die Antioxidantien spielen gemeinsam im Konzert

Trotz positiver Ergebnisse mit *einzelnen* Antioxidantien ist es ratsam, auf die ausreichende Zufuhr möglichst *vieler* Radikalfänger zu achten. Wir haben ja bereits gehört, dass sich die einzelnen Schutzstoffe gegenseitig »recyceln« und am besten kombiniert wirken.

Zum Thema »Antioxidantien« gibt es bislang mehr als 45 000 wissenschaftliche Veröffentlichungen – das zeigt das große Interesse an diesen Schutzstoffen

So liegen auch zahlreiche Studienergebnisse vor, die auf eine positive Wirkung durch die kombinierte Anwendung verschiedener Antioxidantien schließen lassen.

Die Antioxidantien werden in der medizinischen Forschung mit dem allergrößten Interesse verfolgt. Bislang sind zur Erforschung des Zusammenhangs mit Krebserkrankungen mehr als 4000 wissenschaftliche Studien durchgeführt worden!

Die vielen ermutigenden Untersuchungsergebnisse zu den Radikalfängern geben Anlass zur Hoffnung: Man ist gut damit beraten, auf eine antioxidantienreiche Ernährung zu achten bzw. – im Bedarfsfall – diese Schutzstoffe durch geeignete Präparate zuzuführen.

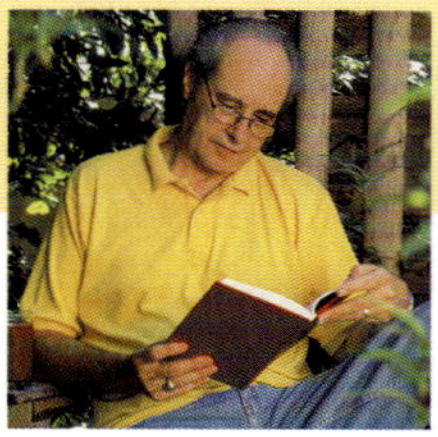

Mit zunehmendem Alter wird der Geist schwach – das muss nicht sein!

Wussten Sie, dass

- *das Gehirn aus bis zu 100 Milliarden Gehirnzellen besteht, von denen wir täglich 1000 bis 10 000 verlieren?*
- *körperliche Aktivität und Bewegung auch den Kopf fit hält?*
- *Musik die Hirnaktivität steigert?*
- *Nervenzellen auf die konstante Verfügbarkeit von Traubenzucker angewiesen sind?*
- *Vitamine vor Hirnleistungsstörungen schützen können?*
- *Vitamin E die Gedächtnisleistung verbessert?*
- *Antioxidantien zur Therapie von Nervenerkrankungen eingesetzt werden?*

Geistige Fitness – nicht unbedingt eine Frage des Alters

Im Verlauf des Älterwerdens lassen nicht nur die Organfunktionen nach, sondern häufig bleibt auch die geistige Leistungsfähigkeit auf der Strecke. Dabei muss das Alter nicht zwangsweise in eine Hirnleistungsstörung münden. Die späten Werke zahlreicher bekannter Wissenschaftler und Künstler zeugen vom Gegenteil. So erfand beispielsweise Thomas A. Edison erst weit jenseits des 60. Lebensjahres die Glühbirne. Marc Chagall malte mit 98 Jahren das letzte Chorfenster der Mainzer Stefanskirche und Johann Wolfgang von Goethe beendete im Alter von 80 Jahren seinen Faust. Ebenso zeigen uns die Spätwerke von Leonardo da Vinci oder die wissenschaftlichen Abhandlungen von

Wenn das Gehirn in der Lage wäre, den Körper zu überdauern, dann könnte es 150 Jahre lang leistungsfähig sein

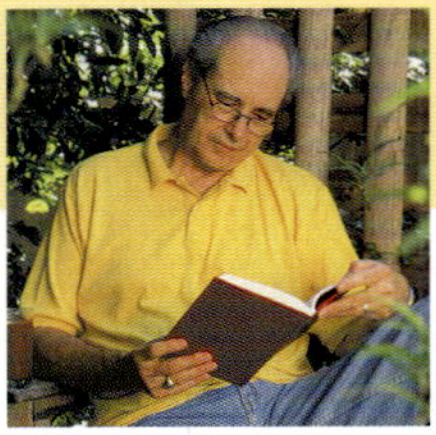

Albert Einstein, dass auch ältere Menschen noch eine enorme Schaffenskraft haben können und zu künstlerischen und geistigen Höchstleistungen fähig sind.

Geistige Unterforderung beschleunigt das Nachlassen der Gedächtnisleistung

Deutliche und früh auftretende Störungen der Hirnleistung sind also keineswegs altersbedingt, sondern eher auf krankhafte Veränderungen im Gehirn zurückzuführen. Interessant ist das Ergebnis einer amerikanischen Studie, dass diejenigen, die zwischen dem 30. und dem 50. Lebensjahr geistig und körperlich aktiv waren, seltener an Hirnleistungsstörungen erkrankten als die Bequemen.
Was Sie persönlich sonst noch tun können, um geistig fit zu bleiben, erfahren Sie in den folgenden Abschnitten.

Gedächtnisverluste und Demenzen – wenn der Geist im Alter nicht mehr mitmacht

Das ist jedem schon einmal passiert: Wir gehen in den Keller, um etwas Bestimmtes dort zu holen und können uns, dort angekommen, nicht mehr erinnern, was das eigentlich genau war. Oder es fällt uns der Name unseres Gegenübers nicht mehr ein. Gedächtnisstörungen treffen jeden einmal.

Etwa jeder Fünfte jenseits des 65. Lebensjahres leidet an der Alzheimer-Krankheit, die bis heute nicht heilbar ist

Aber was, wenn sie zunehmend häufiger vorkommen und bestimmte Ausmaße annehmen, z.B. dass der Betroffene nicht mehr weiß, wer oder wo er ist. In diesem Fall spricht man von den Altersdemenzen, die sich am häufigsten in der Form der Alzheimer-Krankheit zeigen. Der Begriff »Demenz« kommt aus dem Lateinischen und bedeutet »Zustand der Geistlosigkeit«.
Derzeit leiden etwa 800000 Menschen in der BRD an diesem »schleichenden Persönlichkeitsverlust«. Experten gehen davon aus, dass wir im Jahr 2030, infolge der prognostizierten Überalterung der Bevölkerung, mit etwa zwei Millionen Alzheimer-Kranken rechnen müssen. Frauen und Männer sind gleichermaßen gefährdet.

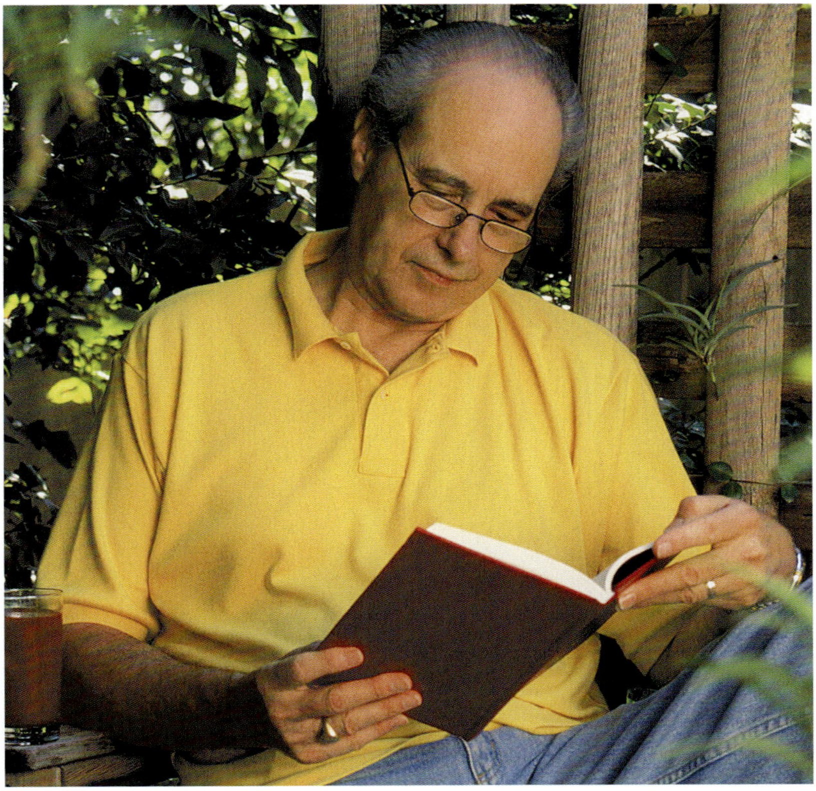

Lesen hilft dabei, den Geist fit zu halten. Auch Kreuzworträtsel sind dafür geeignet.

Die Krankheit ist derzeit nicht heilbar – lediglich der Verlauf kann günstig beeinflusst bzw. verzögert werden – wenn frühzeitig gegengesteuert wird.

Die Alzheimer'sche Erkrankung verläuft in Schüben

Die Erkrankung betrifft das Gehirn – dort sterben bestimmte Nervenzellen ab. Im Verlauf der Erkrankung kann das Gehirn auf 80% seines Normalgewichtes schrumpfen. Der Prozess schreitet in der Regel langsam voran und kann sich durch diverse Warnzeichen ankündigen (Tabelle 23). Zunächst können sich leichte Gedächtnisstörungen und Orientierungsschwierigkeiten einstellen, die den Alltag zunächst nicht beeinträchtigen. Betroffen ist in erster Linie das

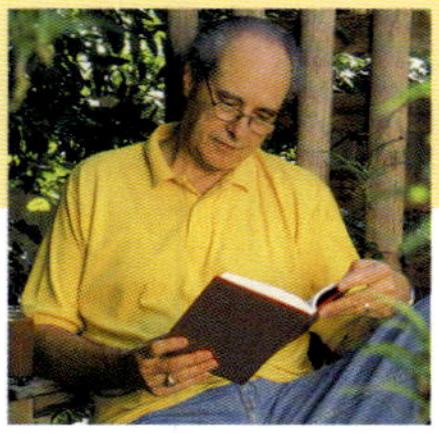

Tabelle 23: Mögliche Warnzeichen, die für die Alzheimer'sche Krankheit sprechen (Beispiele)
Frühe Symptome:
Kurzzeitgedächtnisverlust
Rasche Ermüdbarkeit
Konzentrationsstörungen
Sprachschwierigkeiten
Weitere, später auftretende Symptome:
Antriebsarmut, Teilnahmslosigkeit
Verlorenes Zeitgefühl
Schlafstörungen
Kontaktarmut, Isolation
Stimmungsschwankungen
Nachlassendes Interesse an Hobbys, Arbeit, Umgebung
Alarmierende Symptome:
Orientierungsverlust
Unfähigkeit, Familienmitglieder zu erkennen
Vornübergeneigter, schleppender Gang
Kontrollverlust von Blase und Darm
Krampfanfälle

Wenn die Nase versagt, ist es ein schlechtes Zeichen: Geruchsstörungen gelten – nach einer Untersuchung der Columbia Presbytarian Klinik in New York – zu den allerfrühesten Warnzeichen

Kurzzeitgedächtnis – es werden Dinge vergessen, die in der nahen Vergangenheit passiert sind. Lange Gedichte, die vielleicht vor vielen Jahrzehnten auswendig gelernt wurden, können dagegen von den Betroffenen meist noch problemlos aufgesagt werden.

Im zweiten Stadium gesellen sich bereits tief greifende Persönlichkeitsveränderungen zu den Erstphänomenen dazu. Die Betroffenen leiden unter depressiven Verstimmungen, möglicherweise auch Aggressivität und ziehen sich immer mehr zurück. Gleichzeitig nimmt der Pflegebedarf für die Erkrankten zu. Häufig finden sich die Patienten weder inner-

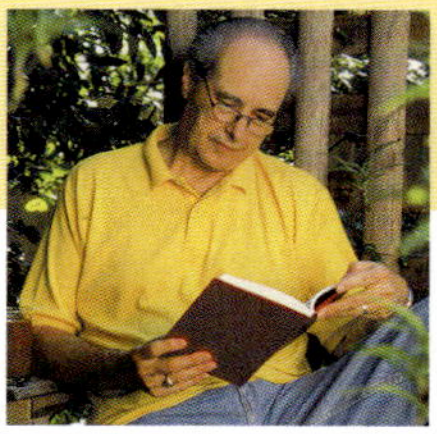

halb noch außerhalb ihrer Wohnung zurecht. Allerdings können sich in diesem Krankheitsabschnitt immer noch »klare« Tage mit »verwirrten« abwechseln.
In der dritten Phase des Krankheitsbildes ist oft eine Heimeinweisung notwendig, da eine selbstständige Lebensführung nicht mehr möglich ist.
Es ist nicht immer einfach, die Alzheimer'sche Erkrankung von ähnlichen Symptombildern, die beispielsweise von anderen Gemütserkrankungen, Durchblutungsstörungen oder gar einem Schlaganfall herrühren können, abzugrenzen. Hier ist der Facharzt (Neurologe) gefragt!

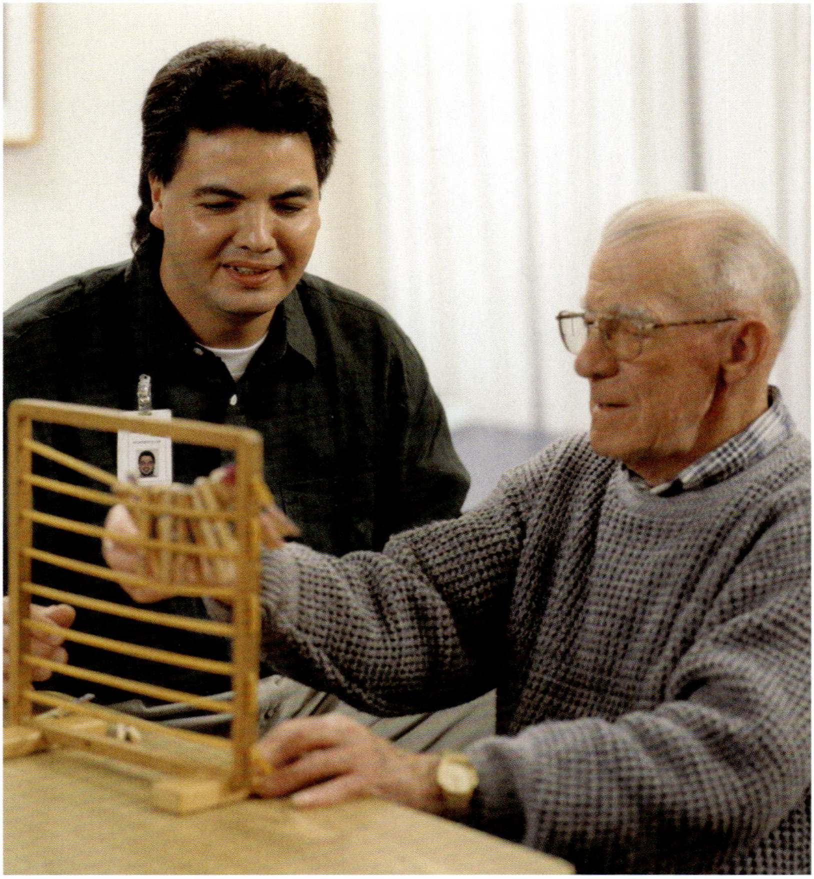

Freie Radikale schädigen die Nervenzellen – Antioxidantien schützen.

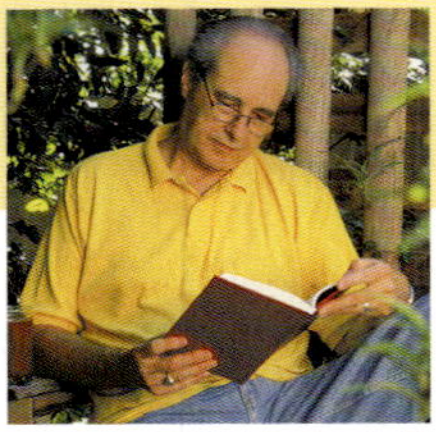

Die »Unterhaltung« der Nervenzellen untereinander ist massiv gestört

Unser Gehirn muss viel leisten – sämtliche Eindrücke werden dort verarbeitet und gespeichert. Diese Aufgabe können die grauen Zellen nur erfüllen, wenn alle Nervenzellen koordiniert zusammenarbeiten. Ist dieses nicht mehr der Fall, kommt es zu Ausfallserscheinungen.

Alzheimer – die Persönlichkeit stirbt vor dem Körper

Man weiß inzwischen gut Bescheid darüber, was im Gehirn bei Demenzerkrankungen genau passiert. Unsere Nervenzellen sind auf Überträgerstoffe angewiesen, welche die Informationen von der einen zur nächsten Nervenzelle leiten. Dabei befinden sich diese verschiedenen Botenstoffe in einem Gleichgewicht zueinander. Die Informationsübermittler werden beispielsweise bei Lern- und Gedächtnisprozessen kurzfristig aus den Nervenzellen freigesetzt und verschwinden nach getaner Arbeit wieder im »Grundrauschen«. Nicht so bei der Alzheimer Erkrankung; dort gewinnt einer dieser Signalstoffe die Oberhand: Der Botenstoff Glutamat zieht sich – nach vollendeter Informationsübertragung nicht – wie bei gesunden Personen – wieder zurück, sondern bleibt den Nervenzellen hartnäckig »auf den Fersen«. Damit ist die Verständigung der einzelnen Nervenzellen untereinander empfindlich gestört. Die betroffenen Zellen streiken und sterben ab, was natürlich fatale Konsequenzen für die Gehirnleistung hat.

Ausfallserscheinungen durch den Tod von Nervenzellen

Gleichzeitig kommt es zu einer Störung des Eiweißstoffwechsels und einer krankhaften Ablagerung von Eiweißklumpen (Amyloid-Plaques) zwischen den Nervenzellen, die als typische Merkmale in den Gehirnen von Alzheimer Patienten nachweisbar sind. Auch innerhalb der Nervenzellen bilden sich zottige und verknäuelte Eiweiße, wodurch deren Funktion massiv gestört wird. Diese Phänomene treiben den Zelltod weiter voran.

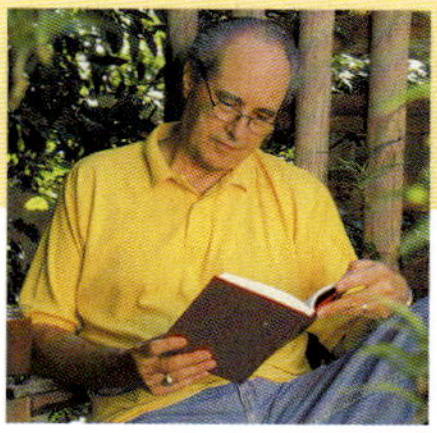

Morbus Alzheimer wird zu den radikalassoziierten Erkrankungen gerechnet

Obwohl diese Vorgänge mittlerweile so gut aufgeklärt sind, kann man noch immer wenig über die möglichen Ursachen der Erkrankung sagen. Man schätzt, dass nur etwa 1 bis 2% aller Alzheimer Fälle mit der erblichen Komponente erklärt werden können. Wo kommen nun die vielen anderen Krankheitsfälle her?

Neben Defekten am Erbgut sind auch Viren oder Umweltgifte im Gespräch. Ebenso tragen die Personen, die irgendwann einmal eine Schädelverletzung hatten, ein erhöhtes Erkrankungsrisiko. Auch scheint die geistige Aktivität eine Rolle zu spielen: Wer geistig aktiv ist, erkrankt seltener an der Alzheimer Erkrankung als Personen, die ihre grauen Zellen weniger bemühen.

Freie Radikale lassen die Gehirnfette ranzig werden

Es liegen inzwischen aber auch deutliche Hinweise darauf vor, dass die freien Radikale hier »ihre Finger im Spiel« haben. Die aggressiven Teilchen machen nämlich auch vor den Gehirnregionen nicht Halt. Im Gegenteil – sie werden dort in verstärktem Maß gebildet: Obwohl das Gehirn nur etwa 2% des Körpergewichtes ausmacht, verbraucht es in Ruhe mindestens 20% des Sauerstoffangebotes und damit steigt auch der oxidative Stress. Die freien Radikale knöpfen sich bevorzugt die empfindlichen Fettsäuren der Nervenzellumhüllungen vor. Aber gerade die Weiterleitung von Informationen von Nervenzelle zu Nervenzelle ist an eine intakte, unbeschädigte Zellummantelung gebunden. Sind die äußeren Hüllen der Nervenzellen erst einmal geschädigt, so herrscht Informationsstopp – Befehle kommen nicht mehr an.

Hoher Sauerstoffumsatz im Gehirn sorgt für erhöhten Oxidationsstress

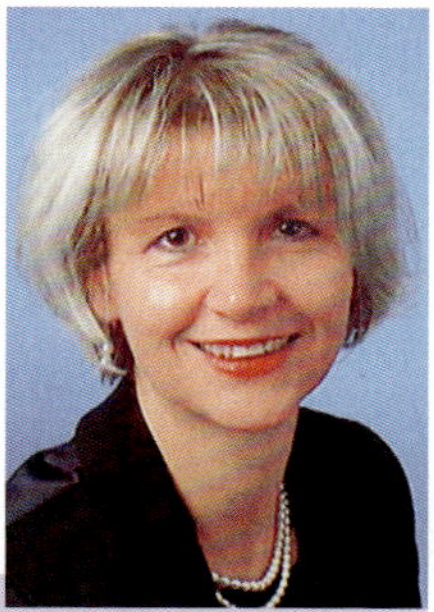

Freie Radikale sind an der Entstehung von Nervenerkrankungen mitbeteiligt – Antioxidantien sind auch für die Nervenzellen wichtig.

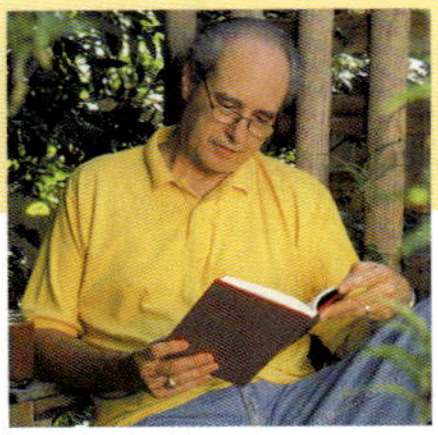

Zudem setzt die Schädigung durch freie Radikale den Zellen insgesamt zu und begünstigt deren vorzeitiges Absterben. Ebenso werden bei den krankhaften Vorgängen im Gehirn die Abwehrzellen mobilisiert, die dort für eine Schadensbegrenzung sorgen sollen. Die Waffen dieser Immunzellen sind die freien Radikale, die zu diesem Zweck von den Abwehrtruppen auch gebildet und eingesetzt werden.

Zigarettenrauch vernebelt das Gehirn: Raucher sind doppelt so häufig demenzkrank wie Nichtraucher

Auch die Tatsache, dass Rauchen, Stress und Alkohol als Risikofaktoren infrage kommen, verweist möglicherweise auf die schädlichen kleinen Teilchen. Schließlich sind das Einflussgrößen, die für einen erhöhten oxidativen Stress sorgen.

Antioxidantien wider das Vergessen

In der kürzlich veröffentlichten Rotterdamer Studie sollte mithilfe der knapp 5400 Studienteilnehmer der Zusammenhang zwischen der Zufuhr an den Vitaminen C und E und dem Risiko, an Alzheimer zu erkranken untersucht werden. Die Gefahr sank mit einer besseren Versorgung an den Vitaminen C und E. Vor allem Raucher profitierten – hinsichtlich des Alzheimer Risikos – von der täglichen Aufnahme von Antioxidantien.

Auch in älteren Untersuchungen zeigte sich, dass Anwender von Vitamin C- und E-Präparaten seltener von der Alzheimer Erkrankung heimgesucht wurden.

Antioxidantien drosseln den oxidativen Stress im Gehirn und schützen die empfindlichen Nervenzellhüllen

In einer spanischen Untersuchung hat man 260 ältere, aber von der Hirnleistung her nicht beeinträchtigte Menschen geistigen Funktionstests unterzogen. Geistig fitter waren diejenigen, die mehr Vitamin C, E, β-Carotin und Folsäure im Blut hatten. Zu einem vergleichbaren Ergebnis kamen österreichische Forscher, die etwa 1770 Personen mit Nervenauffälligkeiten bzw. Hirnleistungsstörungen untersuch-

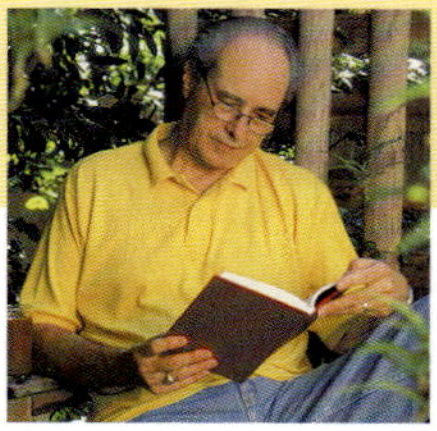

ten. Wer gute Vitamin E- und β-Carotinwerte hatte, schnitt in den Tests besser ab.
Schließlich hat man in einer Untersuchung mit Alzheimer Patienten sogar einen Vergleich zwischen (hochdosiertem) Vitamin E und einem gängigen Alzheimer-Medikament (Selegilin) angestrengt. Der weitere Krankheitsverlauf konnte durch beide Maßnahmen gleich gut aufgehalten werden – Vitamin E schnitt sogar noch etwas besser ab als das Alzheimer-Mittel.
Coenzym Q_{10} ist als Energieaktivator für die hochspezialisierten Nervenzellen von besonderer Bedeutung. Andererseits gehen Demenz-Erkrankungen offensichtlich mit einem Verlust an Coenzym Q_{10} und einer Störung der Energieversorgung im Gehirn einher. Damit erscheint die Zufuhr einer »Extraportion« Coenzym Q_{10} bei beginnenden Hirnleistungsstörungen ratsam.
Auch die alpha-Liponsäure macht in diesem Zusammenhang von sich reden. Bei Diabetikern, die das Superantioxidans gegen Kribbeln in den Armen und Beinen erhielten, hat man folgende Zufallsentdeckung gemacht: Die Zuckerkranken, die bereits unter Alzheimer-Symptomen litten, blieben über drei Jahre vor dem geistigen Abbau bewahrt – ganz sicherlich eine interessante Beobachtung, die derzeit in größeren Untersuchungen weiterverfolgt wird.

Der »memory enhancer« alpha-Liponsäure bietet möglicherweise einen besonderen Schutz

Auch die Parkinson'sche Erkrankung wird durch freie Radikale gefördert

Eine andere, mit zunehmendem Alter immer häufiger auftretende Nervenerkrankung ist die Parkinson'sche Krankheit. In Deutschland leben etwa 250 000 Betroffene. Jenseits des 65. Lebensjahres muss – statistisch gesehen – jeder Hundertste mit der Erkrankung rechnen. Ein schleppender Gang, zitternde Hände (daher die frühere Bezeich-

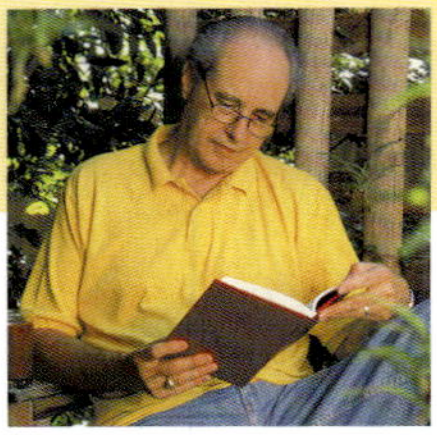

nung »Schüttellähmung«) oder Sprech- und Schreibstörungen (z. B. immer kleiner werdende Schrift) sind typische Zeichen dieser Nervenerkrankung (Tabelle 24).

Über die Hälfte der Parkinson-Patienten ist bereits drei Jahre in Behandlung, bis endlich die richtige Diagnose gestellt wird

Auch hier geht man von einer Beteiligung der schädlichen freien Radikale im Gehirn aus, die Nervenzellen zum Absterben bringen. In diesem Fall werden von den aggressiven Winzlingen Gebiete (»schwarze Substanz«) tief im Inneren des Gehirns attackiert, die von ausschlaggebender Bedeutung für die Steuerung von Bewegungen sind. Die »schwarze Substanz«, die ihren Namen durch den dort vorkommenden dunklen Farbstoff hat, bringt den Botenstoff Dopamin hervor, der für die Übertragung von Bewegungsimpulsen innerhalb dieser Region und zu anderen Hirngebieten wichtig ist. Durch den Angriff der freien Radikale kommt es zum Massensterben der Dopamin herstellenden Nervenzellen. In der Folge ist auch hier das Gleichgewicht der Botenstoffe untereinander gestört und es treten die typischen Parkinson-Symptome auf. Wenn das der Fall ist,

Bewegung ist für Körper und Geist wichtig.

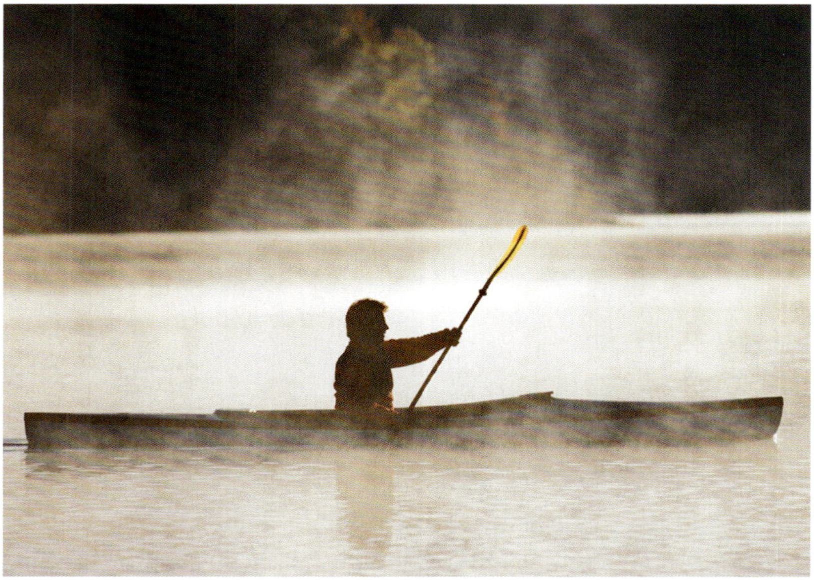

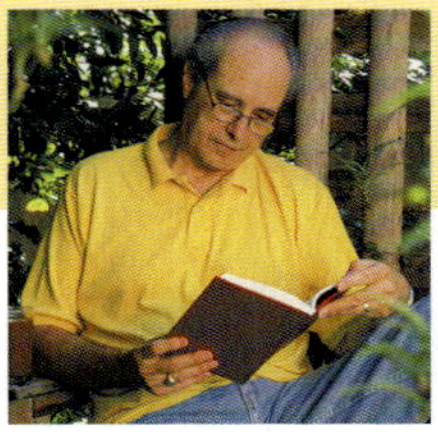

Tabelle 24: Typische Symptome der Parkinson'schen Krankheit (Beispiele)
Angewinkelter, beim Gehen nicht mitbewegter Arm
Schlurfender oder kleinschrittiger Gang
Nachziehen eines Beines beim Gehen
Vornübergebeugte Körperhaltung
Beschwerden im Nacken- und Lendenwirbelbereich
Nachtschweiß
Antriebsschwäche
Depression
Veränderungen der Schrift
Veränderungen der Stimme (heiser, leiser, monotoner)

haben bereits bis zu 60% der Zellen der »schwarzen Substanz« ihr Leben eingebüßt.
Antioxidantien schützen die empfindlichen Gehirnregionen und sorgen damit auch dafür, dass die grauen Zellen fit und funktionsfähig bleiben.

Homocystein schädigt ebenfalls die Nervenzellen – B-Vitamine wichtig

Zu den ernst zu nehmenden Gefahren für das Gehirn zählt – neben den freien Radikalen – auch das Homocystein. Wer zu viel von diesem Eiweißstoff im Blut hat, muss mit einem erhöhten Erkrankungsrisiko für Demenzen und für die Parkinson'sche Krankeit rechnen. Bereits eine geringfügige Erhöhung des Homocysteinspiegels im Blut (um fünf µmol/l) ergibt eine Risikoerhöhung um 40%!
Homocystein tritt unter anderem mit den Nervenbotenstoffen in Wechselwirkung und stört deren Gleichgewicht untereinander. Außerdem entstehen bei der Verstoffwechselung des Eiweißstoffs vermehrt freie Radikale – womit sich der Kreis um den oxidativen Stress wieder schließt.

Der Eiweißstoff Homocystein schädigt nicht nur – wie oben bereits geschildert – die Blutgefäße, sondern ist auch schlecht für die Nervenzellen!

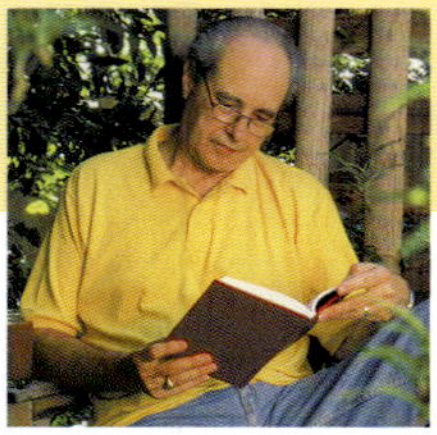

Das schädliche Homocystein kann mithilfe der Vitamine B6, B12 und Folsäure abgebaut werden – daher ist auch die Versorgung mit diesen Mikronährstoffen sehr wichtig.
Bei älteren Menschen steigt der Homocysteinwert im Blut an und mit zunehmendem Alter wächst auch die Gefahr, an Alzheimer zu erkranken. Möglicherweise ist hier ein Erklärungsansatz für das Ansteigen der Nervenerkrankung im Alter gegeben.

Ginkgo – ein Baum für das Gehirn

Ginkgo verbessert die Merk- und Konzentrationsfähigkeit

Die zweilappigen Blätter sind das charakteristische Zeichen des Ginkgo-Baumes, der seit Millionen von Jahren auf der Erde existiert. Der Baum gilt als absoluter Überlebenskünstler mit extrem hoher Widerstandsfähigkeit.
Aus den Blättern des Baumes wird ein Extrakt gewonnen, der es »in sich« hat: Er bringt den Energiestoffwechsel der Gehirnzellen in Schwung und fördert die Durchblutung. Damit werden altersbedingten Leistungsschwächen wie Vergesslichkeit, Konzentrationsschwächen, Schwindel und schnellem Ermüden vorgebeugt. Interessant ist, dass der Ginkgoextrakt auch antioxidative Eigenschaften hat und somit den oxidativ bedingten Nervenzellschäden entgegenwirken kann.
Gute Erfolge liegen inzwischen auch für den Einsatz bei Schwindel und chronischen Ohrgeräuschen (»Tinnitus«) vor, die vielfach mit einer Durchblutungsstörung im Bereich des Gehirns einhergehen. Allerdings sollte hier zunächst eine ärztliche Untersuchung erfolgen, um weitere Ursachen auszuschließen.

Geistig »besser drauf« mit Ginkgo

In einer Untersuchung mit über 200 Patienten mit leichten bis mittelschweren Hirnleistungsstörungen, die über 24 Wochen hinweg Ginkgoextrakt eingenommen hatten, verbesserte sich die geistige Leistungsfähigkeit bei doppelt so

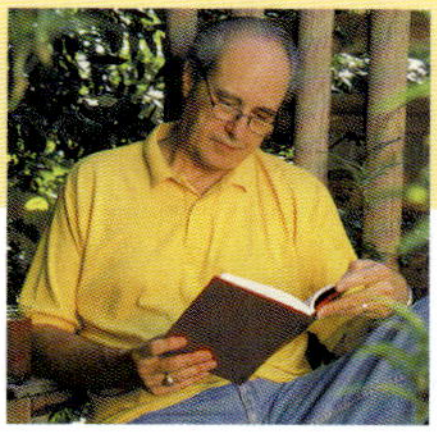

viel Personen wie in der Gruppe, die eine »Zuckerpille« zum Vergleich erhielten.

Auch zur Vorbeugung erscheint der Blattextrakt geeignet zu sein: In einer Untersuchung (2001) mit gesunden Menschen zwischen dem 50. und dem 65. Lebensjahr, die vier Wochen lang Ginkgoextrakt eingenommen hatten, zeigte sich eine deutliche Verbesserung der geistigen Leistungsfähigkeit. In den USA läuft derzeit eine Untersuchung mit etwa 3000 älteren Personen, welche die pflanzliche »Gehirnpower« einnehmen. Das Ergebnis wird voraussichtlich im Jahr 2007 erwartet.

Bei der Wahl des Ginkgoextraktes sollte darauf geachtet werden, dass dieser hochdosiert ist (z. B. Gingium® Tabletten oder Gingium®-Lösung, Biocur Arzneimittel GmbH, in der Apotheke erhältlich).

Das Gedächtnis nimmt ab, wenn man es nicht übt – das wusste schon Cicero vor mehr als 2000 Jahren

Was den grauen Zellen sonst noch gut tut

Ein gutes Gedächtnis ist eine angeborene Gabe – diese Aussage wurde inzwischen von den Wissenschaftlern widerlegt. Jeder, ob Kind, ob Senior, kann seine Merkfähigkeit und seine geistige Regheit trainieren. Wer sein Gedächtnis fordert (z. B. durch Schach spielen, Lesen, Musizieren, Gehirnjogging), der hält seine grauen Zellen auf Trab. Auch das Erlernen einer Fremdsprache oder das Merken von Namen, Telefonnummern und Geburtstagen hält den Geist fit. Damit ist schon einmal viel gegen drohende Hirnleistungsstörungen getan.

Wer Musik liebt, selbst in die Tasten greift oder über Saiten streicht, der verdoppelt die Aktivität in seinem Klein- und

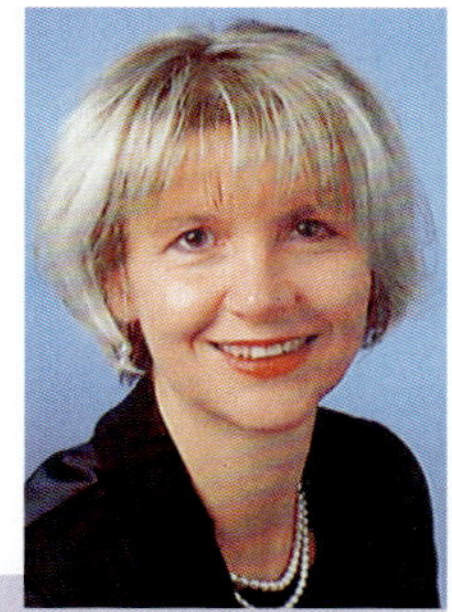

Machen Sie es sich zur Gewohnheit, täglich eine halbe Stunde zu lesen, zu musizieren oder Kreuzworträtsel zu lösen – das beugt dem geistigen Abbau vor.

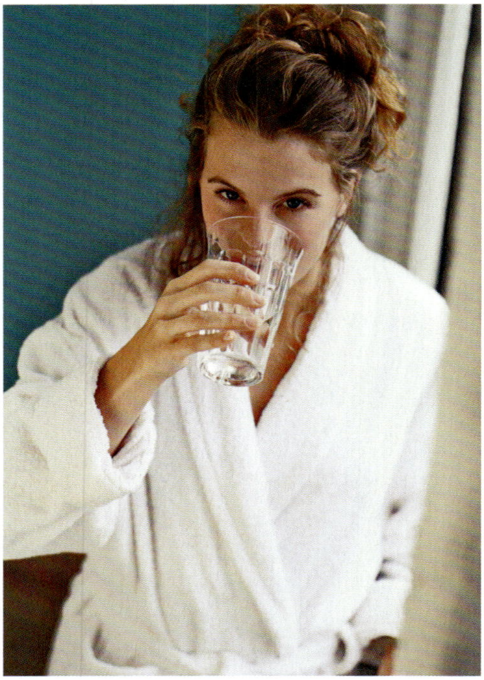

Großhirn. Menschen, die bereits im Kindesalter mehrere Jahre ein Instrument gespielt haben, haben ein besseres Gedächtnis als diejenigen ohne. Musikgrößen wie Artur Rubinstein, Vladimir Horowitz oder Herbert von Karajan hatten möglicherweise ihrer Musik ihr doch recht hohes Alter zu verdanken.

Auch die Bewegung hilft dem Gedächtnis auf die Sprünge: In einer Untersuchung mit Senioren im Alter von 60 bis 75 Jahren waren bei der Lösung von geistigen Aufgaben diejenigen im Vorteil, die regelmäßig flott wanderten. Man geht davon aus, dass Ausdauersport (z. B. Walking, Radfahren, Wandern) den Datenaustausch zwischen dem Kleinhirn, welches die Bewegungen steuert, und dem Großhirn, in dem Bewusstsein und Gedächtnis untergebracht sind, fördert.

Regelmäßige Flüssigkeitszufuhr ist auch für die geistige Leistungsfähigkeit wichtig.

Außerdem kann über eine körperliche Aktivität Stress abgebaut werden, denn dieser ist reinstes »Gift« für die Nervenzellen. Wer gestresst ist, schüttet Stresshormone wie zum Beispiel Kortisol aus und dieses bringt wiederum eine Menge von nervenzellschädigenden freien Radikalen in Umlauf. Dauerstress schädigt die grauen Zellen und verschlechtert das Merkvermögen.

Stress ist der größte Feind des Gedächtnisses

Auch regelmäßiges Trinken ist für den Geist wichtig. Wer sich nicht ausreichend (mindestens 1,5 Liter/Tag) mit Flüssigkeit versorgt, muss mit mentalen Leistungseinbußen rechnen. Unter einem Flüssigkeitsmangel verdickt sich das Blut, was sich nachteilig auf die Durchblutung des Gehirns auswirkt. Am besten ist es, kontinuierlich – über den Tag

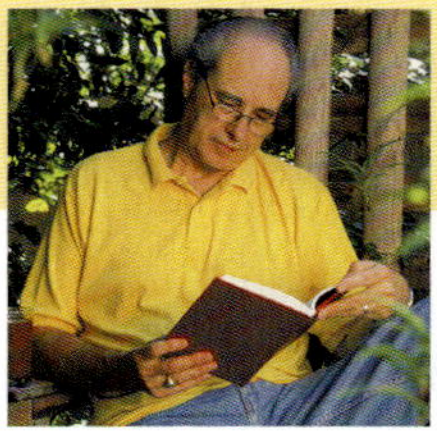

verteilt – Wasser und Frucht- oder Kräutertees (bzw. auch grünen Tee) zu konsumieren – dann bleibt auch das Gehirn frisch!

»Brainfood« – fit im Kopf mit der richtigen Ernährung

Schließlich gehört auch die richtige Ernährung zur geistigen Fitness dazu. Da die Nervenzellen ihre Energie ausschließlich aus Traubenzucker (Glukose) gewinnen können, ist der stete Nachschub wichtig. Sinkt der Blutzuckerspiegel ab, »hungern« die grauen Zellen. Eine kohlenhydratreiche Kost mit Nudeln, Kartoffeln, Reis und sonstigen Getreideprodukten ist empfehlenswert. Die darin enthaltenen so genannten komplexen Kohlenhydrate haben den Vorteil, dass sie langsam abgebaut werden und nach und nach über das Blut in das Gehirn eingeschleust werden.

Der reichliche Verzehr von vitalstoffreicher Kost ist zum Schutz vor den freien Radikalen wichtig. Zudem werden die Vitamine für die Herstellung von Botenstoffen gebraucht. Die fleißigen »Helfer« sind in Obst, Gemüse, Samen, Pflanzenölen und Eiern enthalten.

Fisch macht intelligent!

Ein ganz besonderes Interesse gilt den bereits erwähnten (langkettigen) Omega-3-Fettsäuren. Die im Kaltwasserfisch (z.B. Hering, Lachs) vorkommenden Fettsäuren sind wesentliche Bausteine der Nervenzellen und von wesentlichem Einfluss auf die geistige Entwicklung und Intelligenzförderung. Vor allem bei Kindern ist die ausreichende Zufuhr für die frühkindliche Entwicklung des Gehirns wichtig. Gestillte Kinder, die durch die Muttermilch mehr von den schützenden Fettsäuren aufnehmen, sind intelligenter als ihre flaschenernährten Zeitgenossen! Also, auch um dem Gehirn etwas Gutes zu tun, öfter mal zum Fisch greifen.

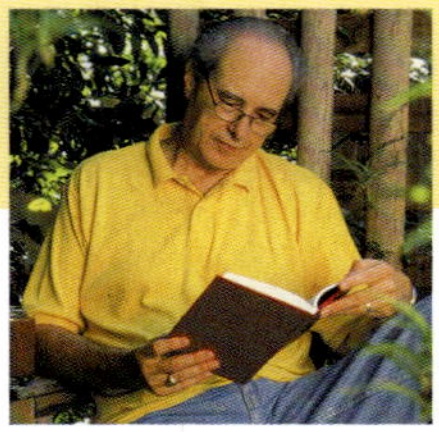

Geistige Fitness – Ihr persönlicher Check-up

Sind Sie geistig fit? Machen Sie den Mentaltest und checken Sie Ihre geistigen Fähigkeiten!
(Zutreffendes bitte ankreuzen.)

Stichwort: »Geistige Forderung«

Haben Sie einen ausgefüllten Tag?	☐ ja	☐ nein
»Langeweile« ist für Sie ein Fremdwort?	☐ ja	☐ nein
Sind Sie an Politik/Sozialem interessiert?	☐ ja	☐ nein
Tauschen Sie sich täglich mit anderen Menschen aus?	☐ ja	☐ nein
Lösen Sie regelmäßig Kreuzworträtsel?	☐ ja	☐ nein
Erlernen Sie eine neue Sprache?	☐ ja	☐ nein

Stichwort: »Vergesslichkeit«

Sie vergessen nie/selten, was Sie gerade tun wollten?	☐ ja	☐ nein
Sie haben keine Probleme, sich an Dinge, die Ihnen am Tag zuvor gesagt wurden, zu erinnern?	☐ ja	☐ nein
Sie vergessen nicht Dinge, die man Ihnen aufgetragen hat, zu erledigen?	☐ ja	☐ nein
Sie haben keine Schwierigkeiten, Verwandte und Freunde zu erkennen?	☐ ja	☐ nein
Sie wissen sehr genau, was gestern oder vor einer Woche passiert ist?	☐ ja	☐ nein
Sie kennen das Datum Ihres Geburtstages und Ihren Geburtsort?	☐ ja	☐ nein
Sie finden die Dinge immer dort, wo Sie sie aufbewahrt haben?	☐ ja	☐ nein
Sie wiederholen nicht mehrfach, was Sie bereits gesagt haben?	☐ ja	☐ nein
Sie erkennen Plätze wieder, an denen Sie früher bereits waren?	☐ ja	☐ nein

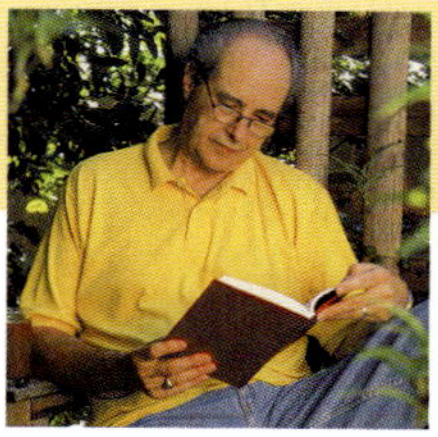

Stichwort: »Geistige Fitness«

Können Sie sich einer veränderten Alltagsroutine gut anpassen?	☐ ja	☐ nein
Sie verfügen noch immer über eine schnelle Auffassungsgabe?	☐ ja	☐ nein
Es fällt Ihnen relativ leicht, eine neue Tätigkeit/ein neues Spiel zu erlernen?	☐ ja	☐ nein
Sie können sich noch immer gut Zahlen/ Namen merken?	☐ ja	☐ nein
Spielfilmen/Buchinhalten können Sie gut folgen?	☐ ja	☐ nein

Auswertung:

Haben Sie mehr als 15 Fragen mit »Ja« beantwortet?
Gratuliere – bei Ihnen scheinen die grauen Zellen noch gut zu funktionieren. Sicherlich gehören Sie zu den geistig aktiven Menschen und nehmen noch regen Anteil an dem, was um Sie herum geschieht! Machen Sie weiter so, damit Ihr Gehirn möglichst noch lange fit bleibt.

Haben Sie 10 bis 15 Fragen mit »Ja« beantwortet?
Das ist zwar nicht schlecht, könnte aber besser sein. Versuchen Sie Ihr Gedächtnis durch kleine Übungen zu trainieren. Suchen Sie sich beispielsweise in Ihrer Tageszeitung einen Artikel aus und versuchen Sie den Inhalt in Stichworten wiederzugeben. Sie können mit Ihren Kindern/Enkelkindern auch das »Memory Spiel« neu aufleben lassen oder Sie denken sich zu allen Buchstaben des Alphabetes zu einem bestimmten Motto (z. B. »Kochen« oder »Reisen«) jeweils ein Wort aus, das zu dem vorgegebenen Überbegriff passt. Es gibt viele Möglichkeiten, den Geist »aufzufrischen«.

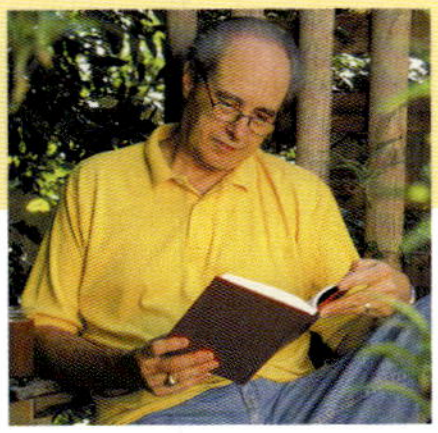

Haben Sie weniger als 10 Fragen mit »Ja« beantwortet?
Sie sollten aktiv werden, Ihr Gedächtnis schulen oder – falls größere Anzeichen der Vergesslichkeit und des geistigen Leistungsabfalls vorliegen – einen Facharzt aufsuchen. Vielleicht können Sie Ihre grauen Zellen durch »Gehirnjogging« in Schwung bringen. Hierzu gibt es viele Anregungen aus Büchern, die speziell zusammengestellte Aufgaben und Rätsel beinhalten.

Mit dem Alter kommen die Augenerkrankungen

Wussten Sie, dass

- *in Deutschland jährlich etwa 2000 Personen am »grünen Star« erblinden?*
- *in Deutschland jährlich etwa 400 000 Personen am »grauen Star« operiert werden?*
- *ein Mangel an antioxidativen Schutzstoffen das Risiko für den »grauen Star« und die »altersbedingte Makuladegeneration« erhöht?*
- *es für die »altersbedingte (trockene) Makuladegeneration« keinerlei Therapie gibt und Vorbeugung daher einen großen Stellenwert hat?*
- *sogar Augenärzte zur Vorbeugung Antioxidantien empfehlen?*

Trübe Aussichten im Alter

Nicht mehr lesen, fernsehen oder handwerklich aktiv sein können – eine einschneidende Erfahrung vieler älterer Menschen. Man muss nur alt genug werden, dann hat man auch ein höheres Risiko für Augenerkrankungen. Der schleichende Verlust der Sehkraft ist von weit reichender

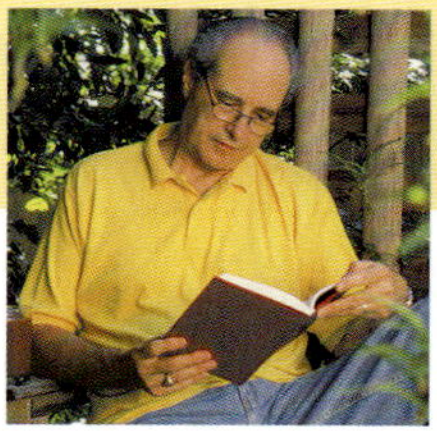

Konsequenz für die Betroffenen und beeinträchtigt in erheblichem Maß die Selbstständigkeit. Am Ende eines solchen Leidenswegs steht nicht selten die völlige Erblindung!
Zu den am häufigsten vorkommenden Augenerkrankungen zählt beispielsweise die altersbedingte Makuladegeneration (AMD), von der in Deutschland derzeit etwa eine Million Menschen betroffen sind. Sie ist die häufigste Ursache für Erblindungen im Alter. Auch der graue Star (Katarakt) – eine Trübung der Augenlinse – tritt mit zunehmendem Alter häufiger auf. Hier sprechen die Zahlen für sich: Allein in Deutschland werden jährlich rund 400 000 Kataraktoperationen durchgeführt. Weltweit schätzt man, dass etwa 16 Millionen Menschen am grauen Star erblindet sind!
Auch der grüne Star (Glaukom), von dem ebenfalls etwa eine Million Bundesbürger betroffen sind, kann – wenn er nicht rechtzeitig erkannt und behandelt wird – zum völligen Verlust des Augenlichtes führen.

Wer verschwommen oder weniger farbig sieht, dunkle Flecken oder Verzerrungen im Blickfeld bemerkt oder eine grundlegende Einschränkung des Gesichtsfeldes feststellt, der sollte unbedingt einen Augenarzt aufsuchen

Altersbedingte Makuladegeneration – wenn der »gelbe« Fleck verschwindet

Plötzlich hat der Laternenpfahl einen Knick, gerade Linien sehen krumm oder verzerrt aus oder die Buchstaben verschwimmen beim Lesen. So kann sich diese Augenerkrankung zeigen. Etwa jeder vierte 65- bis 79-Jährige und etwa 40% aller über 80-Jährigen sind betroffen. Wie kommt es zu dieser Sehbeeinträchtigung?
Die Makula lutea (auch »gelber« Fleck genannt) sitzt im Zentrum der Augennetzhaut und ist die Stelle des schärfsten Sehens. Genau dieser Netzhautbereich ist es, der die Dinge, die wir mit den Augen fixieren, gestochen scharf werden lässt und es uns ermöglicht, Bilder zu betrachten, Gesichter zu erkennen und Bücher zu lesen. Die Makula enthält die meisten Zapfen, empfindliche Sinneszellen, die

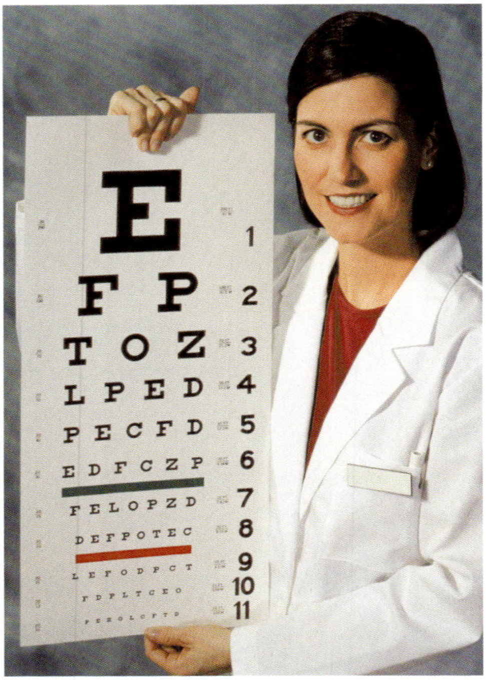

für das Farben-Sehen zuständig sind und hier dicht gepackt stehen. In der restlichen Netzhaut herrschen andere Sinneszellen – die Stäbchen – vor, die zwar eher unscharfe Schwarzweißbilder liefern, aber z. B. auch im Dämmerlicht aktiv sind und uns dort eine Orientierung ermöglichen. Die Makula-Sinneszellen haben dann ihre Aktivität aus Mangel an Licht längst eingestellt.

Das Auge ist ständig Umwelteinflüssen (z. B. Sonne) ausgesetzt und mit zunehmendem Alter zeigen sich auch bei den empfindlichen Sinneszellen Verschleißerscheinungen. Gerade in der hoch empfindlichen Makularegion bilden sich »Müllhalden« aus Abfallprodukten, die aus der Nährstoffversorgung der Sinneszellen stammen. Das stört wiederum die empfindlichen Sinneszellen der Makula – sie quittieren ihren Dienst und sterben ab. Dieser Prozess (»trockene« altersbedingte Makuladegeneration) schreitet langsam voran und mündet langsam in eine Sehverschlechterung. Der »gelbe« Fleck verschwindet allmählich und mit ihm auch das scharfe Sehen. Die Betroffenen können zwar noch erkennen, was um sie herum passiert, aber tun sich schwer beim Erkennen von Buchstaben oder Gesichtern.

Sehverluste sind im Alter häufig – gehen Sie regelmäßig zur Kontrolle zum Augenarzt.

Ablagerungen und Abfallstoffe werden im Körper normalerweise über die Blutgefäße abtransportiert. Unglückseligerweise befinden sich in der Makula keine Gefäße und somit ist diese Möglichkeit der Müllentsorgung auch nicht gegeben. Ein vermutlich letztes »Aufbäumen« der Makula besteht daher darin, neue Blutgefäße sprießen zu lassen

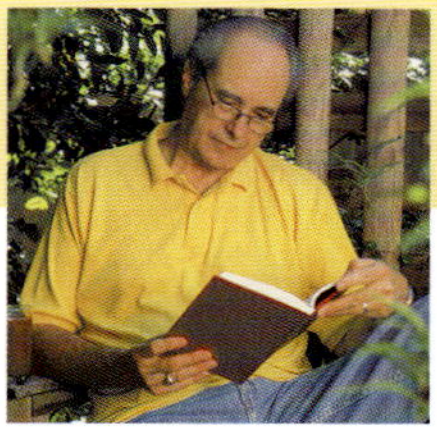

(»feuchte« altersbedingte Makuladegeneration). Diese neugebildeten Äderchen sind spröde und undicht, was zum Austreten von Blut aus diesen Gefäßen führt – die Makula quillt auf. Damit verschlechtert sich die Situation dramatisch. An den betroffenen Stellen kann sich die Netzhaut ablösen und das Absterben der Sehzellen wird beschleunigt.

Diese aggressive, aber glücklicherweise eher seltene Form der altersbedingten Makuladegeneration zeigt sich dann in krummen Linien, verzerrten Bildern, schwächer werdenden Farben und/oder einem »fleckigen« Gesichtsfeld. Die Betroffenen erblinden nicht völlig, sondern behalten ihre Orientierungsfähigkeit bei, da die Sinneszellen außerhalb der Makula von den negativen Veränderungen verschont bleiben.

Frauen trifft es häufiger: Bei ihnen ist das Risiko für die altersbedingte Makuladegeneration um das Zweieinhalbfache erhöht

Da die altersbedingte Makuladegeneration völlig ohne Schmerzen verläuft, ist – gerade für ältere Menschen – eine regelmäßige Kontrolle des Sehvermögens beim Augenarzt ratsam.

Freie Radikale schädigen die Netzhaut

Zu viel Sonne schadet der Haut – das ist bekannt. Mit der Bräunung versucht sich die Haut gegen die UV-Strahlen zu schützen. Diese Möglichkeit der Anpassung haben die Augen nicht. Sie sind gnadenlos der Umwelt ausgesetzt. Die exzessive Sonnenexposition wird für etwa zwei Millionen Fälle von Erblindungen durch den grauen Star verantwortlich gemacht. Sonne, Sommersmog und Ozon wirken sich schädlich auf die empfindlichen Sehzellen aus. Beim Auftreffen der UV-Strahlung und der Luftschadstoffe auf die Augenlinsen wird eine Flut an freien Radikalen freigesetzt. Die reaktionsfreudigen kleinen Teilchen fallen u. a. über die oxidationsempfindlichen Zapfen der Makula her und

Die Sonnenbrille ist mehr als ein Modegag – sie ist die einzige Chance für das Auge, den schädlichen UV-Strahlen zu entkommen

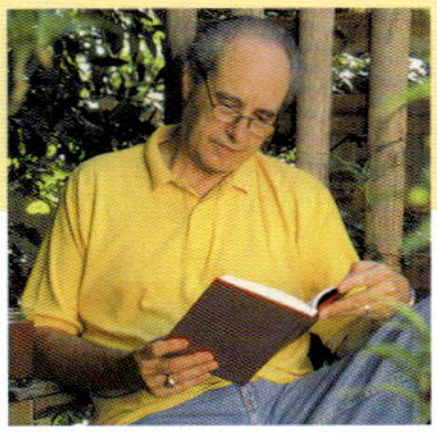

beginnen dort mit ihrer Zerstörungswut – die Sehzellen sind zum Tode verurteilt. Der oxidative Stress mit seiner schädlichen Wirkung verstärkt sich, wenn Sonne und Ozon gleichzeitig auf das Auge einwirken.

Dass das Licht bzw. Farbpigmente für die Entstehung der Erkrankung eine Rolle spielen, wird auch dadurch deutlich, dass Menschen mit hellen Augen häufiger unter der Krankheit zu leiden haben als dunkeläugige. Ebenso taucht dieser Sehzellenschwund bei Farbigen seltener auf als bei weißhäutigen Menschen.

Als weitere Ursachen für die altersbedingte Makuladegeneration werden eine erblich bedingte Veranlagung, erhöhte Cholesterinwerte und das Rauchen angesehen. Personen mit Gefäßerkrankungen haben ein vierfach erhöhtes, Raucher sogar ein sechsfach erhöhtes Risiko für diese Augenerkrankung.

UV-Licht und freie Radikale schädigen die Augen.

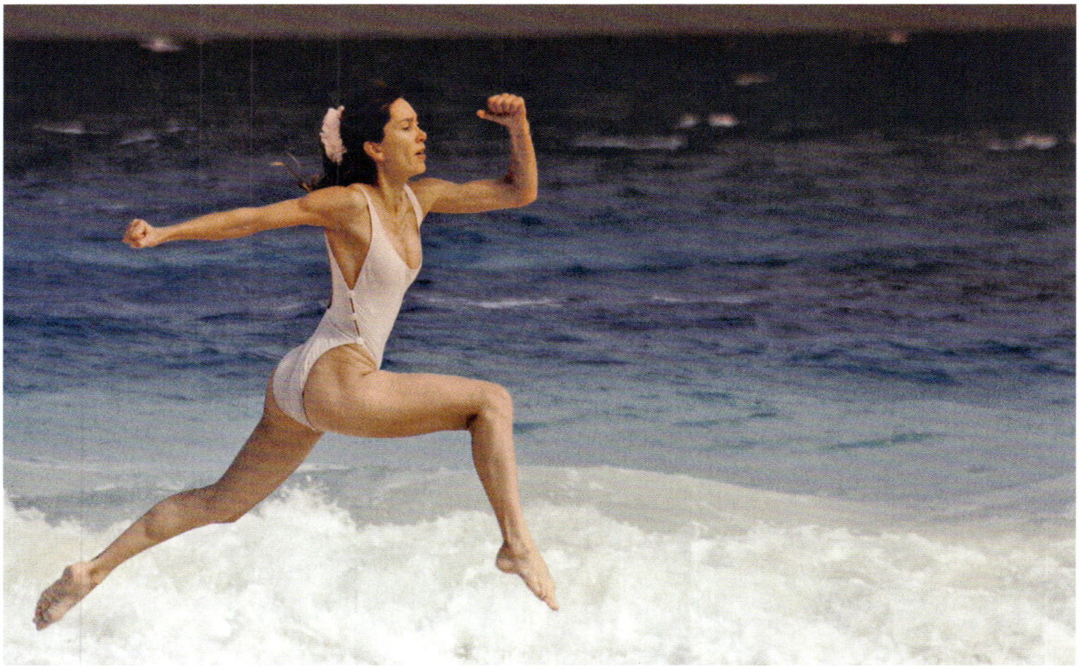

Scharfe Sicht bis ins hohe Alter mit Antioxidantien

Der »gelbe« Fleck hat seinen Namen tatsächlich von seiner Farbe. Am Ort des schärfsten Sehens befinden sich nämlich gelb gefärbte Carotinoide, die sich, sozusagen wie ein Bollwerk, schützend über die empfindlichen Zapfen »werfen« und freie Radikale bekämpfen. Hier ist vor allem das Lutein und das Zeaxanthin zu nennen, die den aggressiven Winzlingen den Garaus machen.

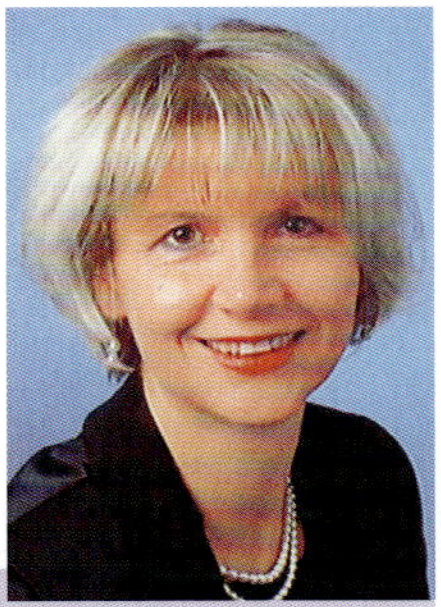

Im Sommer ist die Beerenzeit – verzehren Sie Beeren täglich, so lange sie erhältlich sind, und »tanken« Sie damit reichlich augenschützende Antioxidantien.

Wer sich also carotinoidreich ernährt, der »füttert« quasi ständig den »gelben« Fleck mit diesen Antioxidantien. Die *tägliche* Zufuhr von etwa 5 mg Lutein (entsprechend z. B. 100 Gramm Spinat) verringert das AMD-Risiko um bis zu 50%!
Zur Aufklärung eines möglichen Zusammenhangs zwischen der AMD und den Antioxidantien wurden zahlreiche Studien durchgeführt. In der AREDS-Studie(= Age Related Eye Disease Study) wurde bei etwa 3600 AMD-Patienten gezeigt, dass die Einnahme von Vitamin C (500 mg/Tag), E (400 IU/Tag), β-Carotin (15 mg/Tag) und Zink (80 mg/Tag) das Fortschreiten der Erkrankung aufhalten kann. Dieses Ergebnis ist besonders vor dem Hintergrund, dass gegen die häufiger auftretende »trockene« Verlaufsform keine Therapie in Sicht ist, von großem Interesse.

Trübe Augenlinse oder Tunnelblick – grauer oder grüner Star

Schwimmende Bilder, erhöhte Lichtempfindlichkeit oder Verschlechterung des Kontrastsehens können auf den grauen Star (=Katarakt) hinweisen. Die Ursache ist hier eine Trübung der Augenlinse, die sich mit zunehmendem Alter ver-

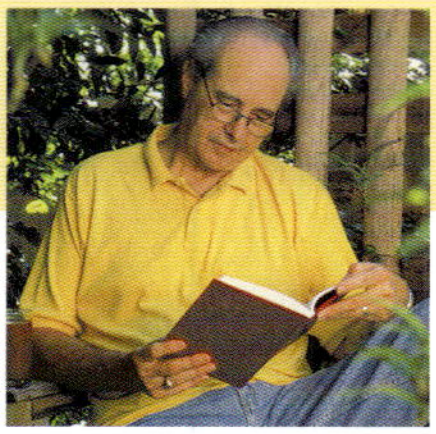

»Star« kommt von starr – gemeint ist der starre Blick der Blinden

mehrt einstellen kann und das Sehvermögen beeinträchtigt. Menschen mit Stoffwechselerkrankungen (z.B. Diabetes mellitus) oder Personen, die über Jahre hinweg Cortison eingenommen haben, tragen ein erhöhtes Risiko für den grauen Star.

Auch bei dieser Augenerkrankung spielen freie Radikale, die durch das Sonnenlicht gebildet werden, vermutlich eine Rolle. Die Augenlinse ist – an vorderster Front – den UV-Strahlen ausgesetzt. Die zerstörerischen Teilchen nehmen sich in diesem Fall die Eiweiße der Augenlinse vor und »oxidieren« diese. Der Angriff gilt schließlich u.a. auch den dort vorkommenden eiweißhaltigen Enzymen. Diese werden geschädigt und können ihre Aufgaben nicht mehr erfüllen. So können sie beispielsweise auch Stoffe, die sich auf der Linse im Laufe der Zeit ansammeln nicht mehr abbauen – die Linse trübt sich.

Menschen, die berufsbedingt (z.B. Bauarbeiter) oder aus privaten Gründen (z.B. Freizeitsportler) oft der Sonne ausgesetzt sind, sind besonders gefährdet.

10% aller Menschen über 40 Jahre haben einen erhöhten Augeninndruck

Der grüne Star hat mit dem grauen Star lediglich den ähnlichen Namen gemeinsam. Die Ursache für diese Augenerkrankung ist hier ein erhöhter Augeninnendruck. Im Inneren des Auges wird ständig Flüssigkeit gebildet, die normalerweise aus dem Auge in die Blutgefäße abgeleitet wird. Ist dieser Abfluss verstopft, erhöht sich der Druck im Augeninnern. Schließlich wird durch die Steigerung des Drucks der Sehnerv geschädigt und stirbt ab. Das Gesichtsfeld schränkt sich immer mehr ein (»Tunnelblick«) – die Erblindung droht. Die schleichende Einengung des Gesichtsfeldes kann durch Rauchen, Diabetes mellitus, Bluthochdruck und langjährige Cortisoneinnahme begünstigt werden. Werden »Bildausfälle« von den Betroffenen bemerkt, ist ein großer Teil des Sehnervs bereits hoffnungslos verloren. Eine regelmäßige

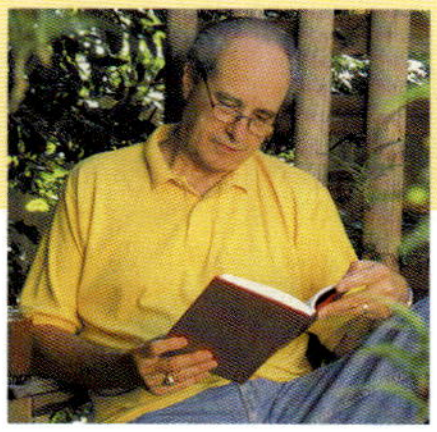

Messung des Augeninnendrucks ist bei Menschen ab dem 40. Lebensjahr ratsam.

Augenfreundliche Vitamine sorgen für einen klaren Blick

Antioxidativ wirksame Vitamine schützen die Augenlinse vor der aggressiven Zerstörungswut der freien Radikale. Die Natur weiß das – deshalb ist beispielsweise das Vitamin C in der Augenlinse in einer etwa 20-mal höheren Konzentration vorhanden als im Plasma.

In einer Untersuchung mit knapp 250 Frauen zeigte sich, dass diejenigen, die mindestens zehn Jahre lang Vitamin C – zusätzlich zur Nahrung – eingenommen hatten, um 77% weniger Linsentrübungen hatten als diejenigen, die sich den Vitamin C-Stoß nicht verpasst hatten.

Die Antioxidantien Vitamin C und E sind für die Gesunderhaltung der Augenlinse besonders wichtig!

Auch das Vitamin E ist in der Augenlinse zu finden und verrichtet dort seinen Job als Radikaljäger (Tabelle 25). Hohe Vitamin E-Blutspiegel vermindern das Risiko für den grauen Star um bis zu 50%.

In der groß angelegten »Beaver Dam Eye Study«, die mit über 3000 Personen durchgeführt wurde senkte die fünfjährige Einnahme von Multivitaminen und Vitaminkombinationen, die Vitamin C und Vitamin E enthielten, das Kataraktrisiko um 60%!

Tabelle 25: Augenfreundliche bioaktive Pflanzenstoffe in der Vorbeugung von Augenerkrankungen

Vitamin	Vorbeugung vor
Carotinoide (Lutein, Zeaxanthin)	Altersbedingte Makuladegeneration
Vitamin C, Vitamin E Bioflavonoide	Grauer Star
Vitamin C, Vitamin E	Diabetesabhängige Sehstörungen

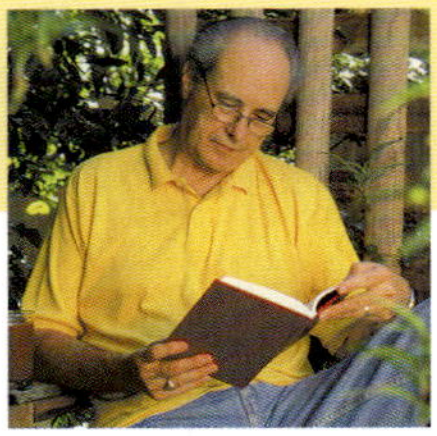

Die Haut – alterndes Schutzschild unseres Körpers

Wussten Sie, dass

- *Probleme mit Haut, Haaren und Nägeln erste Anzeichen eines Vitamin- oder Mineralstoffmangels sein können?*
- *Männer deswegen keine Cellulite (Orangenhaut) bekommen, weil ihr Bindegewebe stärker vernetzt ist?*
- *der Mensch täglich ca. ein Gramm, im Verlauf seines Lebens also insgesamt bis zu 20 Kilogramm Hautschuppen verliert?*
- *die Haut auch ein wichtiges Immunorgan ist?*
- *Glas (Auto, Wintergarten) noch bis zu 70% der hautschädlichen UV-A-Strahlen durchlässt?*

Schönheitsoperationen haben Hochkonjunktur

Wer schön ist, hat es im Leben leichter – gutes Aussehen gilt als Symbol für Erfolg!

Es gibt wohl kein Organ, welches die Zeichen der Alterung so sehr sichtbar werden lässt wie unsere Haut. Pigmentflecken, Falten- und Furchenbildung lassen uns »alt« aussehen. Im Zeitalter des »Antiagings« und der »Wellness« stellt die Hautpflege und der Hautschutz daher ein ganz besonderes Anliegen dar. Schließlich sorgt gutes Aussehen für ein gutes Selbstwertgefühl und ein »Sich-wohl-Fühlen« in der eigenen Haut.

Zeigt die Haut Alterungserscheinungen, so gibt es inzwischen zahlreiche Möglichkeiten, diesen mit Bakteriengiften, dem Laser oder dem Skalpell zu Leibe zu rücken. Lifting, Fett absaugen und verschönernde Korrekturen haben Hochkonjunktur: Etwa 360 000 Deutsche legen sich jährlich unter das Messer – jeder Fünfte davon ist ein Mann. Jedoch sind solche Eingriffe nicht ungefährlich und die Suche und

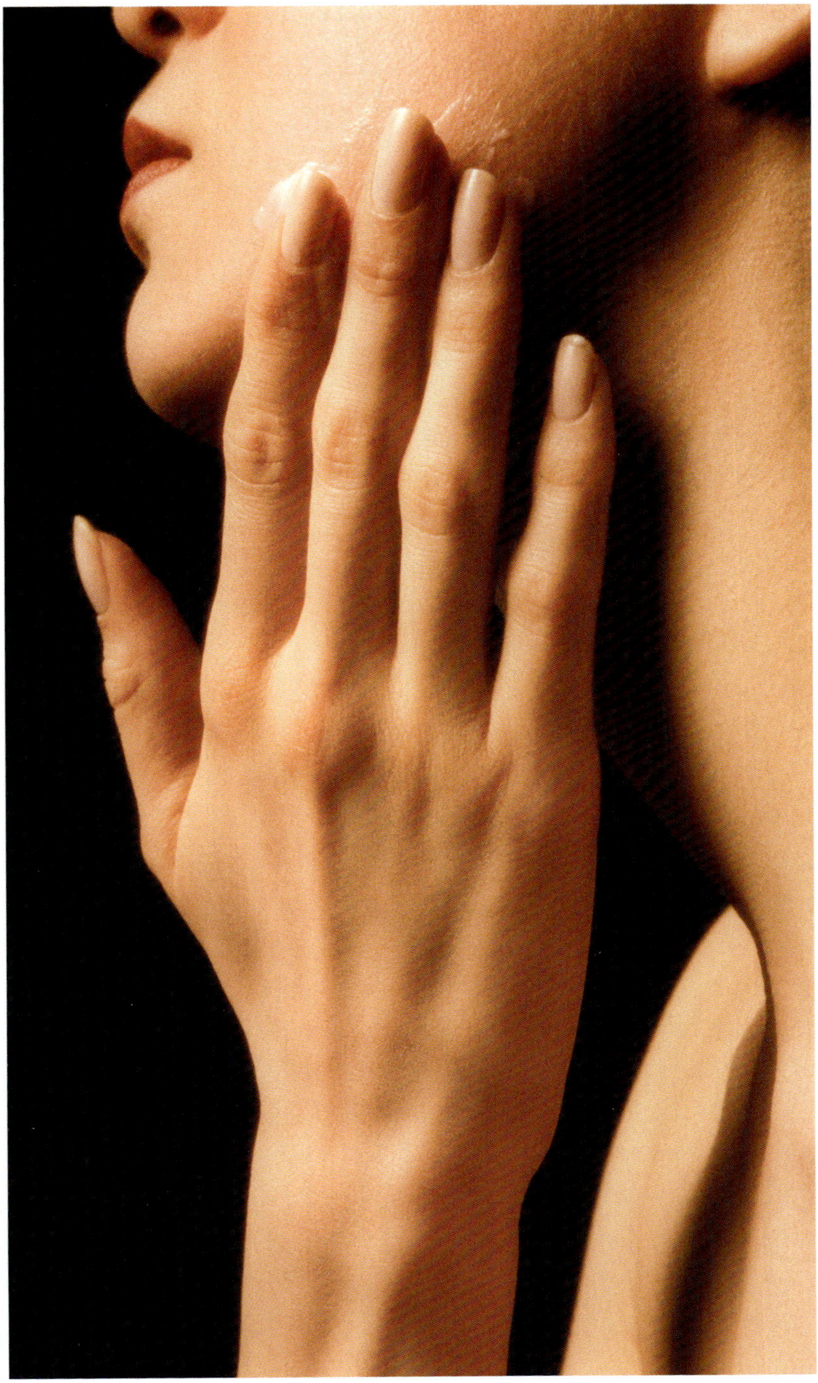

Auch die Haut altert und braucht Schutz.

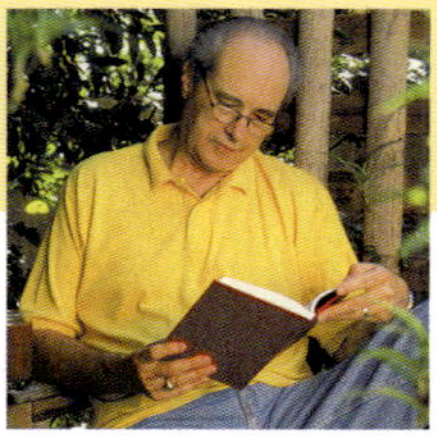

Auswahl eines kompetenten Operateurs ist für den Erfolg maßgebend. Interessant und beruhigend zugleich ist in diesem Zusammenhang allerdings, dass etwa jeder dritte Bundesbürger – so eine Umfrage mit knapp 2500 Personen – ohne Schönheitsoperation, nämlich »natürlich« altern möchte.
Was Sie für eine gesunde und schöne Haut tun können, ohne dass Sie den Chirurgen in Anspruch nehmen müssen, erfahren Sie im folgenden Kapitel.

Die »äußere« Hülle hat viele Aufgaben

Im Wesentlichen besteht die Haut aus drei mehrschichtigen Bereichen: der Oberhaut mit der Hornschicht, der Lederhaut mit dem Bindegewebe und dem darunter liegenden ebenfalls bindegewebshaltigen Unterhautfettgewebe. Diese verschiedenen Hautschichten bieten dem Körper einen Schutz vor Kälte, Hitze, Strahlung, Umweltgiften und krank machenden Keimen. Mithilfe der Haut spüren wir aber auch, ob es kalt oder warm ist und nehmen Druck und Schmerzen wahr. Die äußere Hülle unseres Körpers hilft dem Körper außerdem, »Abfallstoffe« und Schweiß nach außen abzugeben. Mithilfe des Lichtes bildet sich in der Haut das für die Knochen so wichtige Vitamin D. Schließlich befinden sich in der Haut auch wichtige Abwehrzellen und so bildet die »äußere« Hülle insgesamt ein Bollwerk gegen schädliche Einflüsse auf unseren Körper.

Komplexes Netzwerk: Ein einziger Quadratzentimeter der Haut beherbergt 600 000 Zellen, außerdem einen Meter Gefäße, vier Meter Nervenbahnen, 100 Schweißdrüsen und 15 Talgdrüsen!

Die Haut unterliegt einer permanenten Erneuerung: Ständig werden durch die Oberhaut Hautschüppchen nach außen abgegeben und dafür neue Hautzellen gebildet. Klar, dass diese »Häutung« mit den Unmengen an neu zu bildenden Zellen eine große Portion Nährstoffe »verschleißt« und die Ernährung somit einen wichtigen Beitrag zu unserem Aussehen leistet.

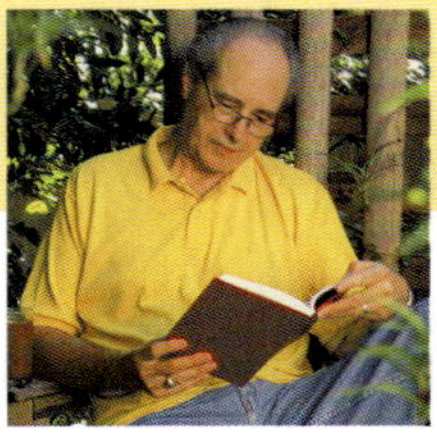

Mit dem Alter ändert sich die Hautzusammensetzung

Solange wir jung sind, ist die Haut straff, makellos und rosig. Sie ist gut durchblutet und wird durch diesen kontinuierlichen Blutstrom auch gut mit Nährstoffen versorgt. Entstehende Abfallstoffe werden mit dem Blutfluss optimal wegtransportiert. Das Bindegewebe ist elastisch und der Stoffwechsel in den vielen Hautzellen läuft optimal.

Der Alterungsprozess der Haut beginnt mit dem 25. Lebensjahr

Mit zunehmendem Alter büßen wir von diesen Hautqualitäten allerdings einiges ein: Das Blut kommt, durch Ablagerungen in den Gefäßen bedingt, nicht mehr so gut in die entlegeneren Organe – die Durchblutung der Haut nimmt ab. Auch die Hauterneuerung wird gedrosselt. In der Oberhaut werden zwar bis ins hohe Alter ständig neue Zellen gebildet, allerdings ist die Lebensdauer dieser Zellen kürzer: Sie sterben früher ab. Gleichzeitig verliert die Haut aber Zellen durch Abschuppung und schließlich sind die Verluste insgesamt höher als der »Nachschub«: Die Haut wird dünner. In der äußeren Hautschicht – der Hornschicht – nimmt das Wasserbindungsvermögen ab, sie wird trocken und spröde. Der Stoffwechsel in den Hautzellen verlangsamt sich und die Hautoberfläche wird schlechter mit Fetten beliefert. Schließlich werden auch die Schweiß- und Talgdrüsen »müde« und die Barrierefunktion des Schutzmantels lässt insgesamt nach. Damit haben Umwelteinflüsse ein noch leichteres Spiel: Sie können nun der Haut so richtig zusetzen – ohne dass diese sich noch gut wehren kann.

Feuchtigkeitsverluste der Haut lassen Falten und Runzeln entstehen

Doch damit noch nicht genug. Auch das Bindegewebe macht schlapp: Es wird zunehmend unelastisch und verliert seine Fähigkeit, sich mit Wasser aufzupolstern. Die Haut büßt ihre Spannkraft ein und fängt an zu »welken«.

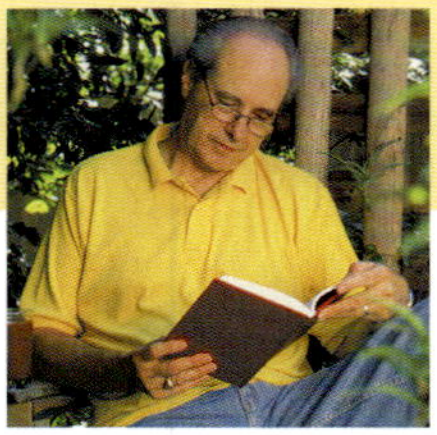

Der »blaue Dunst« lässt die Haut vorzeitig alt aussehen

Der natürliche Alterungsprozess kann durch einen »hautunfreundlichen« Lebensstil frühzeitig eingeleitet bzw. zusätzlich verstärkt werden.

Unsere Haut verrät alles: Haut schädigende »Sünden« hinterlassen ihre Spuren

Zu den stärksten »Hautfeinden« zählt zweifelsohne der Zigarettenrauch. Rauchen verschlechtert die Durchblutung und behindert damit den Sauerstoff- und Nährstofftransport und die Abfallstoffbeseitigung. Außerdem ist die »Raucherhaut« um 20 bis 40% dünner als die Haut eines Nichtrauchers, damit verliert sie schneller an Geschmeidigkeit und neigt zur frühzeitigen Faltenbildung.

Mittlerweile ist auch bekannt, dass der »blaue Dunst« das Kollagen (Gerüsteiweiß) im Bindegewebe angreift. Dieses verliert durch die Zigaretteninhaltsstoffe seine hautstraffenden Fähigkeiten. Der negative Effekt wird durch einen Mangel an Vitamin C, der bei Rauchern sehr häufig vorkommt, zusätzlich noch verschärft. Denn Vitamin C hält die kollagenen Fasern im Bindegewebe zusammen und ist damit für die Hautbeschaffenheit ganz wesentlich von Bedeutung.

Schlafmangel und Stress sorgen für »Knitterfalten«

Nachtschwärmer tun ihrer Haut nichts Gutes – im Schlaf regeneriert sich die Haut. Wer die Nacht zum Tag macht, riskiert eine Verschlechterung der Hautregeneration und wird mit »Augenringen« belohnt. Übernächtigte Gestalten sehen blass und fahl aus.

Freude und Leid: in den Gesichtern von Menschen häufig ablesbar

Ebenso setzen Stress und Belastungen der Haut zu. Nicht umsonst zeichnen sich Lebensfreude oder negative Erlebnisse als Lach- oder Sorgenfalten im Gesicht ab. Bei Stress werden von der Niere Stresshormone ausgeschüttet, welche die Hautalterung beschleunigen. Die Hautdurchblutung verschlechtert sich und die in der Haut angesiedelten

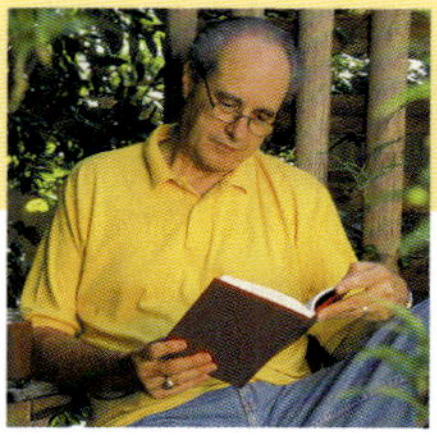

Abwehrzellen werden beeinträchtigt. Damit ist die »äußere Hülle« nicht mehr gut gegen Angreifer und Umweltschadstoffe gewappnet.
Wer seine Haut jung erhalten möchte, der tut gut daran, ausreichend zu schlafen und Stress über regelmäßige Bewegung oder Entspannungstechniken (z. B. Yoga) abzubauen.

Die Haut vergisst nichts

Es gibt wohl keinen größeren Hautfeind als die Sonne. Sie entscheidet letztlich über glatte oder runzlige Haut. Wer sich regelmäßig sonnt oder das Solarium aufsucht, schadet seiner Haut in mehrfacher Hinsicht.

UV-Strahlen sind bis zu 80% am gesamten Hautalterungsprozess beteiligt

Unser Sonnenlicht ist aus sichtbarem Licht, infraroten Wärmestrahlen und den UV-A- und UV-B-Strahlen zusammengesetzt. Die langwelligen UV-A-Strahlen dringen tief in die Haut ein und verringern dort die Fähigkeit zur Wasserbindung. Dadurch wird das Gewebe schlechter mit Feuchtigkeit versorgt, verliert an Elastizität und altert schneller – ein Vorgang, den man als »Fotoaging« bezeichnet.
Die kurzwelligen UV-B-Strahlen schädigen das Erbgut in den Hautzellen und sind für die Entstehung von Sonnenbrand und Hautkrebs verantwortlich. Möglicherweise sind allerdings auch die UV-A-Strahlen an diesem Prozess beteiligt. Die UV-B-Strahlen setzen außerdem die Abwehrzellen in der Haut schachmatt und legen damit teilweise das Immunsystem lahm. Gerade daher können sich beispielsweise »schlafende« Herpesviren im Sonnenurlaub »stark machen« und die gefürchteten Herpesbläschen an den Lippen hervorrufen.

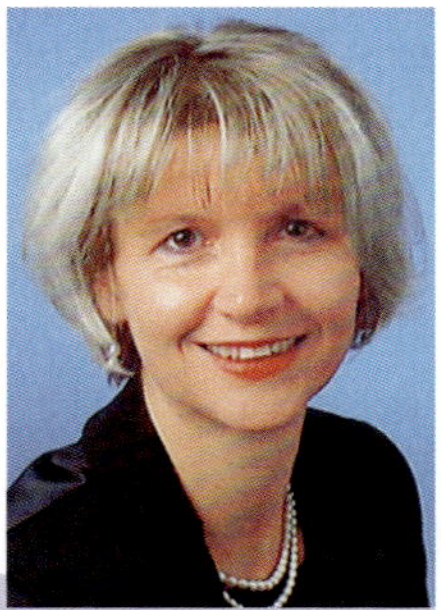

Sonne tut gut, aber übertreiben Sie es nicht. Bereits eine Rötung kann eine Schädigung der Haut bedeuten, da muss es nicht erst zum massiven Sonnenbrand kommen.

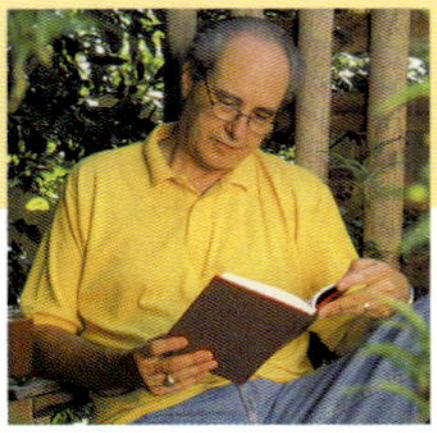

Sonnentourismus und »Outdoor-Aktivitäten« lassen die Hautkrebsraten nach oben schnellen: Von allen Krebsarten haben bösartige Tumore der Haut die größten Zuwachsraten. Dabei verschiebt sich die Altersgrenze immer weiter nach unten – die meisten Fälle treten zwischen dem 30. und dem 50. Lebensjahr auf. Bösartige Melanome (»schwarzer« Hautkrebs) sind sogar schon bei den Zwanzigjährigen zu beobachten.

Zwei Wochen intensiven Sonnenurlaubs steigern das Krebsrisiko um 400%

Besonders gefährdet sind hellhäutige Menschen, die den schützenden braunen Farbstoff (Melanin) nur in unzureichendem Maß bilden können und schnell zu Rötungen und Sonnenbränden neigen. Wer als Kind vielfach eine verbrannte Haut hatte, trägt ebenfalls ein erhöhtes Risiko für den gefährlichen »schwarzen« Hautkrebs.

Freie Radikale bombardieren die Haut

Hautrötungen, Sonnenbrände und Hautkrebs kommen nicht von ungefähr. Die Haut bezahlt das Sonnenbad mit einem hohen Preis: Treffen die Sonnenstrahlen auf die Haut, so entstehen in den verschiedenen Hautschichten die gefürchteten aggressiven freien Radikale. Auch Luftschadstoffe (z. B. Autoabgase) bescheren uns diese winzigen kleinen Teilchen. Diese stürzen sich auf die in der Haut vorhandenen Eiweiße des Bindegewebes und auf die Fette. Die Winzlinge attackieren aber auch die empfindlichen Kommandozentralen in den Hautzellen: die Zellkerne. Haben diese erst einmal nichts mehr zu melden, hat die geschädigte Zelle »Narrenfreiheit« – sie gerät außer Kontrolle und kann sich ungehindert vermehren. Der Anfang zum Krebsgeschwulst wäre somit gemacht.

Freie Radikale lassen die Haut vorzeitig altern

Bei Rötungen, Entzündungen und Sonnenbränden haben die freien Radikale bereits erfolgreich ihre »Finger im Spiel« gehabt und die Hautzellen in einem weniger oder größe-

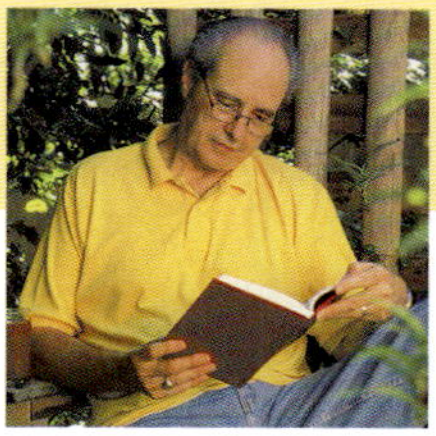

ren Ausmaß geschädigt. An der Hautalterung sind die aggressiven Winzlinge ebenfalls in einem hohen Maß mitbeteiligt.

Eine gute Hautpflege sollte daher effiziente Radikalfänger enthalten. Seit kurzem ist in den Apotheken ein äußerlich anzuwendendes Produkt (Physiogel A.I.Creme und Bodylotion, Stiefel Laboratorium, Offenbach) auf dem Markt, das einen hocheffizienten Radikalfänger enthält. Der hauteigene Wirkstoffkomplex ENA (= essenzielle N-Acylethanolamine) wirkt als Antioxidans und schützt die Hautzellen vor der Schädigung durch freie Radikale. Rötungen, Juckreiz und der vorzeitigen Hautalterung wird hierdurch vorgebeugt. Auf bereits gerötete Haut (z. B. nach Sonnenbrand) hat diese Creme bzw. Bodylotion eine beruhigende und normalisierende Wirkung. Interessant an diesem Produkt ist auch, dass es völlig ohne Emulgatoren, Parfumstoffe, Farbstoffe und Konservierungsmittel auskommt, denn solche

Wer sich häufig in der Sonne aufhält, hat einen hohen Bedarf an Antioxidantien.

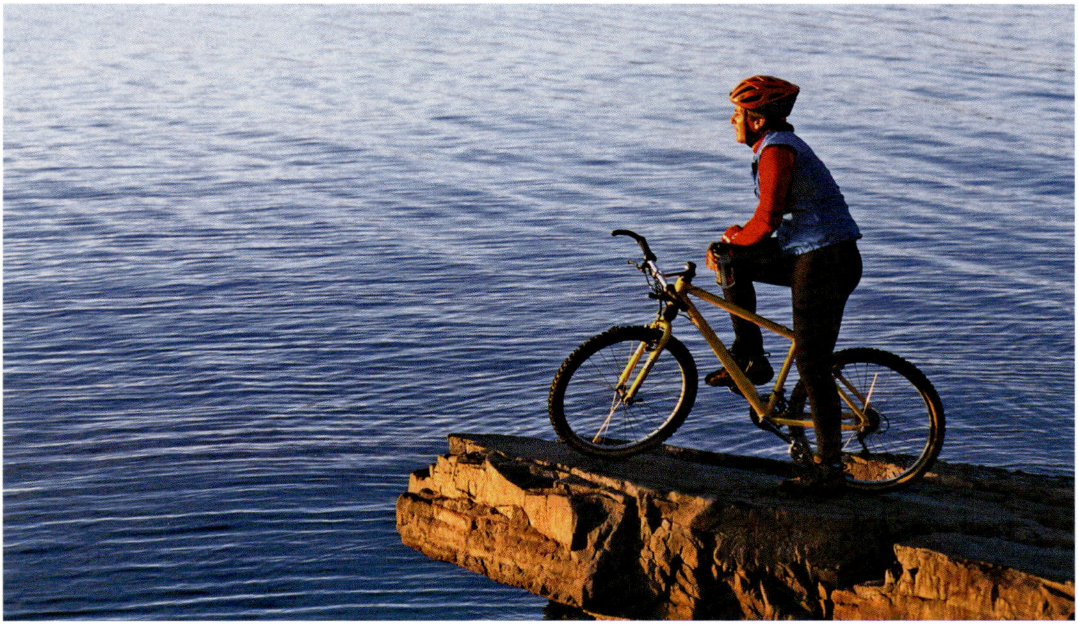

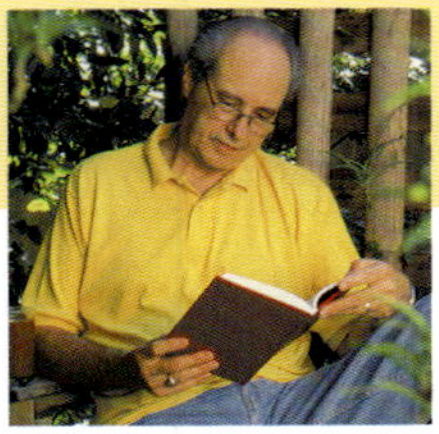

Zusatzstoffe können die Haut zusätzlich reizen. Damit kann dieses Produkt auch bei empfindlicher, zu Allergien oder Neurodermitis neigender Haut angewendet werden.

Sonnenschutz von außen und innen wichtig

Sonnenanbeter und Freizeitsportler sollten sich nie ungeschützt der Sonne aussetzen. Die diversen Sonnencremes, -gels und -sprays enthalten Lichtschutzfaktoren, welche die Haut bis zu einem gewissen Grad vor Sonnenschäden schützen. Der Lichtschutzfaktor gibt an, wie viel mal länger man mithilfe des Sonnenschutzmittels in der Sonne bleiben kann, ohne einen Sonnenbrand zu riskieren. Das hängt natürlich auch vom jeweiligen Hauttyp ab. Ein Beispiel: Wenn Sie normalerweise (ohne Creme) 15 Minuten in der Sonne bleiben können, ohne dass Sie sich einen Sonnenbrand einhandeln, dann erhöht ein Lichtschutzfaktor von 10 die maximale »Grillzeit« auf 150 Minuten.

Auch hier gilt die Empfehlung: Carotinoide am besten mit anderen Antioxidantien kombinieren

Allerdings ist neben dem »äußeren« Schutz auch der »innere« Schutz wichtig. Antioxidative Schutzstoffe wie Vitamin C, E, Carotinoide, alpha-Liponsäure, Coenzym Q_{10} und Selen sind die inneren Sonnenschutzschirmchen, die vor der zerstörerischen Wirkung der freien Radikale schützen. Besonders die Carotinoide sind hier als effizienter »bodyguard« im Gespräch. In einer vergleichenden Studie traten bei den Personen, die carotinoidhaltige Kapseln einnahmen, deutlich weniger Sonnenbrände auf als bei den Studienteilnehmern, die keine zusätzlichen Carotinoide einnahmen.

Vitamin C regt die Neubildung von Hautzellen und Kollagen an. Zudem wirkt dieser Schutzstoff der UV-verursachten Schwächung der körpereigenen Abwehr entgegen und sorgt für ein intaktes Immunsystem – trotz Sonne. Vitamin E verbessert die Durchblutung der Haut und sorgt für eine gute Hautfeuchtigkeit.

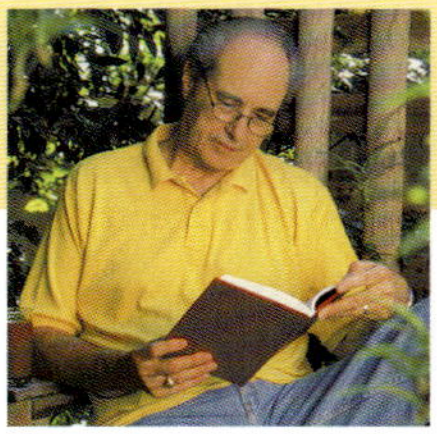

Coenzym Q_{10} fördert die Hautzellfunktion und wirkt regenerierend. Damit üben die Antioxidantien, neben ihrer reinen Funktion als Radikalfänger, weitere wichtige hautschützende Funktionen aus.

Antioxidantien – für die Haut besonders wichtig

Gerade unter dem Einfluss von UV-Strahlen dezimieren sich allerdings die Radikalfänger heftig, denn schließlich werden sie in großen Mengen zum Abfangen der Angreifer benötigt. Achten Sie daher besonders vor und während der Sommermonate oder eines Sonnenurlaubs auf eine Extraportion Antioxidantien.

Kieselsäure-Gel – das Geheimnis schöner Haut

Silicium wirkt altersbedingten Feuchtigkeitsverlusten der Haut entgegen und bindet Abfallstoffe

Ein gesundes, straffes Bindegewebe ist für die Haut (und nicht nur für diese, sondern auch für den ganzen Körper) von erheblicher Bedeutung. Wir finden dieses Gewebe z. B. in der Haut, in den Haaren und Nägeln, aber auch beispielsweise in den Gelenken oder als »Hüllsubstanz« zwischen den verschiedenen Organen. Dort hat das Bindegewebe alle Hände voll zu tun: Es muss Nährstoffe heranschaffen und Gifte und Abfallstoffe über die Lymphe bzw. das Blut wegtransportieren. Die äußere Hautschicht ist nicht mit Blutgefäßen versehen – die Ernährung und den Stoffaustausch erledigen die tiefer gelegenen bindegewebshaltigen Hautschichten.

Mit zunehmendem Alter nimmt der Siliciumgehalt im Körper ab, gleichzeitig steigt der Bedarf an

Ist das Bindegewebe fest und gesund, dann können wir mit unserem Äußeren glänzen: Die Haut ist faltenlos und straff, die Haare seidig und die Nägel sind kräftig. Ein ganz wesentlicher Baustein des Bindegewebes ist das Silicium, ein Spurenelement, das in Kieselsäure zu finden ist. Kieselsäure stärkt das Bindegewebe, unterstützt den Feuchtigkeitshaushalt und fördert die Kollagenbildung. Bei einem Mangel an dieser Ursubstanz kann die Hautalterung zusätzlich beschleunigt werden (Tabelle 26).

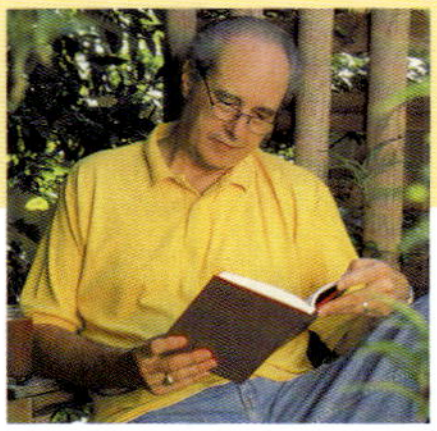

Tabelle 26: Folgende Begleiterscheinungen können auf einen Mangel an Silicium hinweisen	
Haut	Cellulite
	Faltige und welke Haut
	Fahle und blasse Haut
Haare	Sprödes, trockenes Haar
	Spliss
Nägel	Weiche Nägel
	Abbrechen und Risse

Verjüngendes Silicium – mehr Feuchtigkeit, weniger Falten

Kein anderer Stoff in der Natur hat die Fähigkeit, so viel Wasser zu binden wie die siliciumhaltige Kieselsäure. Mit seiner riesigen Oberfläche ist das Multitalent in der Lage, bis zum Dreihundertfachen seines Eigengewichtes zu binden. Klar, dass damit ein gutes Feuchtigkeitsreservoir im Körper gebildet wird, welches das Bindegewebe elastisch hält und Falten effektiv vorbeugt. Das in der Kieselsäure enthaltene Silicium kann aber noch mehr: Es fördert die Bildung der Bindegewebsfasern (z. B. Kollagen und Elastin) und sorgt so dafür, dass die Haut straff bleibt. Alterungserscheinungen, die mit einem Verlust an Bindegewebsstoffen einhergehen, können damit aufgehalten werden. Feine Linien und Falten werden bei regelmäßiger Anwendung geglättet und die Haut sieht jünger aus.

Vitale Haarpracht und feste Fingernägel – dank Silicium

Unsere Haarpracht muss üblicherweise eine ganze Menge aushalten: Äußere Einflüsse wie Sonne und Luftschadstoffe setzen den Haaren zu. Mit regelmäßigem Föhnen, Stylingprodukten, Färben und Dauerwellen werden sie zusätzlich malträtiert. Silicium ist ein besonders wirkungsvoller Stoff,

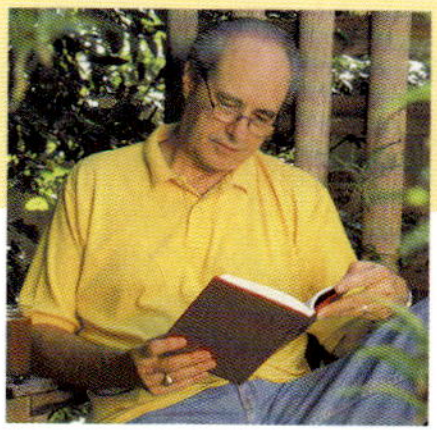

der die Haare »stählt« und widerstandsfähig macht. Damit können die alltäglichen »Haarfeinde« weniger Schaden anrichten. Das Spurenelement stärkt das Haar und macht es vital und schön.

Interessant ist auch, dass bei einem Haarausfall häufig auch erniedrigte Siliciumwerte im Blut festgestellt werden. Mit der »inneren« Anwendung der Kieselsäure (tägliche Einnahme von Kieselsäure-Gel) kann einem so folgenreichen Defizit vorgebeugt werden.

Machen Sie Ihr eigenes Haarpflegeprodukt: Mischen Sie etwa zwei Esslöffel Kieselsäure-Gel in eine Spülung oder eine Kur. Das Ergebnis: schönes, glänzendes Haar

Auch unsere Nägel sind, wie die Haare, »Anhängsel« der Haut. Hier kann die Kieselsäure ebenfalls gute Dienste leisten. Silicium verbessert die Nährstoffversorgung der Nägel über die bindegewebsreiche Lederhaut und sorgt damit für eine optimale Ernährung der Nagelplatten. Nur gut ernährte Fingernägel sind gesund und fest. Auch hier empfiehlt sich eine »innere« Anwendung, die allerdings über mindestens fünf bis sechs Monate erfolgen sollte – denn diese Zeit benötigen die Nägel zur vollständigen Erneuerung.

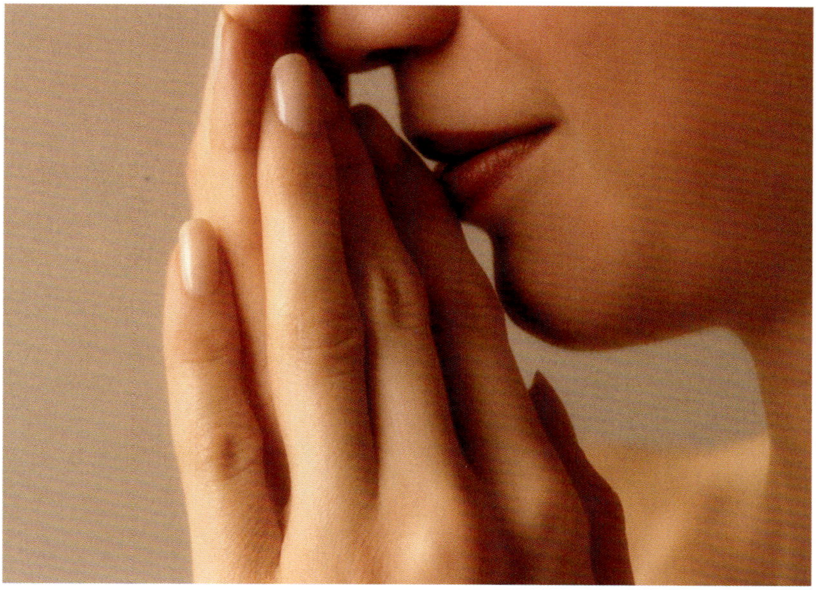

Silicium für feste Nägel und schöne Haare

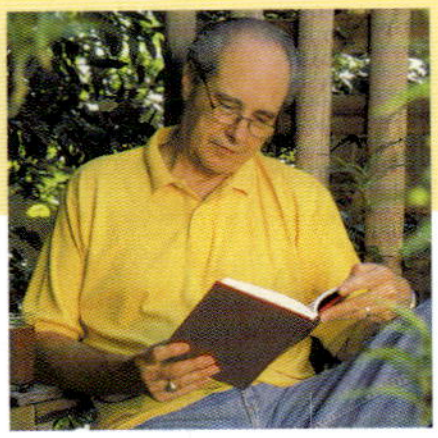

Achtung – Kieselsäure ist nicht gleich Kieselsäure

An dieser Stelle erscheint es mir sinnvoll, Ihnen einige »Kauftipps« mit an die Hand zu geben – denn schließlich soll der Einsatz der Kieselsäure ja auch zum gewünschten Erfolg führen.

Achten Sie darauf, Kieselsäure in feinstverteilter Form (»Gel«) anzuwenden, nur dann wird das Silicium vom Körper auch gut aufgenommen

Siliciumquellen gibt es einige, allerdings sind die wenigsten für den Menschen geeignet. In der Heilerde sind beispielsweise auch Siliciumverbindungen (bis zu 65%) enthalten – diese werden aber vom Körper kaum aufgenommen.
Empfehlenswert ist die Anwendung von Silicium-Gel (z.B. im Reformhaus erhältlich). Die winzigen Teilchen (1800-mal kleiner als Kieselerde-Teilchen) liegen hier feinstverteilt (»kolloidal«) vor und können daher die Darmwand gut passieren. Von dort gelangen sie mit dem Blut und der Lymphe direkt in das Bindegewebe, wo sie ihren Dienst verrichten können.
Das Gel kann sowohl innerlich (1 Esslöffel in einem Glas Wasser auflösen) als auch äußerlich (z.B. bei Insektenstichen; verdünnt oder unverdünnt) angewendet werden und ist frei von jeglichen Zusatzstoffen (z.B. Konservierungsmittel).

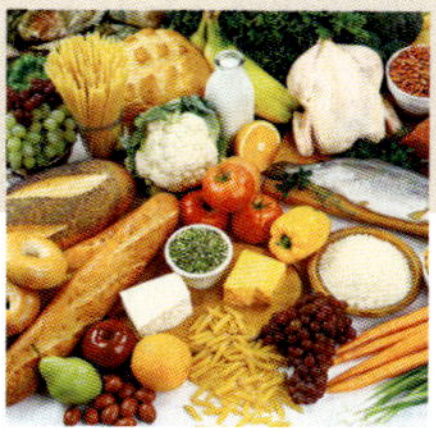

17. Antioxidantien und Ernährung – brauchen wir Pillen?

Wussten Sie, dass

- *die offiziellen täglichen Zufuhrempfehlungen für Vitamine und Mineralstoffe bei mehr als drei Viertel der Bevölkerung nicht ausreichen?*
- *unsere Vorfahren beispielsweise mehr als siebenmal so viel Vitamin C/Tag aufgenommen haben wie wir?*
- *beim Ausmahlen von Getreide (»Weißmehlherstellung«) 95% aller Mineralstoffe verloren gehen?*
- *Vitamine – selbst höher dosiert – hinsichtlich möglicher Nebenwirkungen sicherer sind als viele Medikamente?*
- *die Qualität verschiedener Nahrungsergänzungsmittel erheblich variieren kann?*

Wissenslücken in den »täglichen Zufuhrempfehlungen«

Die offiziellen Zufuhrempfehlungen zielen auf die Vermeidung eines Mangels ab, aber nicht auf die Vorbeugung von Krankheiten

In Deutschland werden die täglichen Zufuhrempfehlungen von der Deutschen Gesellschaft für Ernährung (DGE) ausgesprochen. Diese Angaben beziehen sich ausschließlich auf die Verhütung eines Mangels. Wer somit beispielsweise die empfohlenen 100 mg Vitamin C täglich aufnimmt, wird nicht an der typischen Vitamin C-Mangelkrankheit »Skorbut« erkranken. Er wird aber möglicherweise auch keinen ausreichenden Schutz vor den freien Radikalen und alters-

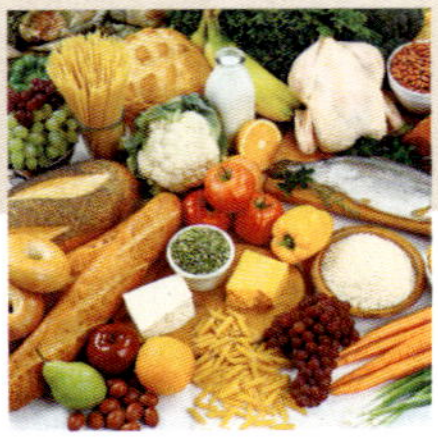

bedingten Zivilisationserkrankungen haben. Die Zellen sind jedenfalls erst ab dem doppelten Wert – 200 mg Vitamin C/Tag – gut mit dem Radikalfänger gesättigt, das haben Studien gezeigt.

Für alpha-Liponsäure und Coenzym Q_{10} fehlen Zufuhrempfehlungen

Zu einigen antioxidativen Schutzstoffen wird der tägliche Bedarf einfach nur geschätzt – ein Zugeständnis an die Unwissenheit. So wird beispielsweise beim β-Carotin von einem geschätzten Tagesbedarf von 2 bis 4 mg ausgegangen. Die durchschnittliche Zufuhr der Bundesbürger liegt unter 2 mg β-Carotin/Tag.

Wer sich »nur« mit Vitaminen und Mineralstoffen »aufhält«, ist nicht auf dem neuesten Stand der Forschung

Zu anderen Antioxidantien, wie beispielsweise der alpha-Liponsäure oder dem Coenzym Q_{10}, werden seitens der DGE gar keine Empfehlungen ausgesprochen – was angesichts der Fülle von Studien zu diesen Mikronährstoffen bzw. vitaminähnlichen Substanzen bedauerlich ist.

Was die bioaktiven Pflanzenstoffe (z. B. Bioflavonoide, Glucosinolate aus Kohl etc.) anbelangt, so werden hier von offizieller Seite überhaupt keine Angaben gemacht. Die Referenzwerte zur Nährstoffzufuhr beziehen sich – neben den Empfehlungen zur Kohlenhydrat-, Fett- und Eiweißzufuhr – ausschließlich auf Vitamine, Mineralstoffe und Spurenelemente – die bioaktiven Pflanzenstoffe und ihre vielfach vitaminverstärkende Wirkung blieb bislang unberücksichtigt.

Allerdings muss man an dieser Stelle erwähnen, dass konkrete Zufuhrempfehlungen zu den einzelnen Pflanzenpowerstoffen derzeit noch kaum genannt werden können, zumal sich die einzelnen Schutzstoffe gegenseitig ergänzen

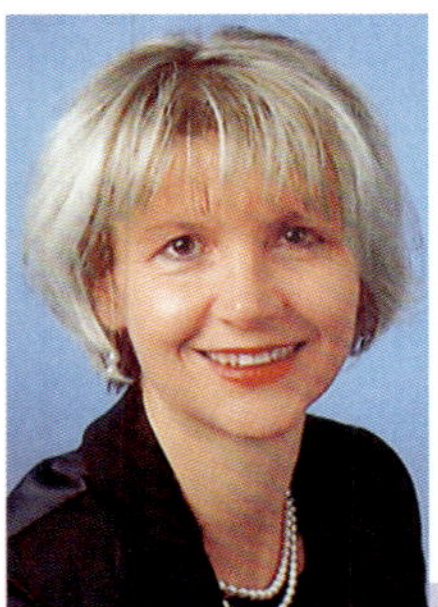

Nicht jeder hat die gleichen Lebensstilbedingungen – die allgemeinen Zufuhrempfehlungen können nicht für alle gleichermaßen gelten. Individuelle Faktoren (z. B. Rauchen, UV-Belastung, Sport, Medikamente etc.) sollten mitberücksichtigt werden.

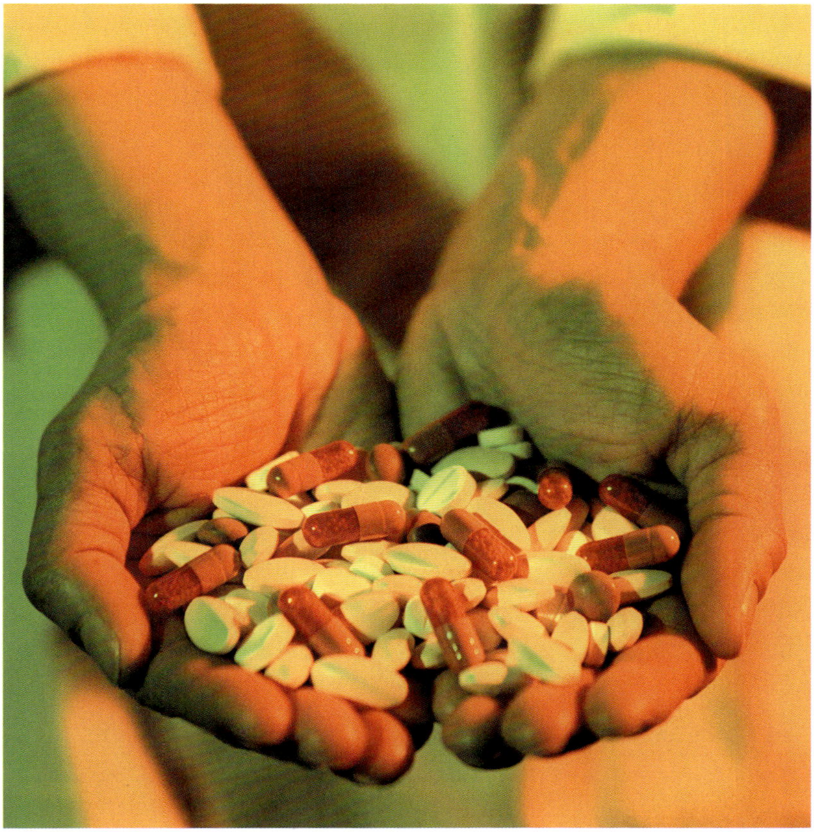

Oft reicht die Ernährung für die ausreichende Zufuhr von Vitalstoffen nicht mehr aus. Dann kann die tägliche Aufnahme durch Kapseln ergänzt werden.

und verstärken. Daher hält man allgemein an der Empfehlung fest, täglich mindestens fünf Portionen Obst und Gemüse zu verzehren.

Möchten Sie »pauschal« beurteilt werden?

Die angesprochenen Referenzwerte beziehen sich ganz allgemein auf die Vermeidung eines Vitamin- bzw. Mineralstoff- und Spurenelementmangels. Dabei wird von einer rein statistischen und experimentell ermittelten »Normalverteilung« ausgegangen. Das bedeutet, dass »die dem

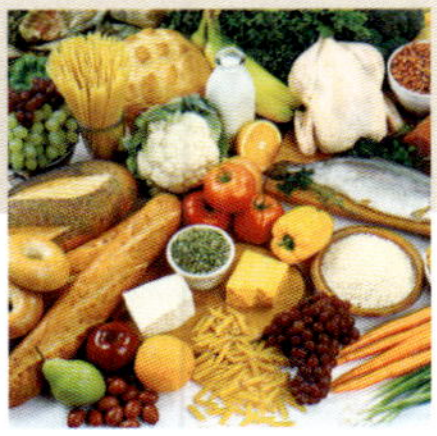

durchschnittlichen Wert der Gruppe entsprechende Zufuhr an Nährstoffen von 50% aller untersuchten Personen gedeckt wird, während der Bedarf der restlichen 50% der Gruppe nicht erreicht wird«! (Zitat aus einer offiziellen DGE-Empfehlung)

Jeder von uns lebt in einer anderen Situation mit persönlichen Rahmenbedingungen und Belastungen

Unberücksichtigt bleibt bei diesen Nährstoffempfehlungen die individuelle Situation des Einzelnen. So ist in den Veröffentlichungen der DGE auch zu lesen, dass die Empfehlungen nicht für Kranke oder Menschen, die gerade eine Krankheit überstanden haben (Rekonvaleszente) gelten können.

Ebenso sind persönliche Belastungen wie Stress, Rauchen, Alkoholkonsum oder Menschen, die Medikamente einnehmen (Tabelle 27) von diesen Empfehlungen auszunehmen. Kurzum: Diese Zufuhrempfehlungen sind, wenn man die Ausschlusskriterien betrachtet, für einen Großteil der erwachsenen Bundesbürger in dieser Form nicht relevant. Dies trifft ganz besonders auf ältere Menschen zu, die häufig mehrere Erkrankungen aufweisen (Multimorbidität) und

Tabelle 27: Was den Vitalstoffbedarf in die Höhe treibt (Beispiele)
Alterungsprozess
Alkohol
Fehlernährung
Krankheiten
Rauchen
Schwangerschaft, Stillzeit
Sport
Stress
Umweltgifte
UV-Belastung
Wachstum, Entwicklung

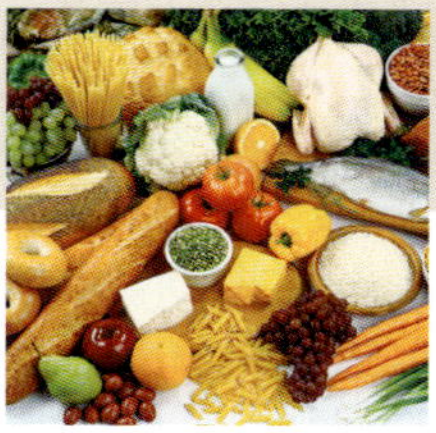

in vielen Fällen auch mehrere Arzneimittel einnehmen (müssen).

Anzumerken wäre auch noch, dass die Verdauung mit zunehmendem Alter im Allgemeinen nachlässt – das ist gerade für die in geringen Mengen aufgenommenen Mikronährstoffmengen problematisch. Die einzig mögliche Konsequenz: Zufuhr erhöhen und den Bedarf damit sichern!

Paradigmenwechsel in den Ernährungswissenschaften: Unsere tägliche Kost sollte nicht nur der Vermeidung von Mangelzuständen dienen, sondern auch der Krankheitsvorbeugung

Vitalstoffmängel trotz Produktvielfalt

Erdbeeren im Januar und Zitrusfrüchte das ganze Jahr über. Noch nie wurden wir mit einer solch breiten, ganzjährig verfügbaren Produktpalette versorgt wie in den letzten Jahrzehnten. Die »food-designer« bescheren uns ständig neue Kreationen an angereicherten Lebensmitteln oder Fertiggerichten. Vitamin- und Mineralstoffdefizite dürften in Deutschland eigentlich nicht vorkommen. Weit gefehlt. Es gibt eine Reihe von Mikronährstoffen, deren Zufuhr als »kritisch« gilt – und das in Bezug auf die minimalen Zufuhrempfehlungen, die lediglich der Vermeidung eines Mangels dienen (Tabelle 28).

Mangelzustände trotz kaum zu überbietender Lebensmittelvielfalt

So sind beispielsweise die Aufnahmen von Magnesium und Kalzium bei Frauen und Männern in nahezu allen Altersgruppen unzureichend. Mädchen im Alter zwischen 10 und 13 Jahren, aber auch Frauen aller Altersstufen bis hin zu den Wechseljahren halten die Zufuhrempfehlungen nicht ein. Von einem Jodmangel ist ein Großteil der Bevölkerung betroffen, ob jung oder alt, weiblich oder männlich.

Bei den Vitaminen ist die Versorgung mit Vitamin E – wie bereits oben schon erwähnt – weder bei Kindern noch bei erwachsenen oder älteren Menschen gewährleistet. Die

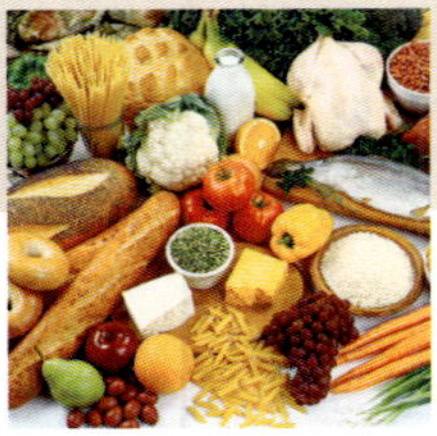

Tabelle 28: Mikronährstoffmängel in Deutschland

Mikronährstoff	Betroffene Gruppen
Kalzium	alle Altersgruppen, Frauen und Männer
Magnesium	alle Altersgruppen, Frauen und Männer
Eisen	Mädchen und Frauen (bis zum Alter von etwa 50 Jahren)
Jod	nahezu Gesamtbevölkerung
Vitamin D	Erwachsene, Frauen und Männer
Vitamin E	alle Altersgruppen, Frauen und Männer
β-Carotin	Unterversorgung etwa bei der Hälfte jeder Altersgruppe, Frauen und Männer
Folsäure	Gesamtbevölkerung

Ein bestehender Vitalstoffmangel kann für die Betroffenen völlig unbemerkt vorliegen

Aufnahme der empfohlenen 100 mg Vitamin C pro Tag werden anscheinend eingehalten. Doch was sind schon 100 mg Vitamin C, wenn der Mensch z. B. im Verlauf einer »stressigen« Stunde, in welcher der Körper Vitamin C für die Bereitstellung der Stresshormone und die Bekämpfung der stressbedingten freien Radikale benötigt, 500 mg von diesem Vitamin aufzehrt?
Ganz Deutschland leidet unter einem Folsäuremangel – was gerade für junge Frauen mit Kinderwunsch sehr ernst zu nehmen ist. Schließlich werden Missbildungen, wie z. B. der »offene Rücken«, mit einem Mangel an diesem B-Vitamin in Verbindung gebracht.

Vitalstoffschwund in der Küche

Rohkost ist eine feine Sache – für denjenigen, der sie gut verträgt. Man sollte versuchen einen Teil des täglich konsumierten »Grünfutters« roh zu sich zu nehmen. Denn nur dann können wir zusätzliche Vitalstoffverluste, wie sie bei-

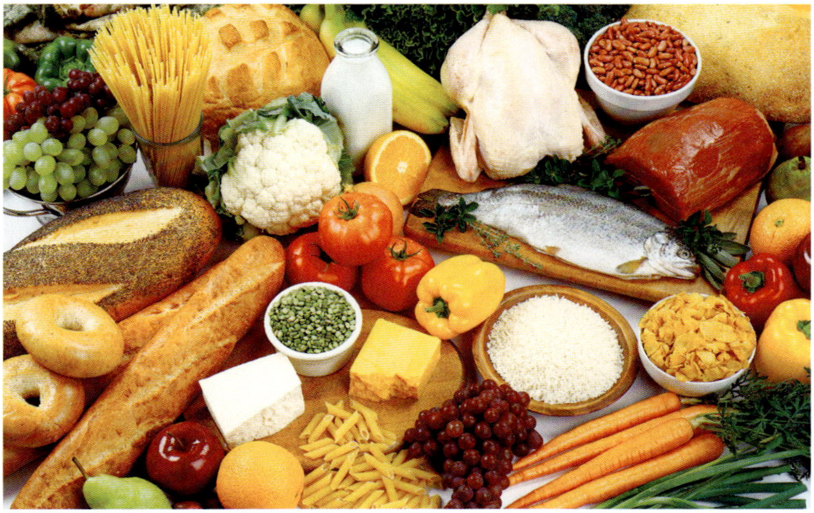

Bei der Nahrungsmittelzubereitung gehen sehr viele Vitalstoffe verloren.

spielsweise sogar bei schonender Erhitzung auftreten, vermeiden.

Haben unsere »frischen« Lebensmittel die Lagerungs- und Transportprozedur erfolgreich überstanden, dann werden sie üblicherweise in der Küche verarbeitet. Zu den Lagerverlusten kommt der Schwund durch Putzen, Wässern und Kochen – und der kann beträchtlich sein.

Wird beispielsweise Fleisch gebraten, so schwindet der Anteil an B-Vitaminen durch diesen Prozess um bis zu 60%. Bis das Gemüse – leicht gedämpft – auf dem Teller liegt, sind bis zu 75% der wertvollen Folsäure, anderer B-Vitamine und Vitamin C verschwunden. Ebenso ist das Grünfutter um etwa 40% ärmer an Magnesium, Zink und Kalzium als zuvor.

Das Tiefkühlen von Lebensmitteln gilt als Vitamin schonendes Konservierungsverfahren. Werden Vitamin C-reiche Früchte wie Erdbeeren oder Aprikosen tiefgefroren, so büßen sie dennoch etwa bis zu 40% an Vitamin C ein.

Wohl der gravierendste Vitalstoffverlust tritt bei der »Weißmehlherstellung« auf: Bis zu 95% der Mineralstoffe und

Was auf dem Etikett steht, muss noch lange nicht drin sein: Wenn Sie Multivitaminsäfte, die nicht in vitaminschützendem Braunglas abgefüllt sind, kaufen, können Sie die Deklarationsliste vergessen – die Vitamine sind durch den Lichteinfluss z. T. zerstört worden

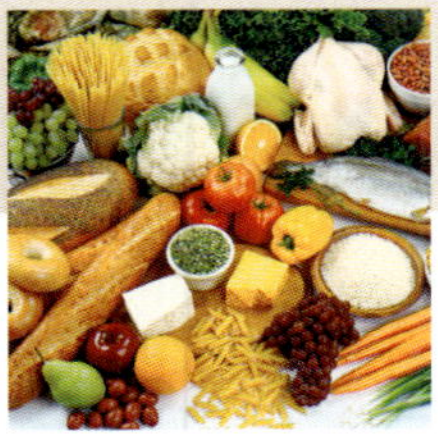

Tabelle 29: So gehen Vitalstoffe verloren (Beispiele)		
Lebensmittel	**Verarbeitung**	**Nährstoffverlust**
Fleisch	Braten, Grillen	Vitamine bis zu 60%
		Mineralstoffe bis zu 30%
Gemüse	Dünsten	Vitamine bis zu 75%
		Vitamin C und β-Carotin bis zu 40%
Obst	Tiefgefrieren	Vitamin C bis zu 40%
Reis	Kochen	B-Vitamine bis zu 50%
		Vitamin C bis zu 80%
Nudeln	Kochen	Vitamine bis zu 70%
		Mineralstoffe bis zu 40%
Pflanzenöle	Raffination	Vitamin E bis zu 70%
	Licht (keine lichtgeschützte Flasche)	Vitamin E bis zu 60%
Weißmehlherstellung		Mineralstoffe/Spurenelemente bis zu 95%

Spurenelemente werden mit der entfernten Getreidehülle »entsorgt« (Tabelle 29).

Was das Gebiss mit Mikronährstoffen zu tun hat

Im Alter ist der Bedarf an Antioxidantien und anderen Vitalstoffen erhöht!

Ältere Menschen ernähren sich aus den verschiedensten Gründen (Tabelle 30) oft einseitig. Da macht bei allein stehenden Personen beispielsweise das Essen in der Einsamkeit keinen Spaß. Andere wiederum haben möglicherweise mit ihren »Kauwerkzeugen« Probleme und meiden daher rohes Gemüse, Salate, Obst und Vollwertbrot. So ist im jüngsten Ernährungsbericht (2000) der DGE zu lesen, dass etwa 30% der Senioren und ca. 20 bis 25% der Senio-

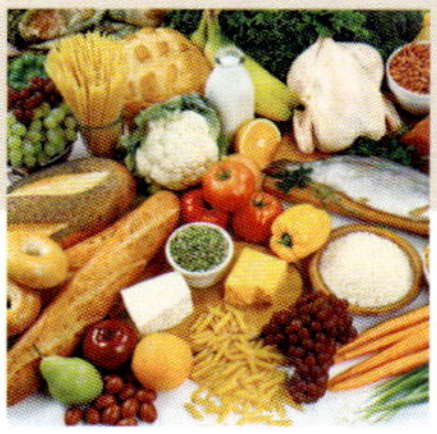

rinnen nur einmal in der Woche Gemüserohkost und Blattsalate verzehren. Etwa 70% bis 80% kommen auf eine einzige Portion Obst pro Tag und nur 15% der Männer und 27% der Frauen essen täglich zwei oder mehr Portionen Obst – damit sind gerade ältere Menschen weit von der Einhaltung der »Five a day«-Regelung entfernt.

Ein Großteil der älteren Personen leidet unter Verdauungsstörungen und/oder chronischen Erkrankungen, die den »Appetit« auf Mahlzeiten schwinden lassen. Einige sind immobil, können das Haus nicht mehr verlassen und sich somit auch nicht (mehr) mit frischen Lebensmitteln versorgen.

Das sind einschneidende Einflüsse auf die Versorgung mit Vitalstoffen, deren Aufnahme gerade bei älter werdenden Personen oft nicht ausreichend ist. Andererseits ist aber der Bedarf an schützenden Vitaminen, Mineralstoffen und Spurenelementen gerade im Alter erhöht. Vor allem die »bodyguards« haben, bei schlechter werdenden Immunfunktionen und nachlassenden Organleistungen, »alle Hände voll zu tun«.

Tabelle 30: Ursachen für Vitalstoffdefizite im Alter
Alkoholkonsum
Appetitlosigkeit
Armut
Chronische Erkrankungen
Einsamkeit
Erhöhter Bedarf
Fehlernährung
Krankheiten
Medikamente
Stimmungsschwankungen
Zahnprobleme

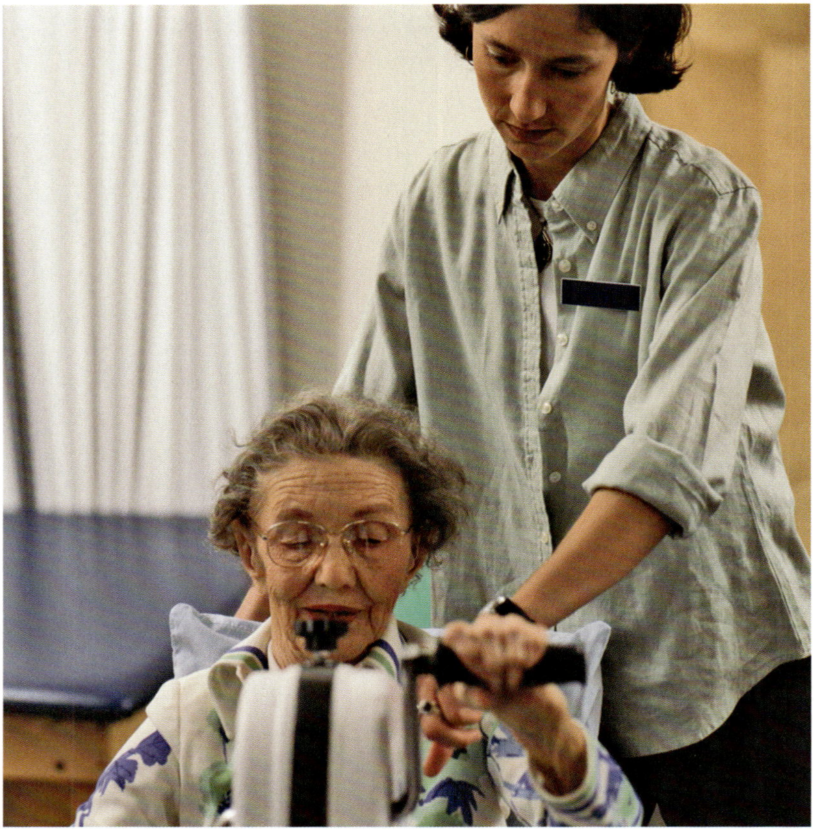

Senioren sind oft mit Antioxidantien unterversorgt.

Als »kritisch« gilt bei älteren Menschen vor allem die Versorgung mit den Vitaminen C, D, E, B_1, B_6, B_{12}, Folsäure und den Mineralstoffen bzw. Spurenelementen Magnesium, Kalzium, Eisen, Zink und Selen.
Problematisch ist die Versorgung der Schutzstoffe vor allem bei kranken Senioren. Dort ist es mit der Zufuhr an Vitalstoffen sehr schlecht bestellt. In der BEST-Studie (Bethanien-Ernährungsstudie), einer Querschnittsuntersuchung mit etwa 300 Senioren und Seniorinnen, die im Krankenhaus lagen, wurde Folgendes deutlich: Bei zwei Dritteln war mindestens einer der fünf untersuchten Vitaminwerte im Defizit!

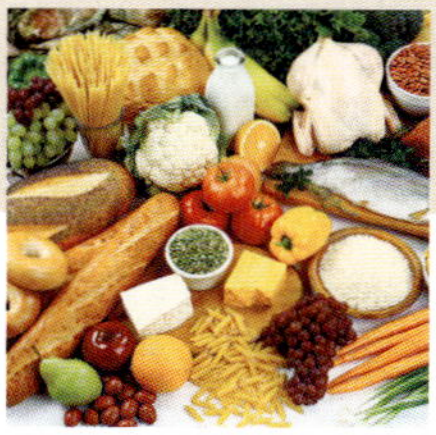

Die Vermeidung eines Mangels ist eine Sache – Krankheitsvorbeugung eine andere

In der heutigen Zeit der vermehrten Belastungen kann es bei den Vitalstoffen (Vitamine, Mineralstoffe, Spurenelemente, bioaktive Pflanzenstoffe) nicht mehr nur um Bedarfssicherung gehen – wir wollen unsere Gesundheit schützen und das Risiko für Erkrankungen reduzieren. Diesem Aspekt wird bei den offiziellen Zufuhrempfehlungen – wenn überhaupt – nur minimal Rechnung getragen.

Orthomolekulare Medizin: Vorbeugung und Therapie mit Mikronährstoffen

Auch krankheitsbegleitende – therapeutische – Gaben von Mikronährstoffen unterscheiden sich deutlich von den Empfehlungen zur Mangelverhütung. Die Rede ist hier von der so genannten »orthomolekularen Medizin«, die ihren Ursprung in den wissenschaftlichen Untersuchungen des zweifachen Nobelpreisträgers Linus Pauling hat. Dieser neuere Zweig der Medizin befasst sich mit der optimalen Versorgung des Organismus mit Vitalstoffen wie den Vitaminen, Mineralstoffen/Spurenelementen, Amino- und Fettsäuren. Ziel der orthomolekularen Medizin ist es, durch die Zufuhr mit körpereigenen Stoffen (»ortho« = gleich; »Molekül« = Baustein) die Gesundheit und Vitalität bis ins hohe Alter zu erhalten, Krankheiten vorzubeugen bzw. auch begleitend zu behandeln. Dabei steht der Mensch als Ganzes im Vordergrund und nicht das einzelne, erkrankte Organ.

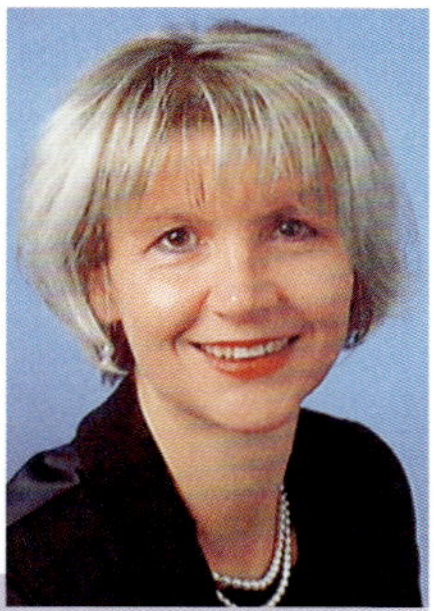

Hierzu ein Beispiel: Für Vitamin E wird eine Zufuhrempfehlung von 16 IE (ältere Männer) bis 22 IE (junge Erwachsene)

Die »orthomolekulare Medizin« befasst sich mit der Krankheitsvorsorge bzw. begleitenden Therapie mithilfe von Vitalstoffen wie z. B. den Antioxidantien.

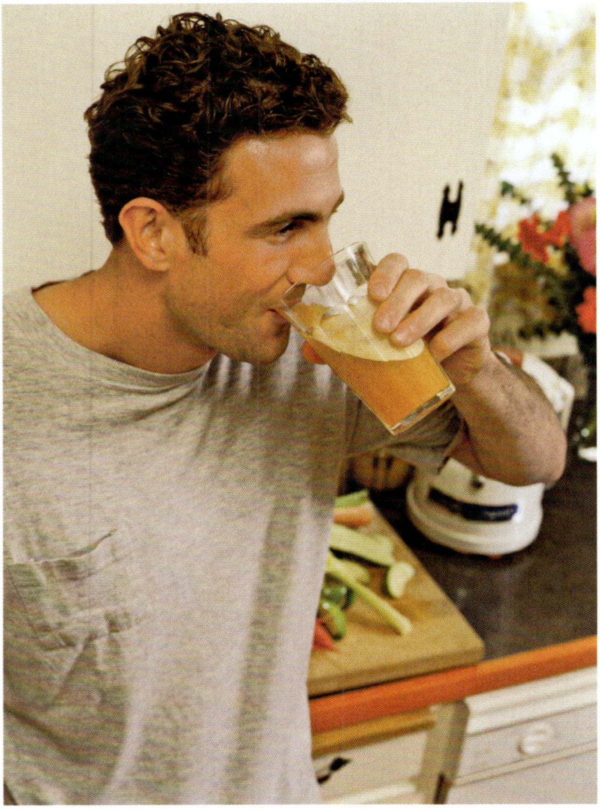

gegeben. In diesen Konzentrationen muss das Vitamin beim Gefäßschutz allerdings komplett passen. Dieser beginnt erst ab mindestens 100 IE – besser 200 bis 400 IE Vitamin E/Tag. In Dosierungsbereichen von 500 bis 800 IE entfaltet das Vitamin E am besten seine antientzündliche Wirkung, was beispielsweise Rheumatikern sehr zugute kommt. Dabei wird ja in der Bevölkerung, wie oben bereits erwähnt, noch nicht einmal die empfohlene minimale Menge von wenigen Milligramm eingehalten – ganz zu schweigen von größeren Zufuhrmengen im Rahmen einer vorbeugenden oder krankheitsbegleitenden Maßnahme.

Bedarf und Zufuhr liegen häufig weit auseinander.

Was die Aufnahmeempfehlung zum Vitamin C betrifft, so ist zwar – seitens der DGE – eine Anhebung der Empfehlung von 75 mg auf 100 mg/Tag erfolgt. Was aber sind schon 100 mg Vitamin C, wenn – wie bereits im Kapitel »Vitalstoffmängel trotz Produktvielfalt« erwähnt – der Mensch im Verlauf einer einzigen stressreichen Stunde für die Freisetzung von Stresshormonen und die Bekämpfung der stressbedingten freien Radikale bis zu 500 mg Vitamin C verbraucht?

Für das Antioxidans Selen existieren »Schätzwerte«, die uns eine tägliche Zufuhr von 30 bis 70 µg nahe legen. Um einen ausreichenden Zellschutz zu haben, wird von den führen-

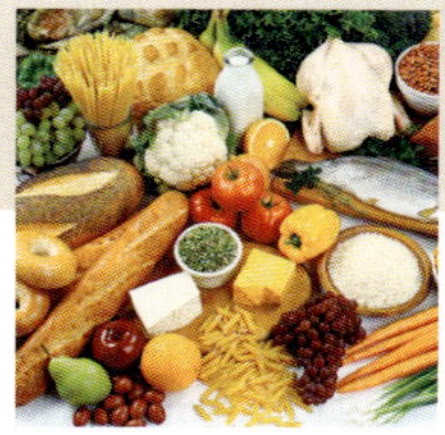

den Wissenschaftlern allerdings eine Aufnahme von 100 bis 200 µg/Tag vorgeschlagen.
Auch beim Zink gibt es solche Diskrepanzen. Die empfohlene Tagesration von 7 mg bis 10 mg dient der Vermeidung von Zinkmangelsymptomen wie beispielsweise Wachstumsstörungen oder vermindertes Geruchs- und Geschmacksempfinden. Wer sein Immunsystem powern und sich vor Erkältungen und Grippe schützen möchte, der sollte über die »heiße« Zeitphase (Herbst/Winter) hinweg täglich 20 bis 40 mg Zink zuführen. Ebenso liegen die Angaben zur Vermeidung eines Mangels und die Zufuhrempfehlungen zur Krankheitsvorbeugung auch bei anderen Mikronährstoffen z. T. weit auseinander (Tabelle 31).

Tabelle 31: Vergleich der DGE-Empfehlungen zur Mikronährstoffzufuhr (Mangelverhütung) und der Empfehlung in der orthomolekularen Medizin (Krankheitsvorbeugung/Therapie) für Erwachsene anhand ausgewählter Beispiele

Mikronährstoff	Empfehlung der DGE (Tagesdosis)	Empfehlung zur Krankheitsvorbeugung (Tagesdosis)
Vitamin A	2700–3300 IE*	2000–5000 IE*
β-Carotin	2–4 mg	5–10 mg
Vitamin B_1	1,0–1,3 mg	5–10 mg
Vitamin B_6	1,2–1,5 mg	5–10 mg
Vitamin B_{12}	3,0 µg	10–50 µg
Vitamin C	100 mg	200–1000 mg
Vitamin E	16–22 IE*	200–400 IE*
Folsäure	400 µg	400–800 µg
Selen	30–70 µg	100–200 µg
Zink	7–10 mg	20–40 mg
Coenzym Q_{10}	?	10–20 mg
Alpha-Liponsäure	?	50–100 mg

*IE = Internationale Einheiten

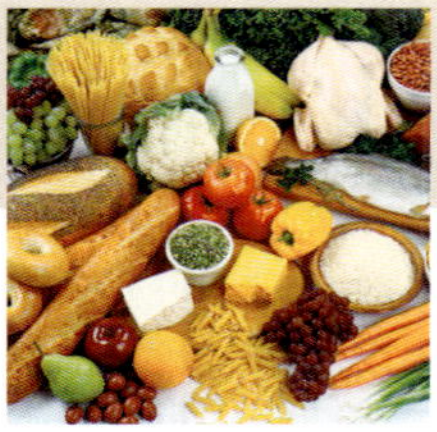

Reichen die mit der Nahrung zugeführten Vitalstoffe aus?

Wenn ein beispielsweise krankheitsbedingter Mehrbedarf an Vitaminen mit der Ernährung gedeckt werden sollte, wären wir den ganzen Tag nur mit Essen beschäftigt

Die »kritischen« Nährstoffe und die aufgezeigten Mangelzustände zeigen, dass es offensichtlich doch nicht so einfach ist, sich in ausreichendem Maß mit den Mikronährstoffen zu versorgen. Berücksichtigt man die Zufuhrempfehlungen zur Krankheitsvorbeugung, so sind diese mit der Ernährung alleine praktisch nicht realisierbar. Wollten wir die angegebenen Mengen an Lebensmitteln verzehren (Tabelle 32), läge unsere tägliche Energiezufuhr bei schätzungsweise 6000 bis 8000 Kalorien. Wir würden in diesem Fall mit Sicherheit ernste Probleme mit unserem Gewicht bekommen. Unter dem Aspekt, dass eine Kalorienverminderung – unterhalb des Energiebedarfs – lebensverlängernd wirken soll, ist ein Zuviel an Nahrung erst recht nicht erstrebenswert. Bei einem krankheitsbedingten erhöhten Bedarf an Mikronährstoffen bleibt gar keine andere Wahl, als zur »Pille« zu greifen.

In meinen Vorträgen vertrete ich die Meinung, dass die zusätzliche Zufuhr an Vitalstoffen unproblematischer ist als die möglichen Auswirkungen eines ungenügenden Zellschutzes!

In Fällen besonderer Belastungen (z. B. Medikamenteneinnahme, Stress, UV-Belastung), ungesunder Lebensführung (z. B. Rauchen, Alkoholkonsum) oder unzureichendem Obst- und Gemüsekonsum erscheint die Ergänzung der Nahrung mit Vitalstoffen (Vitaminen, Mineralstoffen, Spurenelementen, bioaktiven Pflanzenstoffen) sinnvoll.

Ebenfalls ist im Sinne der Vorbeugung von Erkrankungen, besonders beim Vorliegen von Risikofaktoren (z. B. Fettstoffwechselstörungen, Diabetes mellitus etc.), auf eine ausreichend hohe Versorgung mit Mikronährstoffen – falls notwendig auch in Kapselform – zu achten.

Tabelle 32: Dosierungsempfehlung (Krankheitsvorbeugung/Therapie) und entsprechende, zu verzehrende Lebensmittel (Beispiele) im Vergleich

	Empfohlene Zufuhr/Tag	Entsprechender täglicher Nahrungsmittelverzehr
Antioxidantien:		
β-Carotin	5 mg (bis 10 mg)	100 Gramm (bis 200 Gramm) gedünstete Karotten
Vitamin C	200 mg (bis 1000 mg)	200 Gramm (bis zu ein Kilogramm) Paprika
Vitamin E	200 IE (bis 400 IE)	50 ml (bis 100 ml) Weizenkeimöl
Coenzym Q_{10}	10 (bis 20) mg	ein halbes (bis ein Pfund) Sardinen
Alpha-Liponsäure	50 bis 100 mg	> 10 Kilogramm Spinat
Selen	100 (bis 200) µg	ein (bis zwei Kilogramm) Fleisch
Zink	20 (bis 40) mg	ein Pfund (bis ein Kilogramm) Innereien
B-Vitamine:		
Folsäure	400 (bis 800) µg	ein Pfund (bis ein Kilogramm) Spinat
Vitamin B_1	5 (bis 10) mg	ein Pfund (bis ein Kilogramm) Fleisch
Vitamin B_6	5 (bis 10) mg	ein Pfund (bis ein Kilogramm) Nüsse
Vitamin B_{12}	10 (bis 50) µg	50 Gramm (bis 250 Gramm) Schweine- oder Kalbsnieren
Niacin	20 (bis 100) mg	ein Pfund (bis 2, 5 Kilogramm) Reis
Biotin	100 (bis 300) µg	200 Gramm (bis 600 Gramm) Sojabohnen
Pantothensäure	10 (bis 50) mg	200 Gramm (bis ein Kilogramm) Innereien
Mineralstoffe/Spurenelemente:		
Kalzium	1000 (bis 1200) mg	etwa 200 Gramm Käse (z. B. Edamer)
Magnesium	300 (bis 500) mg	etwa ein Pfund (bis knapp ein Kilogramm) Nüsse
Eisen	10 (bis 30) mg	150 Gramm (bis knapp ein Pfund) Linsen
Jod	100 (bis 200) µg	etwa 50 Gramm (bis 100 Gramm) Seelachs
Chrom	50 (bis 200 µg)	ein Pfund (bis zwei Kilogramm) Roggenbrot
Kupfer	1 (bis 3 mg)	100 Gramm (bis 300 Gramm) Haselnüsse
Bioaktive Pflanzenstoffe:		
Bioflavonoide	100 (bis 500) mg	250 Gramm (bis mehr als 1 Kilogramm) Grünkohl oder 10 Äpfel
Lycopin	5 mg	zwei bis drei Tomaten
Lutein	50 mg	ein Pfund Spinat
Glucosinolate		Brokkoli, Weißkohl
Saponine		Kichererbsen, Bohnen
Phytosterine		Getreide, Kohl
Sulfide		Knoblauch, Zwiebeln

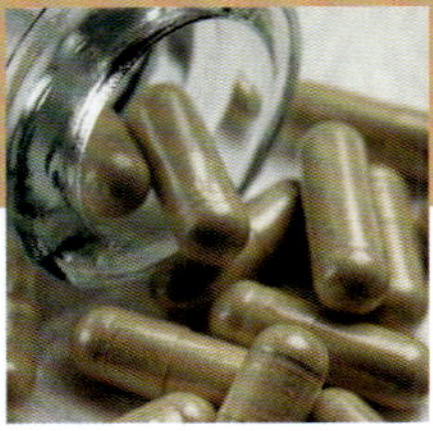

18. Nahrungsergänzungsmittel – ein unüberschaubarer Dschungel?

Wussten Sie, dass

- *es bei der Qualität der verschiedenen Präparate große Unterschiede gibt?*
- *viele Mineralstoffverbindungen größtenteils wieder mit dem Urin ausgeschieden werden?*
- *Bioperin, ein Stoff aus dem schwarzen Pfeffer, die Aufnahme von Vitaminen und Mineralstoffen/Spurenelementen im Körper deutlich verbessern kann?*

Vitalstoffe kann man inzwischen an jeder Ecke kaufen – Qualität ist wichtig

Achten Sie auf Qualität: Einige Produkte dienen nur den Herstellern und nicht dem Anwender

Mittlerweile ist ein unglaubliches Angebot an Nahrungsergänzungsmitteln auf dem Markt zu finden – Verbraucher und Therapeuten werden förmlich überhäuft mit Produkten und Bezugsquellen. Nicht nur in Apotheken, sondern längst auch in den Super- und Drogeriemärkten sowie im Internet kann man sich mit Kapseln oder Pillen versorgen. Jedoch sollten die Anwender kritisch sein und über Qualitätsmerkmale, die gute von weniger guten Produkten unterscheiden, gut Bescheid wissen. In den folgenden Abschnitten möchte ich Sie auf solche Kriterien hinweisen – denn nur wer sich auskennt, kann es vermeiden, an »Billigprodukte« zu geraten, deren Verwertbarkeit im Körper so

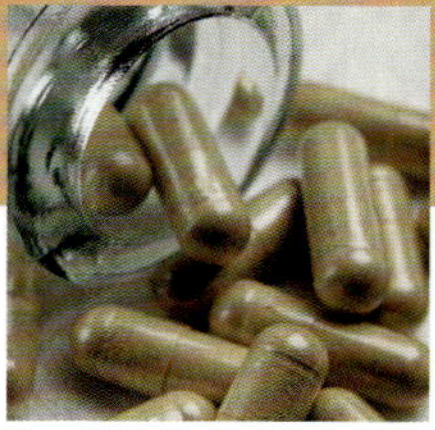

gering ist, dass Sie die doch für gutes Geld erstandenen Stoffe beim nächsten Toilettengang »unbenutzt« wieder ausscheiden.

Achten Sie auf die Dosierung von Vitaminen

In vielen Fällen dürften die von der DGE ausgesprochenen Zufuhrempfehlungen nicht ausreichend sein. Nun gilt für die (rechtliche) Zulassung von Nahrungsergänzungsmitteln in Deutschland, dass die Dosierung von Vitaminen pro Tablette/Kapsel die dreifache Menge der DGE-Zufuhrempfehlung nicht überschreiten darf.

Das möchte ich Ihnen gerne an einem Beispiel verdeutlichen: Für Vitamin E wird von der DGE die tägliche Aufnahme von 22 IE (Erwachsene 21 bis 51 Jahre) empfohlen. Damit dürfen die in Deutschland zugelassenen Nahrungsergänzungsmittel die Menge von 66 IE Vitamin E/Kapsel oder Pille nicht überschreiten. Der Verbraucher soll mit dieser Regelung vor möglichen Nebenwirkungen bewahrt werden. Mit der Beschränkung der Dosierung in diesem Bereich ist er auf der »sicheren« Seite. Sicher ist er in diesem Fall allerdings auch vor der gefäßschützenden Wirkung durch Vitamin E – denn diese macht sich erst bei viel höheren Zufuhrmengen bemerkbar. So raten beispielsweise Forscher der renommierten Berkley-Universität in Kalifornien zur täglichen Einnahme von mindestens 200 bis 400 IE Vitamin E. Selbst diese Dosierungen sind gut verträglich und Nebenwirkungen üblicherweise nicht zu befürchten.

Die meisten Vitamine sind hinsichtlich möglicher Nebenwirkungen »sicherer« als zahlreiche, gesundheitsgefährdende Arzneimittel

Wasserlösliche Vitamine (z. B. alle B-Vitamine, Vitamin C) könnten in einer Dosierung von teilweise bis zum Hundertfachen der DGE-Empfehlung aufgenommen werden, ohne

Tabelle 33: Wie sicher sind Überschreitungen der offiziellen Vitaminzufuhr-empfehlungen?

Vitamin	DGE-Empfehlung	NOAEL*	Überschreitung um das X-fache möglich
Fettlösliche Vitamine:			
Vitamin A	1000 µg	3000 µg	3fache
β-Carotin	2–4 mg	25	8fache
Vitamin D	5 µg	20	4fache
Vitamin E	14 mg	800	57fache
Vitamin K	60 µg	30 000	500fache
Wasserlösliche Vitamine:			
Vitamin B_1	1,0 mg	50	50fache
Vitamin B_6	1,2 mg	200	165fache
Vitamin B_{12}	3,0 µg	3000	1000fache
Biotin	30 µg	2500	80fache
Folsäure	400 µg	1000	2fache
Niacin	13 mg	1000	75fache
Pantothensäure	6,0 mg	1000	165fache

*NOAEL = No observed Adverse Effect Level
(Bis zu dieser Dosierung wurden keine Nebenwirkungen beobachtet.)

Sprechen Sie mit Ihrem Therapeuten, bevor Sie in »Eigenregie« Nahrungsergänzungsmittel einnehmen

dass mit einer gravierenden Nebenwirkung gerechnet werden muss (Tabelle 33). Beim fettlöslichen Vitamin E könnte die DGE-Empfehlung bis zum Fünfzigfachen überschritten werden, ohne dass sich gesundheitliche Probleme einstellen müssten. Lediglich bei den fettlöslichen Vitaminen A und D ist Vorsicht geboten: Die Vitamin A-Empfehlung der DGE sollte nicht um mehr als das Dreifache, die des Vitamin D nicht um mehr als das Vierfache überschritten werden, da es ansonsten zu ernsten (z. B. Leberschäden bei Vitamin A-Überdosierung) Nebenwirkungen kommen kann.

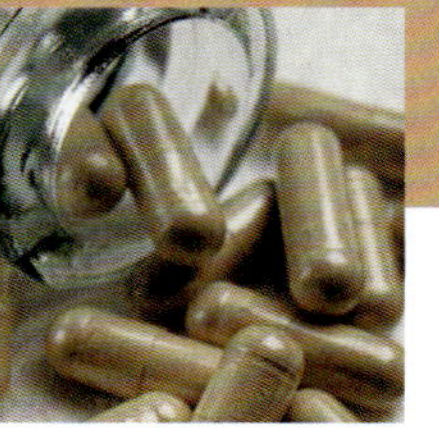

Kein Alleingang – Antioxidantien sollten nur kombiniert zum Einsatz kommen

Im Bereich der antioxidativen Schutzstoffe hat man in den vergangenen Jahrzehnten »gelernt«. Inzwischen weiß man, dass »Alleingänge« in eine Sackgasse führen können. Sind nicht gleichzeitig mehrere Antioxidantien zur gegenseitigen Regeneration vorhanden, so besteht die Gefahr, dass der »einsame« Schutzstoff auf seinem Weg zum Abfangen der aggressiven freien Radikale selbst zum Angreifer wird. Gute Präparate zeichnen sich dadurch aus, dass eine möglichst breite Palette an Antioxidantien miteinander kombiniert wurden. Neben den Vitaminen C und E sollten gleichzeitig

Bei guten Präparaten wird eine breite Palette an Antioxidantien miteinander kombiniert.

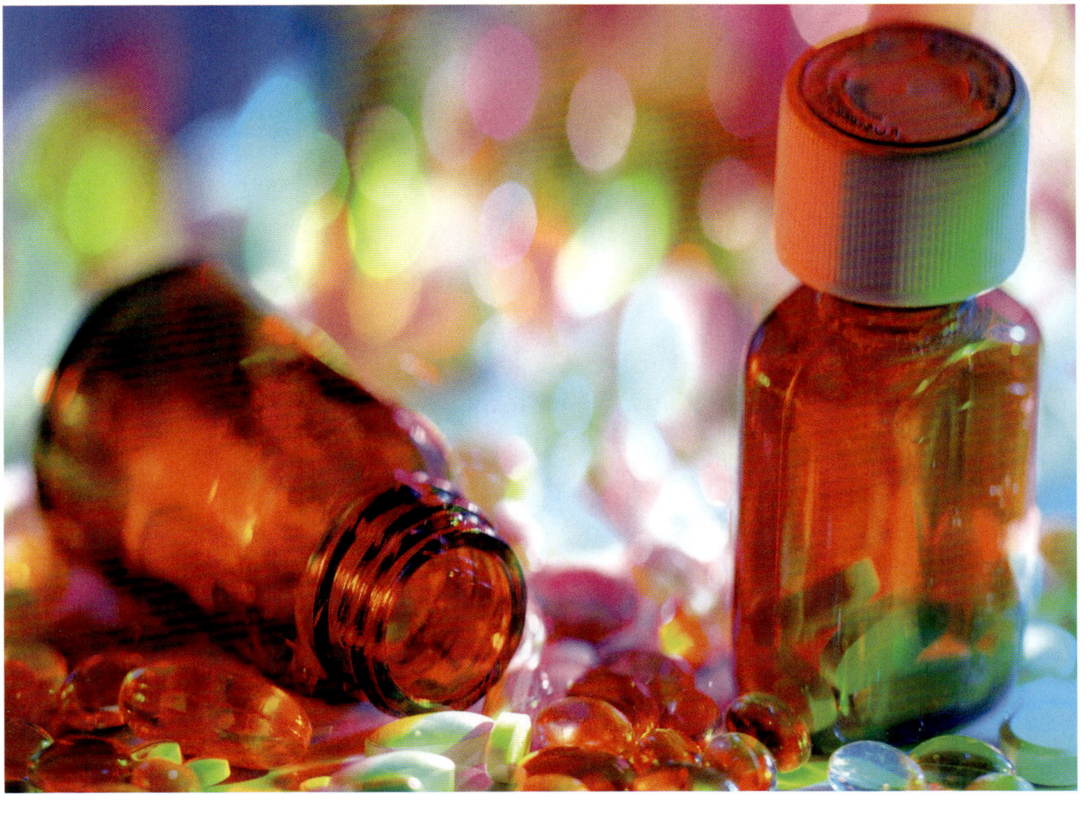

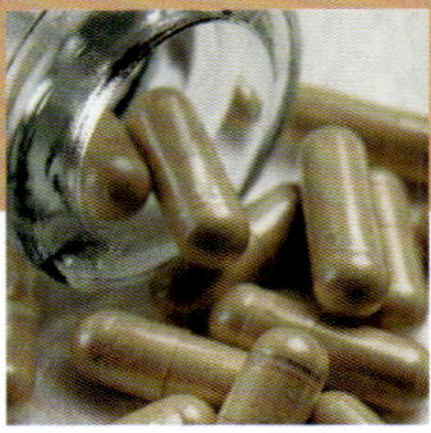

verschiedene Carotinoide, Coenzym Q_{10}, Bioflavonoide, die alpha-Liponsäure und die Spurenelemente Zink, Selen und Mangan vorhanden sein. Dann ist das »Recycling« der einzelnen »bodyguards« in optimalem Maße möglich.
Auch bei den anderen Vitalstoffen sind übrigens Kombinationen häufig effektiver als Einzelgaben: Das gefäßschädigende Homocystein wird am besten mit den Vitaminen B_6, B_{12} und Folsäure bekämpft, wobei die kombinierte Zufuhr der drei B-Vitamine der Zufuhr von den einzelnen beteiligten B-Vitaminen deutlich überlegen ist. Ein anderes Beispiel ist die Verstärkung der Wirkung von Vitamin D bei gleichzeitiger Anwesenheit von Vitamin C.

Vitamine und Mineralstoffe ergänzen sich auf vielfache Weise

Auch für die Kombination von Vitaminen und Mineralstoffen spricht einiges: Vitamin D fördert beispielsweise die Resorption von Kalzium, am Einbau des Knochenminerals ist wiederum Vitamin K beteiligt. Im Übrigen stehen alle Mineralstoffe und Spurenelemente miteinander in Verbindung. Die isolierte (langfristige) Zufuhr einzelner Stoffe kann daher den Blutstatus der anderen beeinflussen (verringern). Bei einem nachgewiesenen, ausgesprochenen Mangel eines einzelnen Vitalstoffes (Vitamins, Mineralstoffes/Spurenelementes) kann allerdings, zum raschen Auffüllen der entleerten Speicher im Körper, auch eine isolierte Gabe sinnvoll sein.

Vitamin C – die veresterte Form hat Vorteile

Vitamin C nimmt im Bereich der »orthomolekularen Medizin« zweifellos einen sehr hohen Stellenwert ein. Zwar ist ein synthetisches Vitamin C (L-Ascorbinsäure) – rein strukturell gesehen – dem natürlichen Vitamin C (L-Ascorbinsäure) gleich, dennoch gibt es beim synthetisierten Vitamin

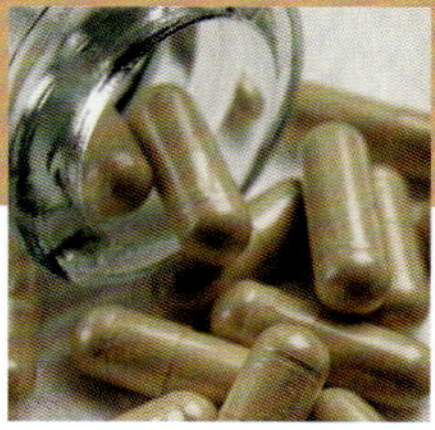

C Strukturvarianten, die deutliche Vorteile aufweisen. Es handelt sich hierbei um ein verestertes Vitamin C, welches beispielsweise als »Kalzium Ascorbat – Ester C« erhältlich ist. Diese Form von Vitamin C stellt ein Gemisch aus diversen Vitamin C-Strukturen und dem Mineralstoff Kalzium dar. Zahlreiche Untersuchungen – u.a. auch Humanstudien – zeigten, dass Kalzium Ascorbat – Ester C – im Vergleich zum nichtveresterten Vitamin C folgende Vorzüge aufweist: Es wird besser vom Körper aufgenommen, ist magenverträglicher und schont den Zahnschmelz.

Ein gutes Produkt sollte Vitamin C- und E-verstärkende Bioflavonoide enthalten

Zusätzlich kann die Wirkung von Vitamin C durch die gleichzeitige Gabe von Bioflavonoiden beträchtlich erhöht werden. Sie sollten daher auch darauf achten, dass in dem von Ihnen gewählten Produkt diese Kombination vorhanden ist.

Bioaktive Pflanzenstoffe gehören unbedingt dazu!

Die bislang vorliegenden Untersuchungsergebnisse zu den Inhaltsstoffen von Obst und Gemüse sind viel versprechend. In den USA begann in den Neunzigerjahren eine Untersuchung des Nationalen Krebsforschungszentrum (National Cancer Institute) auf der Basis von ca. 40 pflanzlichen Nahrungsmitteln, die auf Grund von Voruntersuchungen als potenziell »krebshemmend« eingestuft wurden. Hierbei gelten u.a. die Kohlarten, Knoblauch, Sojabohnen und Karotten als besonders interessant und werden vorrangig getestet. Auch die Deutsche Gesellschaft für Ernährung unterstützt diverse Forschungsvorhaben in dieser Richtung. Die Pflanzenpower hat sich in verschiedenen Untersuchungen auf vielfältige Weise als günstig erwiesen: Diverse Pflanzeninhaltsstoffe stärken die Abwehr, wirken Bakterien und

Pflanzenkost ist vielseitig – sie enthält nicht nur Vitamine und Mineralstoffe, sondern auch zahlreiche weitere Stoffe, die das Überleben der Flora sichern

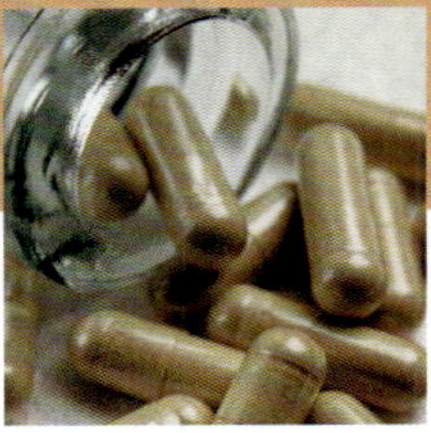

Viren entgegen, beeinflussen positiv das Gefäßsystem, wirken fett- und blutdrucksenkend, halten die Zellen »in Schuss« und wirken Zellentartungen (Krebs) entgegen.
In einer guten Nahrungsergänzung sollten, neben Vitaminen und Mineralstoffen/Spurenelementen auch Obst- und Gemüsextrakte (vor allem Kohl-, Traubenkern-, Tomaten-, Beeren- und Grünteeextrakt) vorhanden sein.
Weitere Informationen zu solchen Kombinationspräparaten erhalten Sie über die im Anhang aufgeführten Bezugsadressen.

Viele Mineralstoffverbindungen sind zwar billig, aber vom Körper kaum verwertbar!

Mineralstoffhaltige Nahrungsergänzungsmittel sollten Sie nicht gleichzeitig mit Müsli oder Rohkost konsumieren!

Die Aufnahme und Verwertbarkeit von Mineralstoffen und Spurenelementen aus den Nahrungsmitteln ist begrenzt: Sie liegt im Schnitt bei 20 bis 50%. Das hat seinen Grund in den Begleitstoffen (z. B. Ballaststoffe, Faserstoffe) der Kost. Diese »umklammern« die Mikronährstoffe, woraufhin diese zusammen mit den Faserstoffen größtenteils wieder ausgeschieden werden.
Bei den in Nahrungsergänzungsmitteln vorhandenen Mineralstoffen und Spurenelementen fehlen solche »bindenden« Begleitstoffe – trotzdem ist hier nicht grundsätzlich von einer guten Aufnahme auszugehen. Ausschlaggebend ist hier das verwendete Salz, in dem die Mikronährstoffe gebunden vorliegen. Werden »anorganische« Salze wie beispielsweise Oxide (z. B. Zinkoxid) oder Chloride (z. B. Manganchlorid) verwendet, so werden die Mineralstoffe (und Spurenelemente) daraus kaum aufgenommen und ein Großteil davon landet in der Toilette. Dagegen werden diese Vitalstoffe aus den entsprechenden »organischen« Verbindungen (z. B. an

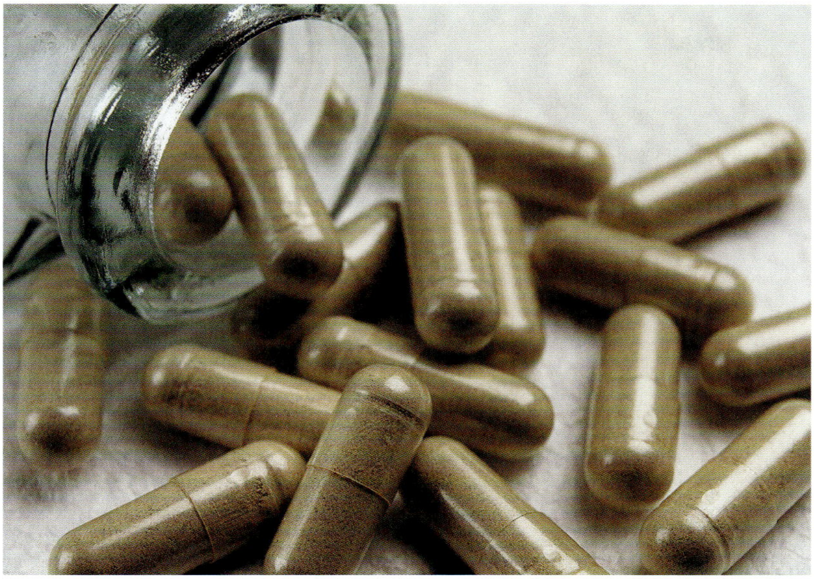

Nahrungsergänzungsmittel sollten nicht nur Vitamine und Mineralien, sondern auch die wertvollen bioaktiven Pflanzenstoffe enthalten.

Eiweißbausteine gebunden) über den Darm viel besser in das Blut überführt. Dabei reicht es nicht, die Mineralstoffe bei der Herstellung der Nahrungsergänzungsmittel einfach nur an die Eiweißbausteine »anzuhängen«, da die Magensäure eine solche Verbindung »kappt« – noch ehe diese in den Darm und damit ins Blut gelangen kann.

Bei den »chelatierten« Mineralstoffeiweißverbindungen sind die Mineralstoffe über stabile Bindungen, welche die Magensäure unbeschadet überstehen, an die Trägerstoffe gebunden. Die Stabilität dieser Kopplung wird nachweislich über den gesamten Verdauungsprozess aufrechterhalten, sodass diese Verbindungen auch im Darm ankommen und über die Darmwand in das Blut gelangen können. Die wissenschaftlichen Nachweise zur guten Verwertung dieser Mineralstoffe/Spurenelemente wurden mithilfe mehrerer wissenschaftlicher Untersuchungsmethoden (z. B. Massen-, Infrarotspektrometrie, NMR-Spektroskopie) erbracht und haben eine Forschungsarbeit von 40 Jahren zur Grundlage.

Produkte mit diesen Qualitätsansprüchen erhalten Sie nicht in den Supermärkten! Hinweise zu weiteren Informationen finden Sie im Anhang des Buches

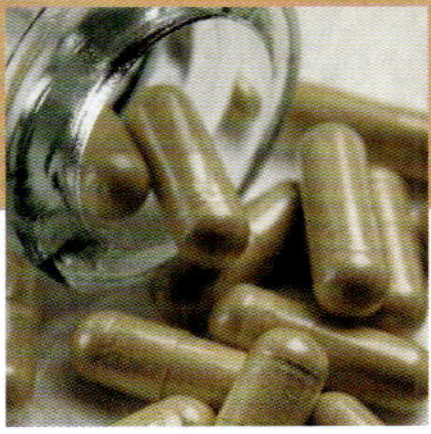

Unterziehen Sie die von Ihnen gewählten Produkte einer kritischen Prüfung hinsichtlich der Mineralstoffmischungen und berücksichtigen Sie bei schlechter Verwertbarkeit den doppelten Nachteil: Aufnahmeverlust im Körper und Geldverlust!

Vitamin- und Mineralstoffschleuser: Der schwarze Pfeffer hat es in sich

Zu den interessantesten Inhaltsstoffen der Samen von Pfeffergewächsen (Piperaceae) gehört zweifelllos die Substanz »Piperin« (BioperinⒻ). Dieser Inhaltsstoff tritt mit diversen Enzymen des Körperstoffwechsels (z. B. Energiegewinnung) in Wechselwirkung und powert den Stoffwechsel. Die Folge der verbesserten Stoffwechselleistung ist u. a. ein deutlicher Anstieg der Nährstoffverwertung.

Scharfmacher Pfeffer schleust Vitalstoffe in die Zellen: Aufnahmesteigerung um bis zum 2,5fachen Wert

Ayurvedische Ärzte im alten Indien haben bereits beobachtet, dass Pfeffer die Verdaulichkeit verschiedener Nahrungsmittel und medizinisch wirksamer Substanzen erhöht. In den Siebzigerjahren unseres Jahrhunderts wies man in wissenschaftlichen Studien nach, dass Arzneimittel (z. B. Antibiotika) bei gleichzeitiger Gabe von Piperin auf Grund der besseren Anreicherung im Blut eine höhere Effizienz aufweisen.

Untersuchungen an Freiwilligen, die in den letzten Jahren publiziert wurden, bestätigten die verbesserte Aufnahme von Nährstoffen durch Bioperin®. Getestet wurde exemplarisch die Aufnahme von Vitamin B_6, β-Carotin und Selen im Blut, bei einer Zugabe von Bioperin®. Die Blutanalysen ergaben einen Anstieg der Vitamin- bzw. Selenkonzentration auf den 2,5fachen Wert (Vitamin B_6) bzw. eine Steigerung um 60% (β-Carotin) bzw. 30% (Selen) im Vergleich zu den Werten ohne Bioperin®.

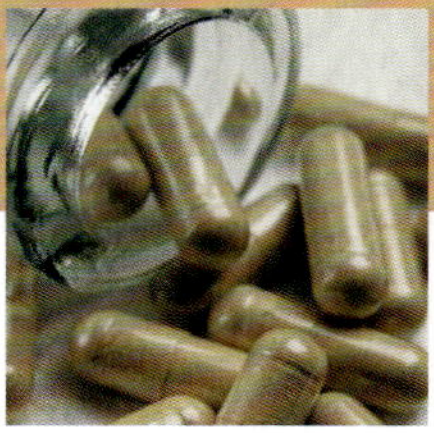

In deutschen Nahrungsergänzungsmitteln ist der Pfefferstoff nicht zu finden. Hinweise zu Produkten (Bezugsquellen), die Bioperin® enthalten, finden Sie im Buchanhang.

Achten Sie auf die Darreichungsform und die Zusatzstoffe!

Nahrungsergänzungsmittel sind als komprimierte Tabletten, Kapseln oder Pulver erhältlich. Tabletten haben den Nachteil, dass bei ihrer Herstellung ein hoher Druck, Füllstoffe und Bindemittel verwendet werden müssen. Röntgenuntersuchungen zeigen, dass Tabletten wesentlich länger im Magen liegen als Kapseln. Die Produktion von Softgelkapseln ist zwar in der Regel teurer, hat aber den Vorteil, dass sie sich innerhalb kürzester Zeit im Magen auflösen.
Selbstverständlich ist im Zeitalter der »Allergien« auf Zusatzstoffe wie Farb- und Aromastoffe und Konservierungsmittel zu achten. Die Produkte sollten zudem frei von Hefe, Weizen und Zucker sein.

Nach der »BSE«-Problematik sind nur wenige Hersteller dazu übergegangen, vegetarische Kapselhüllen anzubieten, denn diese sind teurer als die herkömmlichen Gelatinekapseln

Gibt es qualitativ hochwertige Nahrungsergänzungsmittel – wenn ja, wo beziehen?

In Deutschland ist die Dosierung der einzelnen Vitalstoffe in Nahrungsergänzungsmitteln – wie oben bereits erläutert – begrenzt. Höher dosierte Produkte würden als Arzneimittel eingestuft und müssten damit extrem teuren Zulassungsverfahren und Studien – in Millionenhöhe (Euro) – unterzogen werden.
In anderen europäischen Ländern, zum Beispiel in den Niederlanden, Frankreich, Spanien und Großbritannien und in

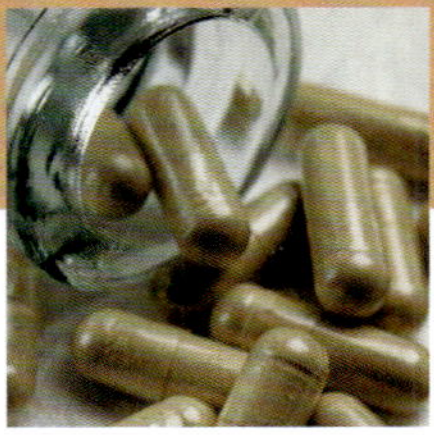

den USA, kann jeder den nächsten Supermarkt oder »Health store« aufsuchen und sich mit hochdosierten Produkten eindecken. Gerade in den USA konsumieren über Millionen von Amerikanern Vitamine und Mineralstoffe – mit guter Verträglichkeit: Überdosierungsphänomene werden kaum beobachtet. Allerdings gibt es auch bei diesen Produkten große Qualitätsunterschiede (s. u.).

Die Tatsache, dass in Deutschland jährlich etwa 25 000 Menschen an den Fehlverordnungen und Nebenwirkungen von zugelassenen (!) Arzneimitteln sterben, lässt die Diskussion um eine höhere Zufuhr von Vitaminen als Farce erscheinen!

Für den persönlichen Bedarf kann sich der Verbraucher höher dosierte Vitalstoffkombinationen über das Internet besorgen. Die Produkte werden meist aus den USA oder England via Niederlande angeboten und von dort aus auch per Post zugesandt. Der Handel mit solchen Produkten ist allerdings untersagt – lediglich Bestellungen für den Privatgebrauch sind zulässig.

Jedoch ist auch bei Produkten aus dem Internet *Vorsicht geboten* – solche Präparate sind nicht, nur weil sie höher dosiert sind, immer von guter Qualität.

Das »40 Power«-Konzept – hochwertige und als »exzellent« beurteilte Nahrungsergänzung

In den USA gibt es eine private, aber neutrale und unabhängige Organisation (»Supplementwatch Inc.«), die sich aus Wissenschaftlern, Ärzten und Ernährungsexperten zusammensetzt. Dieses Gremium hat es sich zum Ziel gesetzt, die Bevölkerung über die Qualitätsunterschiede der auf dem Markt verfügbaren Nahrungsergänzungsmittel aufzuklären. In den Statuten der Organisation wird ausdrücklich darauf hingewiesen, dass keinerlei Werbungen und Informationsbroschüren der Herstellerfirmen akzeptiert werden. Es werden ausschließlich wissenschaftliche Veröffentlichungen berücksichtigt, die monatlich gesichtet

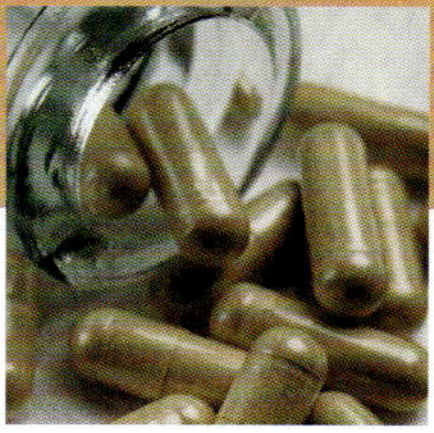

werden und zur ständigen Aktualisierung der Datenlage beitragen.
Die einzelnen Inhaltsstoffe werden in ihrer Zusammensetzung und Dosierung mit den wissenschaftlichen Erkenntnissen und Studien verglichen und auf Reinheit und Sicherheit geprüft. Gleichzeitig wird der Tageskostenpreis für die Produkte bewertet.
»Supplementwatch Inc.« erstellt nach einem für alle zu prüfenden Produkte gleichermaßen festgelegten Punktesystem (0 bis 100 Punkte) eine Beurteilung zu den einzelnen Nahrungsergänzungsmitteln. Nur Produkte, die eine Punktzahl von mindestens 80 erreichen, gelangen in die Empfehlung. Die Ergebnisse sind für jedermann zugänglich (kostenpflichtig, nach Eingabe einer Mitgliedsnummer) unter *www.supplementwatch.com* im Internet einsehbar.
Der Verbraucher kann davon ausgehen, dass die empfohlenen Produkte von guter bis sehr guter Qualität sind und die Zusammensetzung mit den neuesten wissenschaftlichen Erkenntnissen korreliert. Wie aus dem Bericht dieser Organisation hervorgeht, wurde beispielsweise ein Produkt, das aus insgesamt 40 Vitalstoffen – Vitaminen, chelatierten Mineralstoffen, Spurenelementen und Pflanzenextrakten (z. B. Grüntee-, Heidelbeer-, Traubenkern-, Granatapfel-, Knoblauchextrakt) und Bioperin® – zusammengesetzt ist, mit einer Punktzahl von 94,5 von 100 möglichen Punkten bewertet und als »exzellentes« Produkt ausgewiesen (Infos unter der kostenlosen Hotline 00800 875 643 12).

Das »40 Power«-Konzept – qualitativ hochwertige Nahrungsergänzung für jeden zugänglich

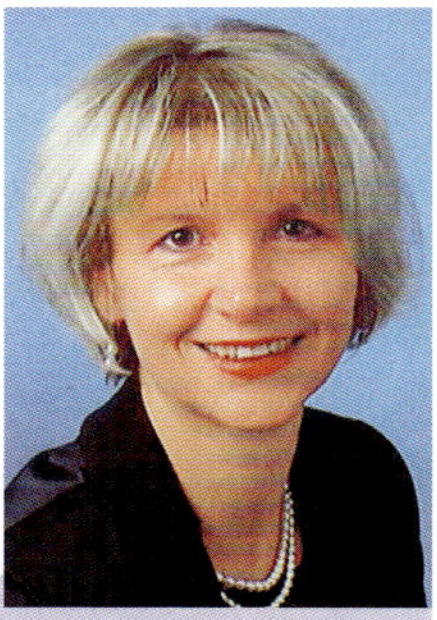

Das »Power 40«-Konzept – qualitativ hochwertige und gut verwertbare Vitamine, Mineralstoffe, Spurenelemente und bioaktive Pflanzenstoffe, zusammen mit Bioperin® in einem einzigen Präparat

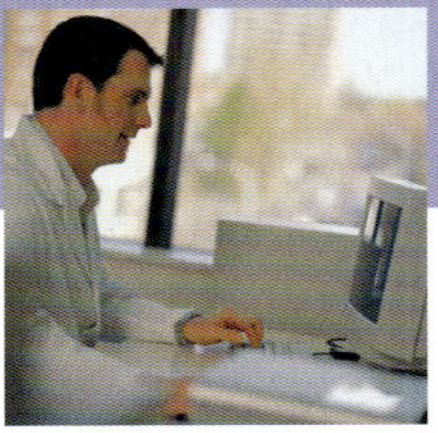

19. Wie kann man eine Belastung des Körpers mit freien Radikalen feststellen?

Wussten Sie, dass

- *man den »oxidativen Stress« im Blut feststellen kann?*
- *man mit solchen Messungen die Wirksamkeit von Antioxidantien nachweisen kann?*
- *inzwischen an Laserscannern gearbeitet wird, mit deren Hilfe man den antioxidativen Status über die Haut messen kann?*

Die attackierten und geschädigten Körperbausteine kann man messen

Fette, Eiweiße und das Erbgut sind Zielsubstanzen für freie Radikale

Die reaktionsfreudigen Winzlinge sind in ihrem Angriff auf biologische Materialien so schnell, dass sie direkt kaum (nur mit einem sehr aufwändigen und teuren Spezialverfahren) gemessen werden können. Stattdessen kann man allerdings den durch die freien Radikale angerichteten Schaden an Fetten und Eiweißen im Blut bestimmen. Man erfasst beispielsweise die Reaktionsprodukte der oxidierten Fette im Blutserum oder Blutplasma. Ein solches, für den im Körper herrschenden oxidativen Stress repräsentatives Produkt ist das »Malondialdehyd« (MDA), welches bei der Attackierung der Fette durch freie Radikale entsteht. Eine Erhöhung dieses Markers oder Radikalindikators lässt auf eine erhöhte Belastung mit den aggressiven Teilchen schließen (Tabelle 34).

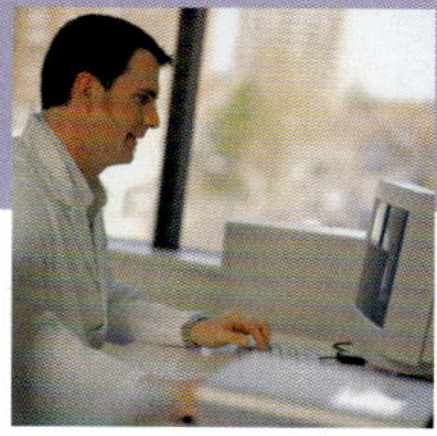

Eine andere Messmethode zielt auf die Erfassung der gesamten »Lipidperoxide« und »Hydroperoxide« (PerOx-Assay) ab, die bei der Oxidation von Fettsäuren durch freie Radikale im Blut gebildet werden. Auch hier kann von einer Korrelation zwischen den schädlichen Teilchen und der Menge an gebildeten Peroxiden ausgegangen werden (Tabelle 34). Für die beiden genannten Bestimmungen genügen wenige Tropfen Blut.

Der oxidative Stress ist im Blut messbar

Da aber nicht nur Fette, sondern auch Proteine von den freien Radikalen angegriffen werden, ist auch die Bestimmung der oxidierten Eiweiße (»ProtOx-Test«) von Interesse, die ebenfalls aus dem Blut erfolgt.

Schließlich wird durch die reaktionsfreudigen Winzlinge aber auch der Zellkern und das darin enthaltene empfindliche Erbmaterial angegriffen. Oxidierte Bestandteile des Erbgutes werden auf eine übermäßige Belastung mit freien Radikalen zurückgeführt (Tabelle 34). Die Reaktionsprodukte (8-OHDG) werden im Urin nachgewiesen.

Auch im Urin lassen sich die durch freie Radikale geschädigten Moleküle nachweisen

Im Gegensatz zu den Routineuntersuchungen zu den üblichen Blutwerten werden Messungen zum oxidativen Stress nur von wenigen Labors angeboten. Die oben erwähnten Untersuchungen werden von der Immundiagnostik AG, Bensheim (s. Anhang), die inzwischen eine große Erfahrung mit diesen Messmethoden angesammelt hat, angeboten.

Tabelle 34: Normwerte zu den einzelnen Bestimmungen des oxidativen Stress

Untersuchungsmethode	Normwert
Malondialdehyd (MDA)	< 1 µmol/l
PerOx-Assay	< 200 µmol/l
8-OHDG	2–20 ng/ml

Ein verminderter Antioxidantienstatus ist ebenfalls erfassbar

Ein erhöhter oxidativer Stress kommt letztlich über ein Ungleichgewicht zwischen einem »Zuviel« an freien Radikalen einerseits und einem »Zuwenig« an antioxidativ wirksamen Schutzstoffen andererseits zustande. Daher ist auch die Erfassung der einzelnen Antioxidantien im Blut relevant. Das Testsystem »IMANOX« (Immundiagnostik AG, Bensheim) beschreibt die Kapazität des Körpers, oxidative Reaktionsprodukte wie die Peroxide zu beseitigen (Tabelle 35). Mit diesem Verfahren kann man die Leistungsfähigkeit des

Freie Radikale bzw. ihre Folgeschäden sind, ebenso wie der Antioxidantienstatus, im Blut feststellbar.

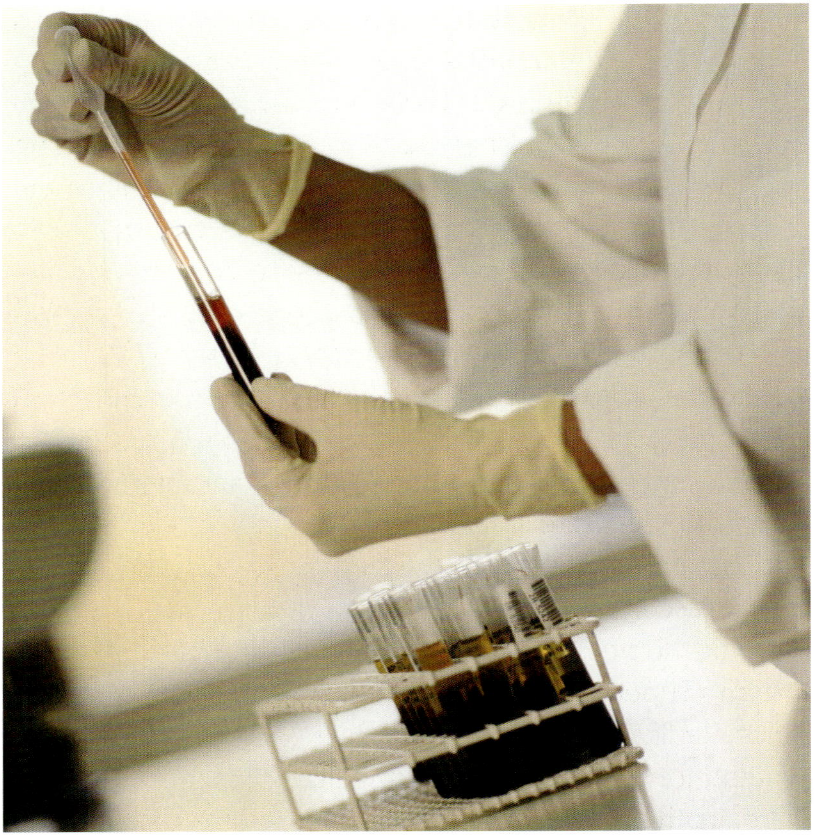

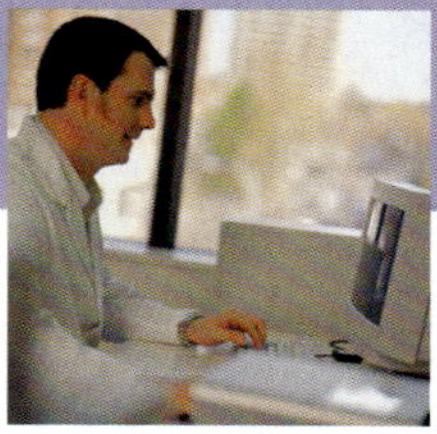

Tabelle 35: Normwerte zur antioxidativen Kapazität	
Antioxidantien	**Normwert**
IMANOX	< 280 (bzw. bis zu 320) µmol/l
Vitamin C	4–20 mg/l
Vitamin A	200–800 µg/l
Vitamin E	3–14 mg/l
Coenzym Q_{10}	0,67–0,99 µg/ml
Superoxiddismutase (Cu/Zn)	24,5–67,7 µg/l
Glutathion total	763–1191 µmol/l
Glutathion reduziert	620–970 µmol/l

antioxidativen Schutzsystems ermitteln. Es wird die Menge an im Labor zur Blutprobe zugesetzten Peroxiden gemessen, die durch die in der Probe vorhandenen Antioxidantien in einer vorgegebenen Zeit vernichtet werden konnten. In die Bestimmung gehen sowohl die nichtenzymatischen (z. B. Vitamine C, E) als auch die enzymatischen Antioxidantien (z. B. Superoxiddismutase) mit ein.

Geschädigte Biostoffe und antioxidativer Status erlauben eine gute Aussage über den oxidativen Stress

Wer mit den Vitaminen C und E, mit dem Antioxidans Coenzym Q_{10} und/oder den Spurenelementen Zink, Mangan, Kupfer und Selen unterversorgt ist, läuft Gefahr, einem erhöhten oxidativen Stress – mit allen zellschädigenden Konsequenzen – ausgesetzt zu sein. Einerseits wirken diese Antioxidantien direkt Radikal abfangend (z. B. Vitamin C und E), andererseits sind diese »bodyguards« Bestandteil von antioxidativ wirksamen Enzymen. So sind beispielsweise Zink, Kupfer und Mangan wichtige Bausteine für das Enzym »Superoxiddismutase«, welches die Jagd nach den freien Radikalen im Körper effizient unterstützt. Auch das »Glutathion-System« ist als Radikalfalle gefragt und spielt im antioxidativen Schutzkonzert eine wesentliche Rolle.

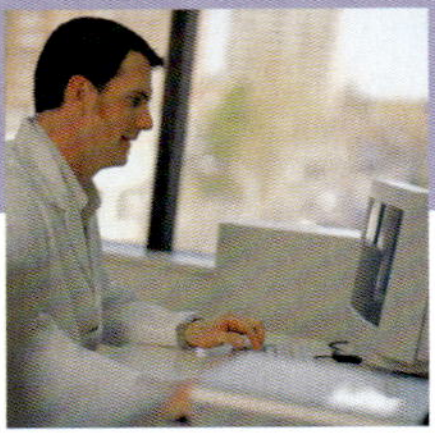

Da die Antioxidantien nur gemeinsam stark gegen freie Radikale sind, erscheint mir die Bestimmung einzelner Parameter (z. B. ausschließlich eine Vitamin C- oder nur eine Zinkbestimmung) wenig sinnvoll. Die bestmögliche Schlussfolgerung für die antioxidative Versorgung wird über die Erfassung möglichst vieler Komponenten des antioxidativen Abwehrsystems ermöglicht (z. B. im »IMANOX-Test«). Auch an dieser Stelle kann ich nur auf die Immundiagnostik AG, Bensheim (s. Anhang) verweisen, welche die gesamte Palette der genannten antioxidativen Schutzstoffe im Programm hat und mit diesen Bestimmungen sehr erfahren ist.

Wichtig: die Erfassung möglichst vieler Komponenten des antioxidativen Abwehrsystems

Zukunftsmusik »Laserscanner«

In den USA ist inzwischen ein Laserscanner (»Biofototronic Scanner«, Pharmanex) entwickelt worden, mithilfe dessen der antioxidative Zellschutz in der Haut gemessen werden kann. Das Gerät erfasst beim Scannen mithilfe des Lasers in der Haut vorhandene Antioxidantien, wie beispielsweise die Carotinoide. Damit ist eine Ermittlung des antioxidativen Status ohne Blutabnahme möglich. Das bereits erwähnte, von »Supplementwatch.Inc.« (www.supplementwatch.com) erwähnte Produkt erzielte auch beim Test mit dem Laserscanner ein sehr gutes Ergebnis, was auf eine hohe Effizienz dieses Nahrungsergänzungsmittels hinweist. In Deutschland ist der Scanner derzeit noch nicht erhältlich. Jedoch gibt es offensichtlich auch Bestrebungen an deutschen Universitäten, in Zusammenarbeit mit Kliniken (z. B. Charité, Berlin) ein vergleichbares Verfahren zu entwickeln.

Der Effekt zusätzlich aufgenommener Antioxidantien ist in der Haut messbar

Anhang

Adressen, die weiterhelfen

Artikel, Seminare, Vorträge zur orthomolekularen Medizin

Informationen zur Autorin (Vorträge, Seminare, Artikel) unter:
www.fitness-gesundheit-antiaging.de

Weitere Informationen

zu den im Text erwähnten, hochwertigen (via Supplement-watch. Inc. bewerteten) Nahrungsergänzungsmitteln erhalten Sie unter den folgenden Adressen:

EuroNutrition
L. J. Costerstraat 25–27
5916 PR Venlo
Niederlande
Tel.: 0031-(0) 77-3 52 85 08
Kostenlos: 00800-87 56 43 12
Fax: 0031-(0)77-3 52 86 57
E-Mail: info@euronutrition.com
Internet: www.euronutrition.com

Cenaverde B.V.
Postbus 80
NL 6460 AB Kerkrade
Niederlande
Tel.: 0031-(0)7 00-2 36 28 37 33
Fax: 0031-(0)7 00-02 36 23 29

Laboruntersuchungen
zum oxidativen Stress bzw. zum Antioxidantienstatus bei:

Immundiagnostik AG
Wiesenstr. 4
64625 Bensheim
Tel.: 0 6251-70 19 00
Fax: 0 62 51-84 94 30
Internet: www.immundiagnostik.com

Weiterführende Literatur

Colgan, M.: »The New Nutrition; Ernährung und Fitness im neuen Jahrtausend.« Ralf Reglin Verlag, Köln 2002

Fuchs, N.: »Mit Nährstoffen heilen.« Ralf Reglin Verlag, Köln 1999

Packer, Lester: »The Antioxidant Miracle.« John Wiley & sons, Inc. New York, Chichester, Weinheim, Brisbane, Singapore, Toronto 1999

Biesalski, H. J., Köhrle, J., Schümann, K. (Hrsg.): »Vitamine, Spurenelemente und Mineralstoffe.« Georg Thieme Verlag Stuttgart, New York 2002

Watzl, B., Leitzmann, C.: »Bioaktive Substanzen in Lebensmitteln.« Hippokrates Verlag, Stuttgart 1999

Register